U0091474

實用×具體×簡單

到穿衣吃飯，細至工作休閒！

活中忽視的小細節，

項科學養生的大重點

中醫雖好，精髓卻太深奧？

靈丹妙藥，想要但得不到？

養生從擁有本書開始，

其他通通不需要！

## 從裡到外說健康

科學×可信×可靠

方儀薇，羅烈文　編著

崧燁文化

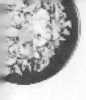

# 目 錄

# 目錄

# 序言

健康是生命得以延續的前提，一個疾病纏身的人又怎麼可能頤養天年？世上每一個人都希望自己擁有強健的體魄、健康的心理、永保青春的旺盛活力。

有人說健康是 1，其他諸如愛情、事業、財富都是其身後 0，當失去了 1，這些 0 再多，也沒有任何意義。

此話不無道理。一個人首先要擁有健康，然後才能豐富生命的內涵，才能提高生命的品質，才能收穫美好的愛情，創造輝煌的事業，建設一個和諧、幸福、美滿的家庭。

古往今來，多少人對健康夢寐以求！上至帝王將相，下至平民百姓，無不渴望健康長壽。

但是如何才能擁有健康呢？如秦始皇那樣追求不老仙丹，顯然不可取，也萬萬做不到。中醫雖好，可是精髓又太過深奧，非普通人能迅速學以致用，因此，用中醫專業知識來調養自己，顯然並不太切合實際。

既然這也不行，那也不可，怎麼辦？

保健專家給大家的建議是，從生活當中的細節入手，糾正不良生活方式，如此，自然會健康長壽。

不良生活習慣會將小問題擴大化，使小病最終演變為大病，進而成為危險人生命的「殺手」。

生命不會寬容你的放肆，如果你想要身體健康運作，那麼趁早放棄不良生活習慣，用健康的生活習慣迎接每一天。

現在，「保持健康的生活方式」，幾乎成為人們追求健康的方向。然而因為各種原因，大多數朋友缺乏相應知識，不知道該如何保持健康的生活方式，甚至將一些錯誤的習慣認定是正確的，且樂此不疲。為了扭轉大眾一些錯誤的生活習慣，給大家一些合理化、科學化的建議，我們編寫了本書。

這是一部知識性讀物，它集實用、具體、簡單、科學、可信、可靠於一身，沒有繁文縟節的贅述理論，而是言簡意賅的講明事理。所涉及的內容都來自於生活，小到穿衣吃飯，細至工作、休閒。全書向你傳遞最新的健康理念，對健康生活具有不可忽視的指導意義，適合任何年齡層的讀者閱讀。

# 序言

　　本書共分為飲食、睡眠、護理、環境、服飾、保健、運動、心理、兩性、藥膳、疾病、經絡養生十二部分，從日常生活中最容易被忽視、最容易犯錯的細節入手，向您科學的講述日常生活中要注意的細節問題。體例清晰，文筆流暢而不呆板，視角新穎而不隨俗，每一個重點無論是從廣度上還是深度上都達到了一個新境界。只要你認真去閱讀這本書，並將之運用到實際生活當中去，相信你一定會受益匪淺。

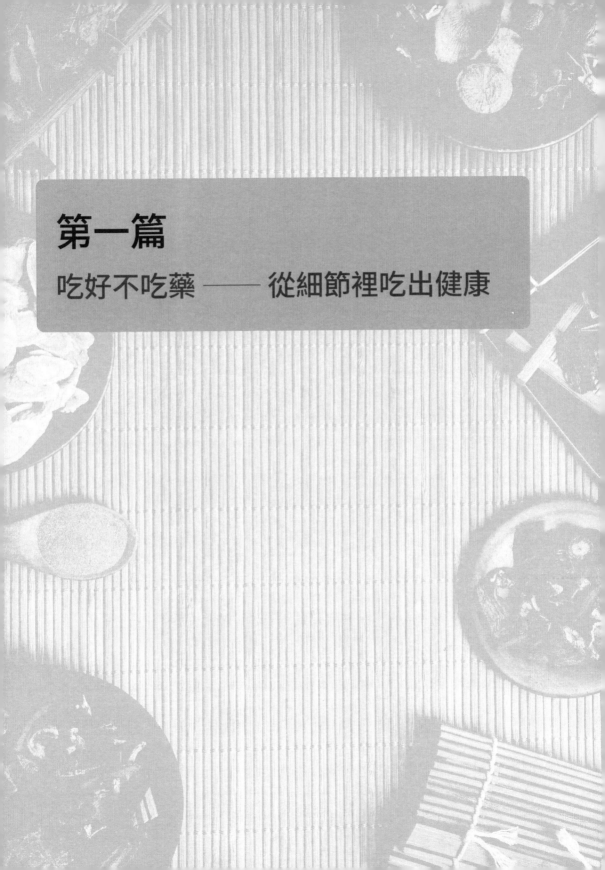

# 第一篇

## 吃好不吃藥 ——— 從細節裡吃出健康

# 選擇適合自己的蔬菜水果

　　多吃些蔬菜和水果，已成為一些人維護健康的指導原則之一。但並不意味著所有蔬菜和水果都適合每一個人。事實上，每個人的身體狀況並不相同，各種蔬菜和水果的功能及其對人體的作用也是不同的。因此，不作任何選擇，一味遵循「多吃蔬菜水果」的原則，是不合理、不適合的。

　　那麼，如何選擇蔬菜和水果才有益於健康呢？我們所選擇的蔬菜和水果一定要適合自己，俗話說：「人分寒熱，食有溫涼。」下面，我們從這兩方面來詳細說明。

1. 人分寒熱

　　中醫藥學對人體狀況的證型，多用八綱辨證、臟腑辨證、氣血辨證等方法來區分。以八綱辨證為例，可分陰、陽、表、裡、虛、實、寒、熱等八種證型。其中尤其強調「掌握寒熱，八綱不混」。就是說，一個人只要明確身體屬寒證還是熱證，在選擇食物時就大體不會出現方向性的錯誤。

　　至於如何區分人體屬熱證還是寒證，一個簡單可行的方法：如果你感到喝熱水舒服，大體屬寒證；如果感到喝涼水舒服，大體屬熱證。

　　在大體區分身體是屬寒證還是熱證後，再秉著「熱者寒之，寒者熱之」的原則，即偏向熱證的人，宜選用寒涼性食物，包括蔬菜和水果；偏向寒證的人，宜選用溫熱性食物，這樣會更有益於身體健康。

2. 食有溫涼

　　中醫藥學認為「藥食同性」，提倡辨證擇食。所謂藥食同性，是說食物具有與藥物相似的功效，包括性味、歸經、功能、主治、禁忌、配伍等。所謂辨證擇食，是說要根據個人身體的證型或體質，選擇適宜的食物。

　　就蔬菜來說，小黃瓜味甘性涼，可清熱、利水、解毒，中寒吐瀉、病後體虛者忌用；冬瓜味甘微寒，可利尿清熱、生津解毒，脾胃虛寒者不宜選食。生薑味辛性溫，可散寒解表、化痰止咳，陰虛內熱、實熱證者禁用；蔥白味辛性溫，可發表、通陽、解毒，表虛多汗者慎用。

　　就水果而言，柿子味甘性涼，可清熱潤肺、生津解毒，脾胃虛寒、泄瀉者忌用；西瓜味甘性寒，可清熱除煩、利尿解暑，中寒多溼、大便溏泄、病後產後者忌用；杏味酸甘性溫，可潤肺定喘、生津止渴，但不宜多食，否則可「生癰腫、傷筋骨」。

## 細節提示

### 中醫「體質理論」

按照中醫的「體質理論」，人的體質分為寒、熱、中性三種。水果也分寒熱，食用不當或吃得過多，都會對身體造成負面影響。

1. 對實熱體質者（平時易臉色紅赤，口舌生瘡，口乾汗多，舌燥便秘，喜涼飲，常煩躁，易發火等）要多吃一點偏涼性的水果，如香瓜、梨、西瓜、香蕉、柚子、枇杷、芒果、甘蔗、甜瓜、柿子、桑椹、橙、菱角、荸薺、奇異果等。可以協助清熱瀉火。

2. 中性體質的人選擇比較多，不過最適合他們的是鳳梨、甘蔗等。

3. 對體質虛寒者，如怕冷、畏寒、出汗少、易腹瀉的人，應選擇偏溫熱性水果食用。如龍眼、荔枝、核桃肉、楊梅、桃、橘、櫻桃、杏、石榴、椰子、紅棗、栗子、梅等。

# 蔬菜殘留農藥

農藥的大量使用，食用蔬菜農藥過量的事件時有發生，嚴重時會引起頭昏多汗、流涎胸悶、視力模糊、瞳孔縮小等症狀。若長期進食被農藥超標的蔬菜也會產生慢性中毒，影響人的身體健康。

因此，如何清除蔬菜殘留農藥，成了我們每個人都必須要知道的事情。具體該怎麼做？下面為大家介紹幾招：

1. 去皮：蔬菜表面有蠟質，很容易吸附農藥。因此，對能去皮的蔬菜，應先去皮後再食用。

2. 水洗：一般蔬菜先用清水至少沖洗 3 ～ 6 遍，然後泡入淡鹽水中再沖洗一遍。對包心類蔬菜，可先切開，放在清水中浸泡 1 ～ 2 小時，再用清水沖洗，以清除殘附的農藥。

3. 小蘇打粉：先在水中放上小蘇打粉攪勻後再放入蔬菜。浸泡 15 分鐘，把小蘇打粉倒出去，接著用清水沖洗乾淨。

4. 用專用的蔬果清潔劑浸泡：對於減少農藥的附著更為有效。將清潔劑按 1：200 的比例用水稀釋後浸泡蔬果，10 ～ 60 分鐘內，農藥殘留量可以減少 50%～ 80%；特別是在浸泡的前 10 分鐘內，農藥殘留下降非常明顯，可以達到 50% 左右。然後，用清水沖洗乾淨，就可以基本上清除農藥殘留。

5. 高溫加熱：高溫加熱也可以使農藥分解，比如用開水燙或油炒。實驗證明，一些耐熱的蔬菜，如花椰菜、豆角、青椒、芹菜等，洗乾淨後再用開水燙幾分鐘，可以使農藥殘留下降 30% 左右，再經高溫烹炒，就可以清除蔬菜上 90% 的農藥。

6. 陽光照射：利用陽光照射會使蔬菜中部分殘留農藥被分解、破壞。這樣經日光照射晒乾後的蔬菜，農藥殘留較少。據測定，鮮菜、水果在陽光下照射 5 分鐘，有機氯、有機汞農藥的殘留量損失達 60%。對於方便儲藏的蔬菜，最好先放置一段時間，空氣中的氧與蔬菜中的色酶對殘留農藥有一定的分解作用。購買蔬菜後，在室溫下放 24 個小時左右，殘留化學農藥平均消失率為 5%。

## 細節提示

### 蔬菜農藥殘留小常識

在農產品中如果檢出含有農藥殘留並不等於農藥殘留超標，消費者要冷靜客觀看待，不必恐慌。一般農藥只要殘留量未超過標準的最高殘留限量，仍屬合格農產品，可放心食用；但如果農產品中檢出的農藥殘留超標，則屬不合格農產品，會對人體建康造成不良影響。

通常來說，葉菜類容易出現農藥殘留超標現象，如韭菜、油菜、芥菜等。農藥殘留容易超標的有白菜類（小白菜、青菜）、韭菜、油菜、小黃瓜、甘藍、花椰菜、四季豆、芥菜、茭白等。其中韭菜、油菜受到農藥的汙染比例最大。

而茄果類蔬菜（如青椒、番茄等），鱗莖類蔬菜（如蔥、蒜、洋蔥、藕、馬鈴薯、芋頭、蘿蔔等）則不易遭受農藥的汙染。各地有關部門大力整頓了農藥市場，制定的無公害農產品、綠色食品、有機產品的生產環境、標準及操作規程，正在推廣普及，蔬菜的農藥使用將越來越規範，消費者將可以吃到越來越多的「放心菜」。

# 「番茄」越紅，營養越高

番茄是我們最常食用的蔬菜之一，大部分人只知道它的維生素含量非常豐富，但說到可它對健康到底有什麼好處，什麼樣的番茄營養成分含量最高，烹調時怎麼做才能最大限度的保存其中的營養？

番茄中主要的營養成分是維生素，其中，最重要、含量最多的就是胡蘿蔔素中的一種——茄紅素（Lycopene）。

科學家們透過對茄紅素健康作用的研究證明：茄紅素具有獨特的抗氧化能力，可以清除人體內導致衰老和疾病的自由基（Free Radical）；可以預防心血管疾病的發生；阻止前列腺的癌變進程，並能有效的減少胰臟癌、直腸癌、喉癌、口腔癌、乳癌等癌症（cancer）的發病危險。

番茄品種、顏色、成熟度、甜度，甚至生產季節的不同，都是決定其中茄紅素含量的重要原因。黃色品種的番茄中茄紅素含量很少，每 100 克僅含 0.3 毫克；紅色品種的番茄則含量較高，一般每 100 克含 2～3 毫克，最高能達到 20 毫克。一般來說，番茄顏色越紅，茄紅素含量越高，未成熟和半成熟的青色番茄其茄紅素含量相對較低。茄紅素的含量與番茄中可溶性糖的含量是負相關的關係，也就是說，越是不甜的番茄，其中茄紅素含量越高。此外，夏天生產的番茄中茄紅素含量比較高，這主要是因為夏天陽光充沛、光照時間長，會讓茄紅素的含量大大增加；而冬天溫室裡種植的番茄，茄紅素的含量比較低。

## 細節提示

### 番茄生吃不如熟吃好

一個成年人每天食用 100——200 克番茄，就能滿足身體對茄紅素的需要。但很多人喜歡生吃番茄，這樣並不利於茄紅素的吸收，因為它是一種脂溶性維生素，經過加熱和油脂烹調後，才更有利於發揮它的健康功效。由於茄紅素遇光、熱和氧氣容易分解，烹調時應避免長時間高溫加熱，以保留更多的營養成分。做菜時蓋嚴鍋蓋，再稍加些醋，能保護其避免被氧氣破壞。

# 青菜加牛奶，補鈣不用愁

　　牛奶是人們最容易獲得的鈣來源。一杯奶就能輕鬆補足一日所需鈣的三分之一，其他食品都不可能如此方便快捷。然而，事實上，如果按照營養素密度來計算，牛奶的補鈣效益低於青菜。

　　按照數據計算，100 克全脂牛奶能量約為 54 千卡，含鈣 104 毫克。而 100 克小油菜含能量約為 15 千卡，含鈣卻高達 153 毫克。那麼，按照鈣營養素密度來計算，全脂牛奶為 104/54=1.9，而小油菜是 153/15=10.2，顯然要高得多。同時，100 克牛奶中的鉀含量是 109 毫克，鎂是 11 毫克。100 克小油菜中的鉀含量是 157 毫克，鎂是 27 毫克，都比牛奶略高一些。鎂本身就是骨骼的成分之一，而充足的鉀和鎂又有利於減少尿鈣的流失。所以，一種食物能夠同時供應大量鉀、鈣和鎂，無疑是理想的健骨食品，何況綠葉菜中還含有豐富的維生素 K，能幫助鈣沉積入骨骼當中。

　　所以，按照同樣食用量，綠葉菜可能是補充健骨礦物質的更好食品。小白菜、小油菜、羽衣甘藍等甘藍類蔬菜中含草酸較低，對鈣的吸收利用妨礙較小。只要有充足的陽光照射，得到足夠的維生素 D，其中的鈣就可以充分實現營養價值。

　　當然，這並不意味著奶類就失去了它的補鈣意義。每日喝 250 克牛奶，只需要一分鐘。吃 200 克綠葉蔬菜需要挑菜、洗菜、炒菜或煮菜，要慢得多。所以，牛奶優酪乳照喝，青菜多吃，不是得到的好處更多嗎？

## 細節提示

### 如何挑選青菜

　　青菜是市場上市量最多、供應期最長的大眾化蔬菜。由於青菜性喜冷涼氣候，所以食用品質以秋末和冬季上市的為最佳，11、12、1、2 這 4 個月為青菜的最佳消費期，對於消費者來說，青菜好不好主要看兩條：

1. 要看菜株高矮，即葉子的長短，在生產上葉子長的叫做長萁，葉子短的叫做矮萁。這裡「萁」的長矮與品質關係密切。矮萁品質好；長萁品質差，纖維多。
2. 要看葉色深淺。葉色淡綠的叫做「白葉」，葉色深綠的叫做「黑葉」。總的規律是，白葉品種品質好，黑葉的品種品質差，由此可以知道，到市場上買青菜，以矮萁白葉為優。

# 紅青白水四蘿蔔，各有各的好

人們常說「冬吃蘿蔔夏吃薑，一年四季保健康」，蘿蔔的品種也有很多，我們常見的主要有紅蘿蔔、青蘿蔔、白蘿蔔和水蘿蔔。儘管我們平時也常有食用，但這幾種蘿蔔裡，哪種更好，估計沒有幾個人知道。

紅蘿蔔也叫胡蘿蔔，含有大量胡蘿蔔素，還有豐富的丙胺酸（Alanine）等九種胺基酸（amino acid）和鈣、磷、鐵等礦物質（minerals）。紅蘿蔔中含有的胡蘿蔔素對保護視力、促進兒童生長發育效果顯著。

白蘿蔔中含有蛋白質、脂肪以及豐富的鈣，還富含大量的維生素和磷、鐵等礦物質，《本草綱目》稱之為「蔬中最有利者」。白蘿蔔生吃促消化，熟吃補氣。

生吃時其辛辣的成分可促進胃酸分泌，調整胃腸機能，還有很強的消炎作用，也可止咳。跟雞肉、豬肉、羊肉等燉著吃，可補氣順氣。

青蘿蔔澱粉酶、蛋白質、鉀等礦物質的含量都很高，具有健脾，防治痰多，口乾舌渴等功效。每 100 克水蘿蔔中含有 8 克蛋白質，45 毫克維生素 C 以及豐富的膳食纖維（Dietary fiber）。

具有利尿、消食等功效。這兩種蘿蔔一般生吃，甜辣相間，爽脆宜人。

其實，四種蘿蔔營養都不俗，各有各的「強項」。中醫角度講，白蘿蔔可以補氣和順氣；紅蘿蔔可以補心、活血養血，心腦血管患者可以多吃；青蘿蔔可以清熱舒肝，而水蘿蔔的利尿功能特別好。

大家可以根據自己的體質，選擇最合適的一種。

## 細節提示

### 蘿蔔嬰賽過蘿蔔

人們習慣上只吃蘿蔔而不吃蘿蔔嬰，卻不知蘿蔔嬰的營養更高於蘿蔔。

蘿蔔嬰的蛋白質含量不僅高於蘿蔔，還超過大白菜、小白菜、芹菜、萵筍、藕、和諸多瓜菜，而且胡蘿蔔素、維生素以及鈣的含量也不比蘿蔔遜色，特別是被喻為心血管「保護神」的微量元素鉀，蘿蔔嬰的含量幾乎比蘿蔔高 7 倍。

蘿蔔嬰還有較多的藥用價值，可治脾胃不和、宿食不消、嘔惡不止、痢疾（Dysentery）等病症。

# 綠花椰菜怎麼吃抗癌效果好

日常生活中經常見到的綠花椰菜，別看貌不驚人，卻有卓越的保健功效，它有促進肝臟解毒的作用。研究發現，綠花椰菜能夠活化肝臟中的酶類，從而促進肝臟對毒物和致癌物的解毒作用。

較為可惜的是，這麼好的一種蔬菜，有些人卻因為不善於烹調而對它敬而遠之。另外有一些人雖然經常吃它，卻吃得不大得法，因而也沒辦法充分獲得綠花椰菜應有的營養。

要得到抗癌好處，自然就要得到其中的萊菔硫烷（Sulforaphane）了。然而，這種東西並非直接存在於綠花椰菜當中，而是和大蒜素（Allicin）一樣，必須在細胞破壞的時候，讓酶接觸到它的前體，才能產生出來。

也就是說，直接囫圇生吃，效果並不理想。

美國伊利諾大學的研究者發現，要得到抗癌物質，涉及到兩種蛋白質。其中一種是讓萊菔硫烷釋放出來的糖苷酶（Glycosidase），另一種是一種硫結合蛋白。這個硫結合蛋白質會讓剛剛釋放出來的萊菔硫烷失去活性。

理想的狀態是：保持酶的活性，但是要把硫結合蛋白滅掉，讓它不能把抗癌物質破壞掉。

如何做到這一點，只需要將綠花椰菜加熱到 60° C 就非常理想了。

這個溫度下，硫結合蛋白已經失去活性，而酶卻仍然保持活性，可以最大限度的發揮綠花椰菜的抗癌活性。

從另一方面考慮，由於綠花椰菜富含果膠細胞壁較為結實，生吃時其中的營養成分和保健成分難以釋放出來，不利於充分消化吸收。所以，適當的烹調是有必要的。

那麼，怎麼才能知道加熱是否恰當呢？在合適的加熱條件下，花椰菜沒有明顯變軟，但已經失去了堅硬生澀感，是一種脆而適口的狀態。這就是抗癌物質最能得到有效利用的狀態。

## 細節提示

### 綠花椰菜的烹調要點

在烹調綠花椰菜時要注意一下要點：

1. 洗的時候不要浸泡太久，避免細胞損傷；切好之後馬上下鍋烹調。

2. 如果生吃，一定要細細的咀嚼，令抗癌物質充分釋放，因為這時候細胞壁沒有變軟，抗癌物質的釋放和吸收較為困難。

3. 如果烹調，盡量選擇短時間加熱的方法，斷生之後馬上盛出，保持蔬菜的脆嫩感。這種口感與抗癌物質的最高效狀態是一致的。

4. 蒸、炒的方法傳熱效率高，而且不會讓活性成分損失於水中，比煮的方法能保存更多的抗癌物質。

假如實在擔心農藥，那就快速的在沸水中氽燙一下吧。這是去除農藥的最好方法，不過也會損失三分之一的維生素 C、葉酸、鉀和活性成分。天下沒有十全十美的事情，利弊只能自己去衡量了！

# 小黃瓜搭配什麼？減肥又養顏

小黃瓜是餐桌上的「平民」蔬菜，以其營養、價廉大受青睞。小黃瓜果肉脆甜多汁，清香可口，它含有膠質、果酸和生物活性酶，可促進身體代謝，能治療晒傷、雀斑和皮膚過敏。因此，女性朋友不妨多吃。

小黃瓜還能清熱利尿、預防便秘。新鮮小黃瓜中含有的丙醇二酸，能有效的抑制糖類物質轉化為脂肪，因此，常吃小黃瓜對減肥和預防冠心病有很大的好處。

小黃瓜這麼多好處，食用的時候可以隨意嗎？其實不然，小黃瓜雖然營養多多，但食用時也是有一些宜忌的。

雖然搭配不當不會引起明顯的不適與損害，但如果能合理搭配，讓營養素更好的發揮作用豈不更好？

小黃瓜搭配木耳，排毒、減肥功效好：小黃瓜中的丙醇二酸能抑制體內糖分轉化為脂肪，從而達到減肥的功效。

而木耳富含多種營養成分，被譽為「素中之葷」。木耳中的植物膠質，有較強的吸附力，可將殘留在人體消化系統中的某些雜質集中吸附，再排出體外，從而達到排毒清腸的作用。

二者混吃可達到減肥、滋補強壯、和血、平衡營養之功效。

　　小黃瓜搭配豆腐，解毒消炎、潤燥平胃：豆腐在植物性食物中蛋白含量最高，且其蛋白質很容易被人體消化吸收，是腸胃消化機能降低的人的理想食物。豆腐性寒，含碳水化合物（arbohydrate）極少，有節制身體和潤燥平火作用。

　　搭配性味甘寒的小黃瓜，具有清熱利尿、解表、解毒、消炎、養肺行津、潤燥平胃及清熱散血等功效。

## 細節提示

### 不宜與小黃瓜搭配的食物

　　小黃瓜、花生搭配，易引起腹瀉：小黃瓜切丁，和煮花生米一起調拌，作為一道爽口涼菜，經常活躍在許多家庭的餐桌上，許多男士喝酒時也喜歡來一碟花生米拌小黃瓜丁。

　　其實，這樣搭配不是十分妥當。小黃瓜性味甘寒，常用來生食，而花生米多油脂。一般來講，如果性寒食物與油脂相遇，會增加其滑利之性，可能導致腹瀉，所以不宜同食。

　　小黃瓜與辣椒、芹菜搭配，維生素 C 被破壞：小黃瓜中含有一種維生素 C 分解酶，而日常生活中，小黃瓜生吃的比較多，這個時候它所含的維生素 C 分解酶保持一定的活性，如果與維生素 C 含量豐富的食物，如辣椒等同食，小黃瓜中的維生素 C 分解酶就會破壞其他食物的維生素 C，雖對人體沒有危害，但會降低人體對維生素 C 的吸收。

　　如果您希望透過辣椒、芹菜、芥藍、苦瓜等食物補充維生素 C，那麼最好不要和小黃瓜一起吃了。

## 鮮玉米配什麼吃最營養

　　玉米的品種有很多，例如香玉米、甜玉米、糯玉米、嫩玉米，甚至黑色玉米等。

　　玉米營養豐富，除含各種營養素外，其中蛋白質和脂肪比大米、白麵高，且所含脂肪一半為亞麻油酸（Linoleic acid），還有卵磷脂（lecithin），維生素 A、E 等。

　　營養家指出如食物中 2/3 為大米，1/3 為玉米，那麼蛋白質利用率可以從 58%

提高到 71%，這稱為蛋白質的互補作用。

嫩又鮮的新鮮玉米上市，買回家煮煮吃，味道雖然很不錯，但若與別的食物搭配，營養會更加突出。

所以，新鮮玉米最好按以下方法與其他食品搭配烹飪為好。

1. 玉米青豆雞肉丁：玉米剝粒，和青豆一同汆燙一下水，雞肉切丁勾一點粉芡，油熱下雞肉丁翻炒，至肉色變白，下玉米粒和青豆，調味料、鹽適量翻炒出盤。

   雞肉肉質細嫩，是較好的優質蛋白質食品；玉米和青豆中的胺基酸種類不同，二者搭配，讓蛋白質中的胺基酸種類更加豐富，可以達到互補作用，從而提高食物的營養價值。

2. 玉米排骨湯：用普通的方法燉排骨，在肉七分熟時放進劈開切段的新鮮玉米棒，然後煲製 15 分鐘左右。

   燉排骨時，加進黃色嫩玉米同燉，不但顏色好看，而且葷素搭配，營養互補。與豬肉相比，玉米蛋白質中的離胺酸（Lysine）、色胺酸（Tryptophan）、蛋胺酸（Methionine）含量不足，混合食用時，蛋白質的營養價值得到提高。

3. 玉米沙拉：將玉米剝粒汆燙水，與香蕉、蘋果、鳳梨、西瓜等瓜果切丁相拌，加沙拉醬。美味可口的沙拉可以使普通的水果和蔬菜頓然生色，變出各種誘人的味道，沙拉含有豐富的蛋黃蛋白，有利於玉米蛋白營養價值的提高，但因其脂肪含量高，不宜多吃。

4. 鮮玉米雞蛋餅：新鮮玉米放入攪拌器絞碎，加入新鮮雞蛋攪拌均勻做成原料（不用放水和糖），用平底鍋加入香油高火加八分熱，放入原料煎成玉米餅，清香可口，很有營養。

   食用鮮玉米以六七分熟為好，太嫩水分過多，太老澱粉增加蛋白質減少，口味也欠佳。

   玉米洗淨煮食時最好連湯也渴，如能同玉米鬚一起煮則降壓效果更為顯著。

## 細節提示

### 糖尿病患者別吃糯玉米和甜玉米

對糖尿病人來說，玉米是理想食物之一。因為，玉米所含膳食纖維和可溶性糖低，如老玉米中的含糖量就比普通大米低 2.3%，而膳食纖維含量卻是大米的 9 倍。所以，糖尿病人可適當吃些老玉米。但糯玉米和甜玉米就最好不要吃。

# 蒜頭還是生吃的好

大蒜是古老的藥食兩用珍品，在國外被稱作「健康保護神」。自古也有「大蒜上市，藥局關門」的說法。

經過科學研究證明，大蒜確實有不少保健功能。

首先，大蒜中所含的大蒜素是細菌的強力殺手，對葡萄球菌（Staphylococcus）、大腸桿菌（Escherichia coli）等都有抑制和消滅作用。可以用來治療和預防細菌性痢疾、百日咳等疾病。

其次，大蒜也是高血脂患者的福音，香腸、臘肉等高脂食物，吃了之後血液中的脂肪加倍上升。如果同時吃蒜，脂肪上升趨勢會到受到遏制。

大蒜之所以有這麼出色的功效，是因為它含有蒜胺基酸和蒜苷酶（Alliinase）。一旦把大蒜碾碎，它們就會互相接觸，從而形成大蒜素。大蒜素很強的殺菌作用，但大蒜素遇熱時會很快失去作用，所以吃生蒜要比熟蒜殺菌效果好。

由此可見，要想達到最好的保健效果，食用大蒜最好搗碎成泥，而不是用刀切成蒜末。並且要先放 10 ～ 15 分鐘，讓蒜胺基酸和蒜苷酶在空氣中結合產生大蒜素後再食用。

所以家庭裡用蒜生拌涼菜，吃餃子時候用醋和少量芝麻油調的蒜泥都是很健康的吃法。

## 細節提示

### 過量食蒜對眼睛有害

大蒜是很好的調味料，對不少的疾病有一定的預防作用，適量食用確實大有益處。但是，如果長期過量的吃大蒜，尤其是眼病患者和經常發燒、潮熱盜汗等虛火較旺的人過多吃蒜，會有不良影響。故民間有「大蒜百益而獨害目」之說。眼病患者在治療期間，必須禁食蒜、蔥、洋蔥、生薑、辣椒這五辛和其他刺激性食物，否

則將影響療效。

# 食用豆腐的健康提示

豆腐是一種以黃豆為主要原料的食物，人們選擇食用豆腐時所注重的營養價值無非是蛋白質和鈣的含量，這也是組成豆腐的兩大重要營養成分，對於這兩種營養成分來說，不同品種、樣式的豆腐，所包含的鈣類和蛋白質含量也不盡相同。

單純從鈣類的含量上來看，豆干是豆腐家庭中含鈣量最高的成員，各種形式的豆腐基本上以越濃縮含鈣量越高的規律存在，豆干的含鈣量接近於牛肉，較之豆腐家庭的其他成員要高出許多。

不過，消費者在選購豆干時也應該注意，中老年人和想控制體重的族群不適宜選購或食用含油量較高的豆干，同時選購的豆干鹽分也不要過高，為了確保身體的健康，控制鹽的攝取量也非常重要。

我們在選購豆腐時，除了要依照「越濃縮含鈣量越高」的方法以外，從其蛋白質含量上考慮，就應該遵循「越嫩的豆腐所含蛋白質越少」的原則。具體的說：在選擇豆腐時，首先要觀察豆腐的配料都有什麼，除了水、大豆等是否還有其他添加物，盡量減少食品添加物的攝取。另外最重要的一點就是了解其凝固劑為何物？究竟是使用石膏、鹽滷還是其他物質，最好選擇石膏或鹽滷做凝固劑的豆腐，這也是傳統製作豆腐的工藝，其他凝固劑製作的豆腐或與石膏、鹽滷混合做凝固劑製作的豆腐，其含鈣量和蛋白質含量都要少很多。

## 細節提示

### 豆腐不宜天天吃

豆腐雖好，也不宜天天吃，一次食用也不要過量。老年人和腎病、缺鐵性貧血、痛風病、動脈硬化患者更要控制食用量。豆腐中含有極為豐富的蛋白質，一次食用過多不僅阻礙人體對鐵的吸收，而且容易引起蛋白質消化不良，出現腹脹、腹瀉等不適症狀；人到老年，腎臟排泄廢物的能力下降，此時若不注意飲食，大量食用豆腐，攝取過多的植物性蛋白質，勢必會使體內生成的含氮廢物增多，加重腎臟的負擔，使腎功能進一步衰退，不利於身體健康；另外豆腐含嘌呤（purines）較

多，嘌呤代謝失常的痛風病人和血尿酸濃度增高的患者多食易導致痛風發作，特別是痛風病患者要少食。

# 苦瓜怎麼吃保健效果好

苦瓜原產亞洲熱帶地區，以瓜肉、瓜瓤味苦而得名。

有趣的是，苦瓜若與其他食物一起煮、炒，如苦瓜燒肉，苦味卻不入肉中，因此有「君子菜」的美名。

苦瓜嫩瓜雖苦，但老瓜味甜。這是因為，嫩瓜的苦味來源於糖甙（Glycoside），其味甚苦，到果實成熟時，糖甙被分解，苦味隨之消失。

傳統醫學認為，苦瓜味苦，生則性寒，熟則性溫。

生食清暑瀉火，解熱除煩；熟食養血滋肝，潤脾補腎，能除邪熱、解勞乏、清心明目、益氣壯陽。

能緩解熱病煩渴，中暑發熱，痢疾、痱子等。

民間常在夏季用苦瓜清熱去暑、明目解毒。同時，苦瓜富含膳食纖維和維生素C，均相當於番茄的近 3 倍。

而維生素 C 是優秀的抗氧化劑（Antioxidant），能提高身體應激能力，降低發生癌變的危險性。

此外，苦瓜還含苦瓜甙（Bitter Melon Extract）、多種胺基酸、鈣、磷、胡蘿蔔素、維生素 B 群等。

夏天，人易中暑，加之多雨溼熱，常食苦瓜對身體極為有利。

苦瓜可炒食、煮湯，清苦爽口，回味長久。

## 細節提示

### 孕婦、脾胃虛寒者不宜吃苦瓜

苦瓜內含有奎寧（quinine），奎寧會刺激子宮收縮，引起流產。雖然奎寧在苦瓜中的含量很少，孕婦適量吃點並無無礙，但是，為了慎重起見，孕婦還是少吃苦瓜為好。

另外，因為苦瓜性寒，故脾胃虛寒者不宜多食。

初夏多吃南瓜，保健防病又治病

南瓜，是平民百姓餐桌上的蔬菜，也可在飢荒時，代糧食用，又有「飯瓜」之稱。

中醫學認為：南瓜性溫、味甘，入脾、胃經。具有補中益氣、消炎止痛、解毒殺菌的功能。可用於氣虛乏力、肋間神經痛、瘧疾、痢疾、解鴉片毒、驅蛔蟲、支氣管氣喘、糖尿病等症。

南瓜的營養成分較全，營養價值也較高。嫩南瓜中維生素 C 及葡萄糖（glucose）含量比老南瓜豐富。老南瓜則鈣、鐵、胡蘿蔔素含量較高。這些對防治氣喘病均較有利。

最近還發現南瓜中還有一種「鈷」的成分，食用後有補血作用。南瓜含有豐富的維生素 A、 B、 C 及礦物質，必須的 8 種胺基酸和兒童必需的組胺酸（Histidine），可溶性纖維、葉黃素和磷、鉀、鈣、鎂、鋅、矽等微量元素。近代營養學和醫學表明，多食南瓜可有效防治高血壓（Hypertension），糖尿病及肝臟病變，提高人體免疫能力。

由於南瓜內富含膳食纖維和果膠，有消腸道便之功。與豆腐一起煮食，治療便秘。常吃南瓜，可使大便通暢，肌膚豐美，尤其對女性，有美容作用，清代名臣張之洞曾建議慈禧太后多食南瓜。南瓜還可以預防中風，因南瓜裡含有大量的亞麻油酸（α～linolenic acid）、軟脂酸（Palmitic acid）、硬脂酸（Octadecanoic acid）等甘油酸，均為良質油脂。治療高血壓，可炒南瓜子吃，每日用量以 20～30 克為宜。

俗話說，藥補不如食補。近兩年，隨著專家對蔬菜的進一步研究，發現南瓜不僅營養豐富，而且長期食用還具有保健和防病治病的功能。南瓜自身含有的特殊營養成分可增強身體免疫力，防止血管動脈硬化，在國際上已被視為特效保健蔬菜。

## 細節提示

### 南瓜的藥用驗方

南瓜的保健功效不容忽視，到目前為止，已知的功效有以下幾種：

1. 久咳。將南瓜藤剪去頭，插入瓶中一夜，藤液流入瓶內，每日取藤液 10 毫升，開水沖服。

2. 小兒嘔吐：南瓜蒂 7 個，水煎服，每日三次。

3. 脫肛：南瓜蒂 3 個，薏仁 120 克，水煎服，連服數日。

4. 肺結核：南瓜藤 60 克，煎濃汁加白糖。每日分二次服。

5. 胃病：南瓜藤汁沖湯服。

6. 刀傷：南瓜葉晒乾研末，敷傷口。

7. 便秘：南瓜 75 克，加水煎濃汁灌腸。

8. 燒傷、燙傷：南瓜搗爛、絞汁、塗患處。或南瓜藤汁塗患處。

9. 高血壓：南瓜瓤 100 克、山楂 30 克，加水煮湯，每日 2 ～ 3 次。

10. 慢性腰痛：老南瓜皮 30 克，香蒂 12 克，紅糖 20 克，加水煎服，

11. 每日二次。

# 芹菜養生保健吃法

　　現代藥理研究表明芹菜具有降血壓、降血脂的作用，因而具有一定藥理和治療價值。由於它們的根、莖、葉和籽都可以當藥用，因此有「廚房裡的藥物」、「藥芹」之稱。由於芹菜的鈣磷含量較高，所以它有一定鎮靜和保護血管的作用，又可增強骨骼，預防小兒軟骨病。常吃芹菜，尤其是吃芹菜葉，對預防高血壓、動脈硬化等都十分有益，並有輔助治療作用。芹菜可炒，可拌、可熬、可煲；還可做成飲品。

　　下面為大家介紹幾種利用芹菜製作而成的保健食品。

1. 芹菜粳米粥：芹菜 40 克，粳米 50 克，蔥白 5 克。鍋中倒入花生油燒熱，爆蔥，添米、水、鹽，煮成粥，再加入芹菜稍煮，調味精即可。此菜具有清熱利水的功效，可作為高血壓、水腫患者的輔助食療品。

2. 芹菜炒乾絲：芹菜 250 克，豆干 300 克，蔥白、生薑各適量。芹菜洗淨切去根頭，切段；豆干切細絲，蔥切段，生薑拍鬆；炒鍋置旺火上，倒入花生油，燒至七分熱，下薑蔥煸過加精鹽，倒入豆干絲再炒 5 分鐘，加入芹菜一齊翻炒起鍋即成。本菜鮮香可口，具有降壓平肝，通便的功效，適用於高血壓，大便燥結等病症。

3. 芹菜煲紅棗：芹菜 200 ～ 400 克，紅棗 50 ～ 100 克，煲湯分次服用。除了可

治療高血壓外，還可治療急性黃疸型肝炎，膀胱炎等症。

4. 芹菜拌核桃：芹菜 250 克，核桃仁 50 克。將芹菜切成細絲，放入開水鍋內汆後撈出放入盤中，放上洗淨的核桃仁及少許精鹽、香油拌勻即成，具有潤肺、清熱、定喘的作用。

5. 鮮芹蘋果汁：鮮芹菜 250 克，蘋果 1～2 個。將鮮芹菜放入沸水中燙兩分鐘，切碎與青蘋果榨汁，每次 1 杯，每日 2 次。能降血壓，平肝，鎮靜，解痙，和胃止吐，利尿。適用於眩暈頭痛，顏面潮紅，精神易興奮的高血壓患者。

6. 芹菜小湯：芹菜 150 克，奶油 50 毫升，牛奶 150 毫升，麵粉適量。芹菜用 150 毫升水煮開，並將食鹽、奶油及 2 匙麵粉調入牛奶內，一併倒入芹菜湯中，一滾即成。此湯清淡適口，鮮香開胃，具有益胃養陰，止血通淋的功效。

## 細節提示

### 男性生育期勿吃芹菜

長期以來，民間流傳著芹菜能「助性」、提高男性性功能的說法。這種說法其實是不適合的：芹菜不但不能『助性』，而且多吃還會殺傷精子！

男性多吃芹菜會抑制睪丸酮的生成，從而有殺精作用，會減少精子數量。

據報導國外有醫生經過實驗發現，健康良好、有生育能力的年輕男性連續多日食用芹菜後，精子量會明顯減少甚至到難以受孕的程度，這種情況在停菜後幾個月又會恢復正常。因為，生育期的男性朋友們，最好勿吃芹菜。

# 水果什麼時段吃最美

水果中含有人體必需的多種維生素、礦物質、碳水化合物、膳食纖維、蛋白質及脂肪等營養素，能促進身體健康，進而達到防治疾病，養顏美容的效果，是最受現代人歡迎的天然健康食品。

但是吃水果也有講究，並不是說什麼時候吃水果都有益於身體健康。

在國外流行這樣一種說法，即「上午的水果是金，中午到下午 3 點是銀，3 點到 6 點是銅，6 點之後的則是鉛」。認為上午是吃水果的黃金時期，選擇上午吃水果，對人體最具功效，更能發揮營養價值，產生有利人體健康的物質。這種說法有

一定的道理的，但也並不是這麼絕對。

通常來說，早餐前吃水果既開胃又可促進維生素吸收，人的胃腸經過一夜的休息之後，功能尚在啟動中，消化功能不強，但身體又需要補充足夠的營養素，此時吃易於消化吸收的水果，可以為上午的工作或學習活動提供營養所需。但適合餐前吃的水果最好選擇酸性不太強、澀味不太濃的，如蘋果、梨、香蕉、葡萄等。胃腸功能不好的人，不宜在這個時段吃水果。

上午十點左右，由於經過一段緊張的工作和學習，碳水化合物基本上已消耗殆盡，此時吃個水果，其果糖和葡萄糖可快速被身體吸收，以補充大腦和身體所需的能量，而這一時段也恰好是身體吸收的活躍階段，水果中大量的維生素和礦物質，對體內的新陳代謝達到非常好的促進作用。

中醫學認為：上午十點左右，陽氣上升，是脾胃一天當中最旺盛的時候，脾胃虛弱者選擇在此時吃水果，更有利於身體吸收。

關於水果是飯前食用還是飯後食用好，一直是一個爭議不休的話題。筆者認為：水果本身產熱少，屬低熱能食物，若先吃水果再吃飯，讓水果占據了胃中一定的容積，則有利於減少吃進其他食品的量，可防止攝取過多熱能，對控制體重，預防肥胖有一定的作用。對於需要減肥的人，在飯前吃水果比單純節制膳食有更好的效果。

然而，對於正常體重或者需要增肥的人，吃水果的時間就應該放到飯後。至於飯後多長時間，可按個人感覺來決定。如果用餐時食物攝取量已經很大，胃中飽脹，就可以在飯後 1 ～ 2 小時吃水果；如果用餐時食物不多，也不油膩，感覺胃裡可以容納更多的食物，就無妨當時進食水果。很多人都有這樣的體會，因為夏天每日吃半個西瓜，結果一個夏季下來，長了不少肉。這正是由於三餐之外增加了大量糖分，結果引起脂肪的增加。

## 細節提示

### 吃水果要知道的四點細節

1. 不要空腹吃酸澀味太濃的水果，避免對胃部產生刺激，還可能與胃中的蛋白質形成不易溶解的物質。

2. 不要吃飽後立即吃水果。這樣會被先期到達的食物阻滯在胃內，致使水果不能正常的在胃內消化，而是在胃內發酵，從而引起腹脹、腹瀉或便秘等症狀。長

此以往還會導致消化功能紊亂，另外還會帶來額外的能量。

3. 特別需要注意的是水果的溫度。如果吃了大量的油膩食物，再吃大量冷涼的水果，胃裡血管受冷收縮，對腸胃虛弱、對冷涼比較敏感的人來說，可能影響消化吸收，甚至造成胃部不適。因此，吃水果應以常溫為宜，不要貪吃剛從冰箱裡拿出來的水果。

4. 選擇水果品種應當考慮體質。糖尿病人應當選擇糖分低、果膠高的水果，如草莓、桃等；貧血病人則應選擇維生素 C 含量較高的桂圓、棗、草莓等；腹部容易冷痛腹瀉者應當避免香蕉和梨等等。這方面可以諮詢中醫專家決定。

另外，吃水果並非多多益善，適時而食，對身體有益，如果過食或暴食或與季節不符，亦會致病。

# 飯後一個梨，健康多滋味

梨鮮甜可口、香脆多汁，是許多人都非常喜愛的一種水果。梨富含維生素 A、B、C、D 和 E。一顆梨的維生素 C 含量是「建議每日攝取量」的 10%，鉀的含量也不少。和蘋果一樣，它還含有能使人體細胞和組織保持健康狀態的物質。儘管梨味甜，但是它的熱量和脂肪含量很低，極適合愛吃甜又怕胖的人食用。

維生素缺乏的人更應該多吃梨。因貧血而顯得蒼白的人，多吃梨可以讓你臉色紅潤。對於甲狀腺腫大的患者，梨所富含的碘能有一定的療效。吃梨還對腸炎、甲狀腺腫大、便秘、厭食、消化不良、貧血、尿道紅腫、尿道結石、痛風、缺乏維生素 A 引起的疾病有一定療效。另外，梨樹葉晒乾泡水可治療尿道炎、膀胱炎和尿道結石。中老年人更應該多吃梨。它可以幫助人體淨化器官、儲存鈣質，同時還能軟化血管，能促使血液將更多的鈣質送到骨骼。

梨每百克含有 3 克的膳食纖維（多為非可溶性纖維），它是非可溶性纖維，能幫助預防便秘及消化性疾病，可以淨化腎臟，清潔腸道，長期便秘的人應多吃梨，並有助於預防結腸和直腸癌。韓國首爾大學（Seoul National University）醫學院預防醫學科楊美熙教授帶領的研究小組曾經發表報告指出，飯後吃個梨，積存在人體內的致癌物質可以大量排出。

在人們熱衷於吃煎烤食品、速食類食品的今天，飯後吃一個梨不失為一種值得

推薦的健康生活方式，因為它能淨化腎臟，清潔腸道。

　　吃梨時不要狼吞虎嚥，還是細嚼慢嚥的好，這樣才能更好的讓腸胃吸收。

## 細節提示

### 脾虛者不宜吃雪梨

　　雪梨的果肉嫩白如雪，向來被人們所喜愛。都說梨能消熱化痰，不少希望能去秋燥的人們都將養生的目光盯在了雪梨身上，但雪梨並非人人都能吃，脾虛的人就不宜吃雪梨。

　　雪梨中含有蘋果酸（malate），維生素 B1、B2、C，胡蘿蔔素（carotene）等營養元素，中醫認為雪梨味甘性寒，可生津潤燥，適宜滋陰，有助於人體降低血壓。由於雪梨梨性較寒且滋陰，因此陽虛體質或脾虛（食慾不振、腹脹腸鳴、大便時乾時稀、腹痛、身體消瘦等）的人不宜吃雪梨。

## 蘋果熟吃好處多

　　蘋果性味甘涼，有生津、潤肺、健脾、益胃、養心等功效。尤其值得一提的是，蘋果具有很好的調理腸胃的作用，適合有便秘和腹瀉情況的人食用。

　　蘋果之所以有止瀉和通便的雙重作用，是因為蘋果中含有鞣酸（Tannic acid）、果膠、膳食纖維等特殊物質。未經加熱的生果膠可軟化大便，與膳食纖維共同達到通便作用。而煮過的果膠則搖身一變，不僅具有吸收細菌和毒素的作用，而且還有收斂、止瀉的功效。因此，建議便秘的朋友多吃一些新鮮的蘋果（每日早晚可空腹吃蘋果 1 ～ 2 個）。

　　對於腹瀉的人來說不妨把蘋果煮熟了來吃。

　　其方法是：將蘋果連皮切成六至八瓣，放入冷水鍋內煮，待水開後，將蘋果取出，連皮吃下。

　　每天一次，每次一個，連吃 7 ～ 10 天可癒。此法還有潤腸通便的功效。

　　在民間利用熟蘋果治療腹瀉非常普遍。因為蘋果中富含的果膠，是一種能夠溶於水的膳食纖維，不能被人體消化。果膠能在腸內吸附水分，使糞便變得柔軟而容易排出。其實果膠還具有降低血液膽固醇濃度、刺激腸內益生菌群的生長、消炎和

刺激免疫的機能。另外，熟蘋果所含的碘是香蕉的 8 倍，是橘子的 13 倍，因此熟蘋果也是防治大脖子病的最佳水果之一。

國外還有研究發現，蘋果加熱後，其所含的多酚類天然抗氧化物質含量會大幅增加。多酚不僅能夠降血糖、血脂、抑制自由基而抗氧化、抗炎殺菌，還能抑制血液膽固醇升高。由此可見，熟吃蘋果大有益處。

要提醒大家的是，蘋果做熟了吃會對其水溶性維生素有所破壞。另外，烹製時，應該洗淨並去核，因為皮上可能會殘留農藥，而蘋果芯中含有毒素，如果不去核可能會引起中毒。

## 細節提示

### 哪些人不適合吃蘋果？

蘋果雖然號稱水果之王，但並非適合所有人吃，以下這兩類人就要對蘋果忌口了。

1. 潰瘍性結腸炎的病人：潰瘍性結腸炎的病人不宜生食蘋果，特別是急性發作期，由於腸道潰瘍變薄，蘋果果肉較硬，又加上含有 1.2% 膳食纖維和 0.5% 有機酸的刺激，不利於腸壁潰瘍面的癒合，且可因機械性的（mechanical injury）作用腸壁易誘發腸穿孔、腸擴張、腸阻塞等併發症。

2. 白血球減少症的病人、前列腺肥大的病人：白血球減少症的病人、前列腺肥大的病人均不易生吃蘋果，以免使症狀加重或影響治療效果。

# 冰鎮西瓜是噱頭，吃常溫西瓜更健康

西瓜味甘淡、性寒，具有解暑清熱、生津止渴、利尿等功能。盛夏酷暑，食慾不振、形體消瘦的「苦夏症」患者，常吃適量的西瓜則能開胃助消化，促進新陳代謝，滋養身體。

現代醫學表明，西瓜中含有大量的果糖，葡萄糖、蔗糖酶（saccharase）、豐富的果酸、胺基酸、胡蘿蔔素、維生素 C、維生素 B1、維生素 B2 以及鈣、磷、鐵等礦物質，這些都是人體中不可缺少的營養物質。

中醫稱西瓜為「天然白虎湯」，適用於外感暑熱而發燒、多汗時，飲用幾杯西

瓜汁，可使人心清氣爽，浮躁頓失，情緒平靜。

儘管西瓜能解暑，但也要注意食用方法。現實生活中，我們經常能見到所謂的冰鎮西瓜，普通消費者對此也是追捧有加，殊不知，這是一種錯誤的食用方法。

《廚房博士大參考》一書的作者美國人約翰普馬博士認為，室溫下，西瓜所含的茄紅素和 $\beta$──胡蘿蔔素比冰鎮西瓜要高出 40% 和 139%。而這些營養要素是具有抗癌作用的抗氧化劑的組成成分。因此，他認為吃常溫西瓜更為健康。

那些經過冰鎮的西瓜，在冰鎮過程中，冰箱所含的厭氧菌（Anaerobic bacteria）會破壞西瓜所含的維生素、礦物質等成分。特別是切開的西瓜，放在冰箱的時間越長，其附著厭氧菌的數量就越多。另外，西瓜水分含量很大，長時間的冷藏更使水分蒸發，帶走營養成分。

## 細節提示

### 不宜吃西瓜的情形

並不是所有人都適合吃西瓜。脾胃虛弱者多吃易引發胃痛、腹脹、腹瀉；糖尿病病人多吃會使血糖升高；感冒患者更不宜多吃西瓜，否則會因其清解煩熱而引邪入裡，使感冒加重。

# 這樣吃檸檬潤肺美膚防早衰

都說檸檬是女人的水果，色澤橙黃、氣味芬芳的檸檬能令女人從頭美麗到腳。檸檬本身也是一種營養和藥用價值都極高的水果，檸檬中含有豐富的檸檬酸，被譽為「檸檬酸倉庫」，可幫助消化，促進造血功能，提高身體抵抗力，加速創傷恢復。檸檬表皮含有的維生素 P，可防止人體血管硬化的發展。檸檬中最主要的營養成分除了糖類以外，還有鈣、磷、鐵及維生素 B1、維生素 B2、維生素 C 和菸鹼酸（niacin）等。

別看檸檬食之味酸、微苦，不能像其他水果一樣生吃鮮食，但檸檬果皮富含芳香揮發成分，可以生津解暑，開胃醒脾。夏季暑溼較重，很多人神疲乏力，長時間工作或學習之後往往胃口不佳，喝一杯檸檬泡水，清新酸爽的味道讓人精神一振，更可以打開胃口。

鮮檸檬泡水喝，由於維生素含量極為豐富，因此是美容的佳品，能防止和消除皮膚色素沉澱，達到美白的作用；喝檸檬水還可以防治心血管疾病，因為檸檬水能緩解鈣離子促使血液凝固的作用，所以可預防和輔助治療高血壓和心肌梗塞；檸檬水中含有大量檸檬酸鹽，能夠抑制鈣鹽結晶，從而阻止腎結石形成，甚至可以使部分慢性腎結石患者的結石減少、變少。美國泌尿學會年會上公布的研究成果也表明，常喝含檸檬汁的飲料可提高尿中的檸檬酸酯水準，該化學物質能預防尿中的礦物質在腎內形成結晶體即腎結石。

檸檬含有豐富的維生素 C，具有抗菌、提高免疫力、協助骨膠原生成等多種功效，經常喝檸檬水，可以補充維生素 C。感冒時一天喝上 500 至 1,000 毫升的檸檬水，可以減輕流鼻涕，感冒散得也快，尤其是剛感冒時，可以不藥而癒。除了抗菌及提升免疫力，還有開胃消食、生津止渴及解暑的功效。更鮮為人知的是，檸檬也能去痰，且去痰功效比橙和柑橘還要強。將檸檬汁加溫開水和鹽，飲之可將喉嚨裡積聚的濃痰順利咳出。感冒初起時，不妨用檸檬加蜜糖沖水飲，可以緩解咽喉痛、減少喉嚨乾等不適。

中醫學認為，檸檬性溫、味苦、無毒，具有止渴生津、去暑安胎、疏滯、健胃、止痛等功能。現代營養學研究也發現，檸檬中含有維生素 B1、維生素 B2、維生素 C 等多種營養成分，還含有豐富的有機酸、檸檬酸，檸檬是高度鹼性食品，具有很強的抗氧化作用，對促進肌膚的新陳代謝、延緩衰老及抑制色素沉澱等十分有效。

## 細節提示

### 喝檸檬水的注意事項

值得注意的是，再好的食物，攝取時也不能肆無忌憚。檸檬也不例外，有很多女性為了美容，每天大量喝檸檬水而傷了胃。因此，喝檸檬水也要適量，每天不宜超過 1,000 毫升。此外，由於檸檬 pH 值低達 2.5，因此胃酸過多者和胃潰瘍者不宜飲用檸檬水

# 桃子雖好但不可過量食用

人們把桃作為福壽祥瑞的象徵，在民間素有「壽桃」和「仙桃」的美稱。人們

常說鮮桃養人，主要是因為桃性平，營養價值高。

桃中除了含有多種維生素和果酸以及鈣、磷等礦物質外，它的含鐵量為蘋果和梨含量的 4 ～ 6 倍。桃有補益氣血、養陰生津的作用，是缺鐵性貧血病人的理想輔助食物。桃含鉀多，含鈉少，適合水腫病人食用。桃仁有活血化淤、潤腸通便的作用，可用於停經、跌打損傷等的輔助治療。桃仁提取物有抗凝血作用，並能抑制咳嗽中樞而止咳。同時能使血壓下降，可用於高血壓病人的輔助治療。

桃子雖好，但並非人人都能吃。因為桃子味甘而性溫，過量食之則生熱。拿桃子當飯吃很容易上火，嚴重的還會令身上起瘡，尤其是平時內熱偏盛、易生瘡癤（furuncle）的人，更不宜多吃。最好不要給嬰幼兒餵食桃子。因為桃子中含有大量大分子物質，嬰幼兒腸胃消化能力差，無法消化這些物質，很容易造成過敏反應。多病體虛的病人以及胃腸功能太弱的病人不宜食用，因為桃子會增加腸胃負擔。桃子吃之前可以用鹽直接搓桃子的表皮，然後再用水沖洗，能較乾淨的去除桃毛。如果桃子是從樹上剛摘下來的，最好放半天等它暑氣散去再吃比較好。沒有完全成熟的桃子最好不要吃。

## 細節提示

### 五類人不宜吃桃子

雖然桃子營養豐富，但桃子並非人人皆宜，尤其是一些特殊族群更應節制。

1. 糖尿病患者：桃子的含糖量高，每百克桃含糖 7 克，糖尿病患者如果不加節制過量進食，就會引起血糖和尿糖迅速上升，加重病情。

2. 嬰幼兒及孕婦：嬰幼兒腸胃功能差，無法消化桃子中大量的大分子物質，很容易造成過敏反應。孕婦食桃過量可生熱，引起流產、出血等。

3. 易過敏族群：有人吃桃會出現過敏，剛開始症狀較輕，如嘴角發紅、脫皮、搔癢，這時應停止食用，將臉、手洗淨。如果症狀比較嚴重應該立即去醫院診治。

4. 平時內熱偏盛易生瘡癤者：桃味甘而性溫，過食則生熱。對於已經上火的人來說，多吃桃子無異於「火上澆油」。

5. 胃腸功能弱者：桃子中含有大量的大分子物質，吃桃會增加腸胃負擔，造成腹痛、腹瀉，所以不宜食用。

# 營養配比：每天兩份水果三份蔬菜

要健康，就要多吃蔬果，這是我們早已耳熟能詳的觀念。但是，一天中到底應該吃多少最合適呢？營養專家指出，每人每天應進食最少兩份水果及三份蔬菜。

具體說就是，一份水果約等於一個中型水果（如：橙、蘋果）、1/4 杯沒有添加糖或鹽的果乾（如葡萄乾、烏梅乾）、3/4 杯沒有添加糖的鮮果汁（如添加有果肉的柳橙汁）。一份蔬菜則是指一碗未經烹調的葉菜，如生菜、花椰菜等；但如果是煮熟的蔬菜，半碗就可以算做一份了。另外，3/4 杯沒有添加糖的新鮮蔬菜汁，也可以算做一份蔬菜。

在兩頓飯之間，選擇 2 種至 3 種新鮮水果切成片，搭配著吃最好。

而蔬菜每天最少吃 300 克至 500 克，也就是 6 兩至 1 斤，而且要品種多樣，維生素 C 的含量都要比淺色蔬菜高。常見的深色蔬菜主要包括深綠色蔬菜如菠菜、茼蒿等，還有紅色橘紅色蔬菜如番茄、胡蘿蔔等，此外還有紫紅色蔬菜如紫甘藍等。

## 細節提示

### 不能用水果代替蔬菜

要注意的是，雖然蔬菜水果在營養成分和健康效應上有很多相似點。但兩者並不能相互替換。因為蔬菜色種遠大於水果，大多數蔬菜中的維生素、礦物質、膳食纖維和植物化學物質含量都高於水果，水果不能替代蔬菜。而水果中的碳水化合物、有機酸和芳香物質比蔬菜多，而且水果不用加熱，營養素不受烹調因素的影響，蔬菜也不能替代水果。所以最好是每餐都有蔬菜，每日都吃水果。

# 粗糧細吃，選擇健康的生活方式

隨著人們飲食結構偏重高糖、高鹽、高脂肪和高蛋白食品，亞健康的族群與日俱增。為了改善人們的不良飲食，有些營養學會一直呼籲人們繼承「五穀為本」的飲食文化，粗糧細吃，選擇健康的生活方式。而市面上以「穀物」為原料的各種食品更是層出不窮。

近年來，飲料行業趨於天然、健康的發展趨勢，使以健康和營養為主要訴求的

　　穀物飲料市場前景逐漸被一些企業所看中。而且穀物食品被不少現代人看作是解決居民膳食營養失衡的途徑，穀物飲料採用玉米、黃豆、芝麻、杏仁等綠色食品為原料，可增加人們粗食纖維的吸收量，調整飲食結構，使得穀物飲料蘊藏著巨大的潛力和商機。

　　穀物飲料的誕生，使得人們重新認識了穀物這一傳統食品的重要性。而隨著人們認識的提高，穀物飲料市場也在不斷發展和完善。

　　各大超市的雜糧專櫃，散裝的綠豆、黑米、薏仁米、小米、紅豆、燕麥等食品很受市民歡迎。而以雜糧為原料生產的食品同樣深受年輕人的喜愛，粗糧食品的銷售頗為火熱。

　　事實上，由於粗糧中的膳食纖維、維生素 B 群和礦物質的含量很高，具有潤腸通便、減肥健美等保健功能，繼維維營養穀動之後，以粗糧為原料的食品越來越多的出現在市面上。而隨著人們追求健康觀念的提升，粗糧細吃成為新的飲食習慣。

## 細節提示

### 根據自身狀況選擇粗糧

　　選擇什麼樣的粗糧要根據自己的身體狀況而定。

1. 膽固醇高者最應該選擇什麼糧食食品：綠豆、紅豆裡都有較多的可溶性纖維，有助於降低膽固醇。紅豆、燕麥片含有大量的植物固醇，可以降低膽固醇、血脂。喝紅豆粥、燕麥片粥、綠豆粥，都會幫助降低膽固醇，有助於防止動脈硬化、冠心病和中風的發生。

2. 老年人便秘應選擇什麼糧食食品：食用綠豆、紅豆、全麥粉做的食品，可以使人體攝取足夠的膳食纖維，對防治老年人的便秘有好處。

3. 胖的人最應該選擇什麼糧食食品：胖的人多喝綠豆粥，因為綠豆粥富含膳食纖維，升糖指數低，對體內胰島素的分泌影響小，能抗餓，而且不易讓熱量過剩。膳食裡經常有紅豆，可以明顯減輕飢餓感。胖的人還可以把褐色糙米納入膳食。這種米的澱粉主要是直鏈澱粉（amylose），食入後在人體內消化吸收慢，其升糖指數低於各種黏米和香米，是抗飢餓的好食品。

4. 糖尿病人應該選擇什麼糧食食品：糖尿病人可選擇食用綠豆、褐色糙米，這些粗糧升糖指數低，可以穩定血糖。膳食中引入這些食品，可以明顯減輕飢餓感。但不是說這些食品可以治療糖尿病，吃得越多越好，要想膳食結構更合理，仍要做到熱量平衡。

# 雞肉比雞湯更有營養

雖然經過了長時間的煲湯過程，但是雞湯裡卻只含有從雞油、雞皮、肉與骨中溶解出來的水溶性小分子物質；

除此之外就是油和熱量，嘌呤的含量也很大，客觀上來說營養價值並不高。

多喝雞湯其實就是攝取更多的動物性脂肪的過程，對一些心血管疾病人和痛風病人來說，飲用大量的雞湯對身體很不利，恰恰雞湯裡的雞肉才是營養豐富的寶貝。

此時的雞肉已經被燉得很爛，容易消化也利於營養被吸收。

想要更好的營養，還是應該主吃湯裡的雞肉，再適當喝一些湯，這才是科學有效的滋補。

## 細節提示

### 喝雞湯

雞湯有刺激胃酸分泌的作用。因此患有胃潰瘍、胃酸過多或胃出血的病人，一般不宜喝雞湯。膽囊炎和膽結石經常發作者，不宜多喝雞湯，因雞湯內脂肪的消化需要膽汁參與，喝雞湯後會刺激膽囊收縮，易引起膽囊炎發作。雞湯內含有一些小分子蛋白質，患有急性腎炎、急慢性腎功能不全或尿毒症的患者，由於患者的腎對蛋白質分解產物不能及時處理，喝多了雞湯就會引起氮質血症，加重病情。

# 多吃帶魚有助降低膽固醇

帶魚，肉肥刺少，味道鮮美，營養豐富。每 100 克帶魚含蛋白質 18.4 克，脂肪 4.6 克，還含有磷、鐵、鈣、鋅、鎂以及維生素 A、B1、B2 等多種營養成分。帶魚含不飽和脂肪酸較多，而且脂肪酸碳鏈又較長，具有降低膽固醇作用。為老人、兒

童、孕產婦的理想滋補食品。

　　帶魚具有一定的藥用價值。中醫學及水產藥用書籍記載，帶魚有養肝、去風、止血等功能，對治療出血、瘡、癤腫等疾有良效。帶魚鱗是製造解熱息痛片和抗腫瘤的藥物原料。鱗中含有多種不飽和脂肪酸，有顯著的降低膽固醇作用。適宜久病體虛，血虛頭暈，氣短乏力，食少羸瘦，營養不良之人食用。中醫認為它能和中開胃、暖胃補虛，還有潤澤肌膚、美容的功效。

　　帶魚全身的鱗和銀白色油脂層中還含有一種抗癌成分──6硫鳥嘌呤（Tioguanine），對輔助治療白血病、胃癌、淋巴腫瘤等有益。經常食用帶魚，具有補益五臟的功效。帶魚含有豐富的鎂元素，對心血管系統有很好的保護作用，有利於預防高血壓、心肌梗塞等心血管疾病。

　　帶魚可補五臟、去風、殺菌，對脾胃虛弱、消化不良、皮膚乾燥者尤為適宜。可用作遷延性肝炎、慢性肝炎輔助療法。常吃帶魚還可滋潤肌膚，保持皮膚的潤澤與彈性。

## 細節提示

### 以下四類疾病的患者不宜多吃魚

　　魚雖好吃，可如果您身患以下幾種疾病，還是別吃的好。

1. 結核：此類病人服用異煙肼（Isoniazid）時，如果再食用某些魚類容易發生過敏反應，輕者噁心、頭痛、眼結膜充血等，重者會出現心悸、口唇及臉部麻脹、血壓升高，甚至發生高血壓和腦出血等。

2. 肝硬化：肝硬化時身體難以產生凝血因數，加之血小板偏低，容易引起出血，如果再食用富含20碳5烯酸的沙丁魚、青魚、鮪魚等，會使病情急劇惡化。

3. 痛風：因為魚類含有嘌呤類物質，而痛風則是由於人體內的嘌呤代謝發生紊亂而引起的。

4. 出血性疾病：如血小板減少、血友病、維生素K缺乏等出血性疾病患者要少吃或不吃魚，因為魚肉中所含的一種物質，可抑制血小板凝集，從而加重出血性疾病患者的出血症狀。

# 蜂王漿空腹喝好吸收

蜂王漿（Royal jelly）又名蜂皇漿、蜂乳、蜂王乳，蛋白質含量很高，人體所需的必需胺基酸也都存在，其營養密度比蜂蜜高。

蜂王漿能促進人體生長發育、延年益壽、改善食慾，增強人的新陳代謝功能和造血功能。

食用時，最好將蜂王漿放入口中含服，慢慢嚥下，使人體充分吸收。

很多人單獨服用蜂王漿會覺得很難受，因此可用蜂蜜兩份、鮮蜂王漿 1 份混合後用溫開水沖服。

此外，為了能有較好的吸收率，最好在早晨空腹和晚上臨睡前食用。

## 細節提示

### 什麼人不能吃蜂王漿

蜂王漿是一種保健品，一般的人可以長期食用，但以下的人注意不要吃蜂王漿：

1. 凡肝陽亢盛及溼熱阻滯者，或是發高熱、大吐血、黃疸性肝病者，均不宜服用蜂王漿。

2. 腸道功能紊亂及腹瀉者。因蜂王漿可引起腸道強烈收縮，誘發揚功能紊亂，導致腹瀉、便秘等症。

3. 過敏體質者。即平時吃海鮮易過敏或經常藥物過敏的人。因為蜂王漿中含有激素、酶、異性蛋白。

4. 長期患低血壓與低血糖者。蜂王漿中含有類似乙醯膽鹼（Acetylcholine）的物質，而乙醯膽鹼有降壓、降血糖的作用。

5. 手術初期及婦女懷孕時。術後病人失血過多，身體嚴重虛弱，此時服用蜂王漿，易致五官出血。蜂王漿還會刺激子宮收縮，影響胎兒的正常發育。

6. 10 歲以下兒童不宜飲用。兒童處於發育高峰週期，體內的激素分泌處於複雜的相對平衡狀態，而且供應較為充足，蜂王漿內含有極少量的激素，如果飲用，有可能導致兒童微妙平衡的激素分泌失衡，進而影響到兒童的正常發育。但是如果兒童自身發育不全可少量飲用，以促進平衡發育，一旦平衡後即可停止飲

用。成人屬激素缺乏狀態，同時發育停止，飲用蜂王漿則屬補充不足。

# 這樣喝牛奶最健康

　　牛奶是我們日常生活中最常飲用的飲料之一，但是說到怎樣喝最健康，可能知道的人就比較少了，因此，下面總結了幾點參考。

1. 首先，牛奶一定要煮沸：牛奶在生產運輸過程的各環節中都有可能受到結核桿菌（Mycobacterium tuberculosis）、痢疾桿菌等有害菌群的汙染，市場上的袋裝牛奶普遍採用了巴斯德滅菌法（pasteurization），但其瞬間滅菌也有可能不徹底，殘留的細菌在適宜的溫度下會繼續繁殖成為致病源引起腹瀉等症狀，因此牛奶一定要煮沸後飲用。

2. 其次，最好採用間接加熱法加熱：直接加熱會使牛奶產生蛋白質凝結，煮沸太久其中的磷酸鈣就會由酸性變成中性而發生沉澱，乳糖也會因焦化而分解為乳酸和甲酸，從而使牛奶營養價值和色、香、味均有所降低。

3. 再次，飲用時勿直接大口飲用，要咀嚼式飲用或用湯匙小口品嘗：大口飲用時，牛奶會與胃酸直接接觸形成酸性蛋白質凝塊，可能會對腸胃虛弱的人造成腹瀉和腹脹。慢慢咀嚼會有利於唾液與牛奶進行中和，幫助人體對營養的消化和吸收。

4. 最後，喝牛奶後一個小時內不要吃水果或飲果汁：果汁成分往往會使牛奶中某些蛋白質在胃內凝固成塊，使人體不易吸收。

## 細節提示

### 喝牛奶時的禁忌

　　喝牛奶時不宜加紅糖。紅糖中的草酸會使牛奶蛋白質發生變性，引起消化功能失調，甚至阻礙鐵等微量元素的吸收。所以喝牛奶時不要加紅糖，但可以適量加些白糖或冰糖調味。

　　另外，喝牛奶不能空腹，最好與一些澱粉類的食品同食。

　　空腹時腸胃蠕動快，大大縮短了牛奶在胃裡的停留時間，不利於營養消化吸

收，如果喝牛奶的同時吃一些饅頭、麵包等澱粉類食物就可以幫助人體充分吸收牛奶的豐富營養。當然選擇在飯後用牛奶也會有異曲同工的效果。

# 飲料再好不如白開水好

如今市場上各種純淨水、礦泉水和飲料名稱五花八門，廣告宣傳更是誘人，那麼人們究竟該選擇什麼來喝呢？其實從健康的角度來看，白開水是最好的飲料，它不含卡路里，不用消化就能為人體直接吸收利用，一般建議喝 30 攝氏度以下的溫開水最好，這樣不會過於刺激腸胃道的蠕動，不易造成血管收縮。含糖飲料會減慢腸胃道吸收水分的速度，長期大量喝飲料，對人體的新陳代謝會產生一定不良影響。

純淨水和礦泉水等桶裝水由於飲用方便深受現代人青睞，但是喝這些水時一定要保證其衛生條件，一桶水最好在一個月內喝完，而且人們不應把純淨水作為主要飲用水。因為水是人體的六大營養素之一，水中含有多種對人體有益的礦物質和微量元素，而純淨水中的這些物質含量大大降低，如果平時人們飲食中的營養結構又不平衡，就很容易導致營養失調。

有的人擔心自來水硬度太大會不利於身體健康，事實上，水的硬度對人體健康基本沒有影響，而且現在自來水都符合生活飲用水的標準，飲用煮沸了的自來水是安全的。

## 細節提示

### 正確喝水的「四要四不要」

喝水是日常生活中再簡單不過的一件小事，但真正能做到正確喝水的人可能不多，你做到以下幾點了嗎？如果沒有，那麼注意了，你的喝水方法是錯誤的，為了健康，趕緊改吧。

1.  要多喝開水，不要喝生水：煮開並沸騰 3 分鐘的開水，可以使水中的氯氣及一些有害物質被蒸發掉，同時，又能保持又中對人體必需的營養物質。喝生水的害處很多，因為自來水中的氯可以與生水中的殘留有機物質相互作用，導致患膀胱癌、直腸癌的機會增加。

2.  要多喝加鹽的溫熱水，不要喝冰水：在夏季，不少人在大量出汗後，選擇飲用

冰水或冷飲。其實，這是不適合的。這樣雖然會帶來暫時的舒適感，但大量飲用冰水或冷飲，會導致毛細孔宣洩不暢、肌體散熱困難、餘熱蓄積，極易引發中暑。正確的方法是：多喝一些加少許鹽的鹽水，以補充遺失的鹽、水、電解質。鹽水進入肌體後，會迅速滲入細胞，使不斷出汗而缺水的肌體及時得到水分的補充。

3. 要定時喝水，不要只在口渴時才想起喝水：要知道，當人特別想喝水時，身體的器官已經在一種極限的情況下運行了，也就是說非常缺水了。應當在想喝水之前的一段時間就補充水分。專家建議，最好養成定時喝水的習慣。一般而言，最好清晨刷牙後喝一杯溫開水，上午 10 點喝一杯，午餐前再喝一杯，下午 3 點左右喝一杯，晚上睡覺前再來一杯。

4. 要喝新鮮開水，不要喝放置時間過長的水：新鮮開水不但無菌，還含有人體所需的十幾種礦物質。如果放置時間過長，或者飲用自動熱水器中隔夜重煮的水，不僅沒有了各種礦物質，還可能含有某些有害物質，如亞硝酸鹽（Nitrites）等。

# 淡茶溫飲保年歲

據說茶最早是用來做祭品的，後來有個勇士做了第一個嘗茶葉的人，結果發現茶葉沒有毒，味道還不錯，於是，就把茶葉當成了一種食物來嚼著吃，再後來就發展成了煮水喝，大致類似於現在的喝茶方式了。據說當年神農嘗百草的時候，就用茶來解毒。

茶葉的功效主要來自於其中所含的茶多酚（Tea polyphenols）、咖啡鹼（caffeine）、脂多醣（Lipopolysaccharide）等成分，不僅具有提神清心、清熱解暑、消食化痰、去膩減肥、清心除煩、生津止渴、降火明目、止痢除溼等藥理作用，還對現代疾病，如輻射病（Radiation Disease）、心腦血管病、癌症等疾病的治療幫助很大，藥食兩用。

悠久的歷史累積與茶葉本身的諸多功效，讓它成了我們的「國飲」。既然是「國飲」，自然飲用起來的講究就多了。

其實，喝茶真的有很多講究，只有遵循其中的一些忌諱才能既品到茶的幽香，又收穫茶的功效。以下的幾點內容，絕對是愛茶人士的必學要點。

1. 飯後不要立即飲茶：前面我也簡單提過這個問題。醫藥大學的劉教授認為：「飯後立即飲茶等於喝毒藥！」將飯後馬上喝茶等同於喝毒藥雖然太過誇張，但是飯前、飯後 20 分鐘內確實不宜飲茶，特別是濃茶，因為這樣做的確會沖淡胃酸，影響消化。同時，應切記古人「淡茶溫飲保年歲」的良言，飲淡茶、溫茶才更有利於身體健康。

2. 忌睡前飲茶：睡前 2 小時內最好不要飲茶，飲茶會使精神興奮，影響睡眠品質甚至導致失眠，尤其是新採的綠茶，飲用後神經極易興奮，失眠更嚴重。

3. 忌飲隔夜茶：飲茶以現泡現飲為好，因為茶水放久了不僅會失去維生素等營養成分，而且易變質，喝了易生病。

4. 忌飲變質茶、頭道茶：茶葉保管不妥，易因吸溼而發霉，變質的茶中含有大量對人體有害的物質和病菌，是絕對不能飲用的。另外，現在的茶葉在種植、加工、包裝的過程中難免會受到農藥、化肥、塵土等汙染，第一泡的茶其實是清洗茶的水，應盡快倒掉後再續水，這樣泡出的茶水才可以喝。

5. 特殊族群忌飲茶：體弱、營養不良、貧血的人忌飲茶；尿結石患者忌飲茶；潰瘍病患者慎飲茶；神經衰弱者慎飲茶；冠心病患者慎喝茶。孕婦、哺乳期婦女要少喝茶，因為茶中含有的咖啡因對胎兒和嬰兒不利；兒童慎飲濃茶，以免茶中的咖啡因會影響到骨骼的發育。

茶葉中的鞣質、茶鹼，可以和某些藥物發生化學反應，因此在服用催眠、鎮靜藥物以及含鐵、蛋白質的藥物時，不要用茶水送服，以免影響藥效。中藥人參、黨參、元胡、曼陀羅、川牛膝、麻黃、鉤藤、黃連等也不宜與茶水混飲。一般認為，服中藥 2 小時內不宜飲茶。不過，在服用某些維生素類的藥物時可用茶水送服，因為茶葉中的茶多酚可以促進維生素 C 在人體內的累積和吸收，可增進藥效。

## 細節提示

### 選擇茶葉因人而異

選擇茶葉應因人而異還應注意人體所處的不同狀態。青春期性發育，以綠茶為主；少女經期和婦女更年期，情緒不安，則飲花茶以疏肝解鬱，理氣調經；婦女產後和體力勞動者宜用紅茶；腦力勞動者宜綠茶；老年肝腎陰虛或陰陽俱虛可飲用紅

茶。從藥茶的配合和飲用來講,知識分子和上班一族可飲用藥味稍柔、藥效稍緩、氣味較為芳香的花類或葉類植物;而重體力勞動者如搬運工人、建築工人則適合飲用藥效渾厚一些的藤類、莖類植物茶。

# 牛奶 vs. 豆漿,各有千秋

　　愛喝豆漿的人都知道豆漿有清肺化痰、降血壓、降血脂的藥用價值。通常是外國人喜歡喝牛奶,而華人喜歡喝豆漿。但總是有人認為豆漿的營養不如牛奶高。事實並非如此。從豆漿和牛奶所含的 13 種營養物質中來分析比較,豆漿中的維生素 A、維生素 Bl 和礦物質如鉀、鈉等都明顯高於牛奶,只有鈣、磷、糖低於牛奶,所以豆奶不能替代牛奶來餵養嬰兒。其他蛋白質、脂肪等 6 種營養物質則大體接近。可見牛奶和豆漿的營養成分各有千秋。

## 細節提示

### 豆漿和牛奶所含成分不同

　　豆漿和牛奶所含成分是不同的,只能說對某些人來說喝豆漿更有利於身體健康。例如:豆漿中所含的脂肪酸和亞硫酸,可降低血中膽固醇含量,這對防止血管硬化、增強血管彈性有一定作用。所以,一些高血壓、冠心病和腦動脈硬化的患者及中老年人更適合喝豆漿。再加上豆漿中還含有較高的鐵質,而且容易被人體吸收利用,所以對一些缺鐵性貧血病人更為適合。另外,對搪尿病患者及肥胖的人來說,在飲食上首先要考慮挑選血糖指數低的食品,而大豆的血糖指數要比牛奶低一半。對健康人來說,也可以在豆漿中加一些牛奶則更是相得益彰。至於平時生活中,完全可以根據各人的身體情況和飲食愛好來選擇喝牛奶還是喝豆漿。

# 古來白酒皆熱飲

　　現代人早已經習慣於飲冷酒,不管春夏秋冬,打開瓶就飲,其實這是一種錯誤的飲酒方式,正確的做法是應該將酒溫熱以後再飲。

　　那麼,為什麼要將酒溫熱了再飲,而不能飲冷酒呢?因為在白酒、黃酒中,除

乙醇（alcohol）外，還含有一些危害人體健康的物質，例如甲醇（methanol）、乙醛（ethanal）、雜醇油（fusel oil）等。

甲醇對人的視覺神經有害，10 毫升甲醇就會導致飲者眼睛雙目失明；攝取量如果更多，還會有生命危險。但甲醇的沸點是 64.7°C，當用沸水加熱後，它就會變成氣體蒸發掉。

乙醛會增加酒的辛辣味，攝取一定量，飲者就會頭暈。導致醉酒的首要因素就是乙醛。而乙醛的沸點只有 21°C，用熱水加溫，就可以使它蒸發掉。

此外，酒在加熱過程中酒精（沸點為 78.3°C）也會揮發一些。這一切，都能減少酒對飲者身體的毒害。當然，對酒加溫要有一定限度，如果太熱，會使酒中的主要成分乙醇大部分或全部揮發掉。這樣，酒也就不成為酒了。

另外，酒太熱，飲後會傷肺。正確的飲酒方法，就是要在酒不冷不熱時飲。古人有「溫酒」、「暖酒」之說，其原因也就在此。

## 細節提示

### 酒後最好不要立即飲茶

許多人由於缺乏醫學常識，酒後往往愛飲茶，想以之解除酒燥，化積消食，通調水道。但是因為酒味辛甘，入肝、肺二經，飲酒後陽氣上升，肺氣增強；茶味苦，屬陰，主降。酒後飲茶，特別是飲濃茶對腎臟不利。

酒精進入肝臟後，透過酶的作用分解為水和二氧化碳，經腎臟排出體外。而茶鹼有利尿作用，濃茶中含有較多的茶鹼，它會使尚未分解的乙醛（酒精在肝臟中先轉化為乙醛，再轉化為乙酸，乙酸又被分解為二氧化碳和水）過早的進入腎臟。

而乙醛對腎臟有很大的損害作用，易造成寒滯，導致小便頻濁、陽痿、睪丸有墜痛感和大便乾燥等病。所以，酒後最好不要立即飲茶，尤其不能飲濃茶。最好進食瓜、果或飲果汁，既能潤燥化食，又能醒酒。

# 喝果汁不選貴的，就選適合自己的

夏天是水果和蔬菜最豐富的季節，人們能夠享受到各種美味的果汁和蔬菜汁。但是，要怎樣喝才最健康呢？

柳橙汁含有豐富的維生素，還可以增強血管韌性。患有動脈血管粥狀硬化（Atherosclerosis）、高血壓、肝臟疾病的人多飲柳橙汁對身體很有好處。

新鮮的番茄汁裡含有鈉、鎂、鉀和鈣，還有很多檸檬酸、蘋果酸和草酸，對血液循環很有好處。但這些物質只存在於生的番茄汁裡，如果番茄保存時間太長或被煮熟後，這些酸就會由有機物變成無機物，益處就小得多。而且不新鮮的番茄汁還有可能是腎結石和膀胱結石產生的原因之一。因此喝番茄汁一定要趁新鮮。

心臟病患者最好喝葡萄汁。它可以預防血栓的形成，其作用甚至不亞於阿司匹林（Aspirin）。

杏仁茶可以增強心肌活力，排除身體組織內多餘的水分。但杏仁茶含有很多糖，糖尿病患者和減肥人士最好不要喝。

梨汁對於改善消化功能和腸功能很有好處。它含有很多膳食纖維和果膠化合物，對患有血液循環系統疾病的人很有幫助，還可以作為利尿劑。

蘋果汁可以保護呼吸器官，也可以從人體內排除殘渣和腎結石，吸菸者要多喝。另外，蘋果汁裡面含有很多鐵，對貧血患者也有幫助。

櫻桃汁裡含有鐵和葉酸，可以加固血管壁，但不適合胃潰瘍和胃酸過多者。西瓜汁可以排除體內過剩的膽固醇，同時也是心血管系統疾病和腎病患者浮腫時很好的利尿劑。

胡蘿蔔汁可以促進消化，使牙齒更堅固，尤其適合哺乳期的母親喝。

小黃瓜汁可以保護頭髮，防止頭髮分叉脫落。頭髮分叉者可以多飲。

不管是哪種果汁，或者是蔬菜汁，最好在飯前 30 分鐘內榨好喝完。這樣維生素和微量元素不會流失，也有利於人體吸收。

## 細節提示

### 果汁在最佳溫度時口感最好

飲料的溫度也能影響口味，根據飲品的溫度與口味的關係，科學家透過實驗歸納為兩類：一類溫度在 10°C 左右時口感最佳，為喜涼型飲品；另一類溫度在 60°C ～ 65°C 之間口感最佳，為喜熱型飲品。

喜涼型飲品中，冰棒等冷飲在 0°C ～ 6°C 之間品味最佳，而霜淇淋則在 6°C 時入口最爽；汽水在 3°C ～ 5°C 時喝起來舒心怡神；冷咖啡在 6°C 時最適口；啤

酒在 6°C～8°C 時口感最佳；喝果汁的最佳溫度為 8°C～10°C；西瓜以 8°C 左右最好吃，低於這一溫度就嘗不出真正的又甜又沙的味感和口感；冷開水則在 15°C～17°C 時喝起來最順口。

喜熱型飲品中，牛奶在 63°C 左右喝起來最甘美潤口；飲茶溫度在 65°C 左右最佳，既好喝，又能達到較好的解渴效果；熱咖啡在 70°C 左右時入口就會感到香甜可口。

## 怎樣喝咖啡更健康

提到咖啡，人們便會聯想到咖啡因，咖啡因是咖啡中的一種較為柔和的興奮劑，它可以提高人體的靈敏度、注意力、加速人體的新陳代謝，改善人體的精神狀態和體能。目前，人類在大約 60 種植物種發現了咖啡因，其中最為人知的便是茶和咖啡。

在一些咖啡消費大國，人們平均每天要攝取大約 250～600 毫克的咖啡因。經反覆的科學研究和分析，這個劑量對人體沒有副作用。

研究表明，咖啡含有抗痴呆物質，這種物質能減少有害物對身體的影響，有助於預防一些疾病。科學家們說，當人體內氧與其他化學物質混合在一起時，會形成盲目破壞細胞和身體組織的有害物質，這是心臟病、血管病、腫瘤、免疫機制衰退和神經衰弱的致病原因。美國咖啡研究所的研究結果顯示，咖啡所含抗痴呆症的物質比茶葉高 4 倍。在加強身體的防病機制中，營養發揮著主要作用，能抗痴呆症的物質包括維生素 E、維生素 C、大豆中的胡蘿蔔素、紅葡萄酒、某些調味料、水果、洋蔥和橄欖等。經過烘焙的咖啡豆抗痴呆性更強，脫去咖啡因的咖啡中這種物質也不會減弱或遭到破壞。

清晨起床後喝一杯咖啡可以醒腦，白天工作乏困時喝一杯咖啡可以提神。所以，此時的咖啡可稍濃。而餐後或晚間飲咖啡以略清淡為宜。

喝咖啡時，不管冷熱都應喝一些白開水。這樣做一是可以去除口腔異味，以便更好的品味咖啡；二是由於咖啡有利尿功能，多喝白水，可提高排尿量，保護腎功能，同時也不用擔心喝咖啡會「上火」。

## 細節提示

### 那些人不適合飲用咖啡？

　　有腦血管瘤患者不適合喝咖啡，心臟病患者應喝不含或低咖啡因的咖啡，因為咖啡因會增加心跳速度而造成心臟缺氧。此外皮膚病患者及有胃病者應盡量少喝咖啡，才不致因過量而導致病情惡化。

　　糖尿病患者也要避免喝加入太多糖的咖啡，以免加重病情。

　　建議已經懷孕或可能懷孕的婦女減少咖啡因的攝取。因為孕婦在懷孕的第二期和第三期，代謝咖啡因的速度大約比未懷孕時快兩倍，而且，咖啡因還會越過胎盤進入胎兒，亦會透過母乳的哺育流入嬰兒體內。

　　親自哺乳婦女對咖啡因的攝取需較為謹慎。

　　總之，如果發現自己喝咖啡後感到身體不適，就應暫時停喝咖啡，然後再從少量、改變喝法等方式著手。

# 第二篇

好睡眠勝過好補藥 ── 細節決定睡眠品質

# 創造舒適的睡眠條件

　　人一生中有三分之一的時間是在睡眠中度過的，好的睡眠對恢復體力、增強智慧、保證健康非常重要。

　　怎樣才能睡一個好覺呢？這有多方面的條件與因素，但創造一個有利於睡眠的居室環境則十分重要。

1. 要保證環境恬淡寧靜：安靜的環境是幫助入睡的基本條件之一。吵雜的環境使人心神煩躁，難於安眠。因而臥室選擇重在靜音，遠離喧囂鬧市，室內不宜放置音響設備。

2. 要選擇良好的寢具：寢具對睡眠品質的影響很大，其中又以枕頭的作用舉足輕重。枕頭不宜太高或太低，一般以 10 ～ 15 公分為宜，材質應柔軟又不失一定硬度，要有一定的彈性，最好採用竹子等材料製作的涼枕。在炎熱的環境中不宜使用布棉枕頭，因為汗水浸溼枕頭易使頭頸部生長痱子。枕頭要及時洗淨晾晒，否則汗臭霉臭味會使人頭昏腦脹。另外，床和被子軟、硬、厚、薄要適當。

3. 要保持空氣新鮮：臥室房間不一定大，但應保證白天陽光充足，空氣流通，以免潮溼之氣、穢濁之氣滯留。臥室必須安窗，在睡前、醒後及午間宜開窗換氣。在睡覺時也不宜全部關閉門窗，應保留門上透氣窗，或將窗開個縫隙。氧氣充足不僅利於大腦細胞恢復疲勞，而且利於表皮的呼吸功能。此外，應注意不在臥室內用餐、煮飯，以防蚊蠅孳生和中毒的發生。

4. 室內溫溼度要適宜：臥室內要保證溫溼度相對恆定，室溫以 20°C 為好，溼度以 40% 左右為宜。臥室內要保持清潔，可置蘭花、荷花、仙人掌一盆，此類植物夜間排的一氧化碳（Carbon monoxide）甚少，室內植物利於溫溼度調節。室內家具越少越好，一切設置應造成簡樸典雅的氣氛，利於安神。

　　俗話說：「心靜自然涼。」睡前做適當的放鬆訓練，如深呼吸、熱水泡腳、聽聽輕音樂，調整一下心情，能緩解一天的疲勞和焦慮，會很快進入夢鄉。

## 細節提示

### 影響好睡眠的因素

為保證良好的睡眠，入睡前不要喝濃茶、抽菸，飲食不能過飽或過飢。因為喝濃茶、抽菸，會使人腦細胞興奮，延長上床後入睡時間，干擾覺醒與睡眠規律。若晚餐吃得過飽，會加重胃腸負擔，產生不舒服的感覺，這種訊號興奮腦幹網狀結構，使大腦思維活躍，情緒激動而難以入睡。而飢餓時，血流中營養的含量低，會發出需要補充營養的訊號，妨礙睡眠。

# 鬧鐘你離我遠點

幾乎所有的上班族都是床頭鬧鐘的奴隸。床頭鬧鐘並不只是簡單的將人們從美夢中拽醒，事實上它可能損害人的健康，成為健康的「隱性殺手」

鬧鐘損害身體健康影響血壓、記憶力。現在科學家也已經證實了這一點。日本工業健康國立研究所進行的一項研究發現，被突然的鬧鐘驚醒的參加試驗者比睡到自然醒的血壓更高，心率更快。

實驗研究表明，自然醒來與被鬧鐘叫醒所產生的生理和心理效應是很不同的。從睡眠狀態逐漸到清醒狀態時，人的呼吸會從 16 次 / 分鐘提高到 24 次 / 分鐘，心跳加快 10 次 / 分鐘，腦電波從 8 次 / 秒提高到 30 次 / 秒。如果突然被鬧鐘叫醒，將使人產生心慌、情緒低落、感覺沒睡醒和懸空等不適。如果是從深度睡眠中被突然叫醒，那麼，人的短期記憶能力、認知能力，甚至是計算能力都會受到顯著影響，這些能力最多為正常狀態的 65%，與酒醉者相當。

被鬧鐘叫醒就像「戰鬥或逃跑」的狀態一樣，會引起身體保護性的條件反射，提高體內腎上腺素水準。專門研究如何處理這種疾病的馬克·艾金森（Mark Atkinson）醫生認為，雖然鬧鐘可能對你準時上班會有好處，但如果這種被啟動的狀態持續數天、數週、數月，就將導致慢性壓力。壓力會帶來高血壓、睡眠問題和精神壓抑。如果你在深度睡眠時突然被喚醒，你思考問題的能力無疑將受到嚴重影響以至於就像喝醉了酒。這無疑是不利於健康的。

因此，臥室裡最好別放鬧鐘，盡量睡到自然醒。方法很簡單：堅持有規律的作息時間，在固定的時間就寢和起床。

## 細節提示

### 讓鬧鐘離你頭部至少 1 公尺

如果因為工作的緣故，必須設置鬧鐘，應採用柔和的聲音或音樂。另外，由於電子錶也會產生電磁波（electromagnetic wave），因此，專家建議人們將電子鬧鐘放在距離頭部至少 1 公尺遠的地方。如果條件允許，最好選用近年來市場上出現的創新電子產品 —— 智慧型鬧鐘，它在室內能模擬夏季早晨自然光線的變化，透過光線的作用讓人在設定的時間自然的醒來。這樣在任何一個早晨都能夠擁有一個自然甦醒的過程，避免了傳統鬧鐘突然喚醒對健康的傷害。

# 妙用藥枕益健康

根據中醫辨證原則，採用不同的藥物加工製成枕芯作成的枕頭稱為藥枕。

枕的內容物多為碾碎的具有揮發性的中藥，花、葉、種子最常用。藥枕製作上一般多做成傳統的圓枕，藥枕的保健原理在於枕內的中藥不斷揮發，中藥微粒子借頭溫和頭上毛竅孔吸收作用透入體內，透過經絡疏通氣血，調整陰陽；另一途徑為透過鼻腔吸入，經過肺的氣血交換進入體內，此所謂「聞香治病」的道理。

藥枕對人體既有治療作用，又具保健作用，可以療疾除病協調陰陽，又可聰耳明目益壽延年。是一種有效的保健品。

藥枕無病防病，有病療病，對全身系統的器官均有影響，但一般對五官科及頭臉疾患效果最佳。例如神經系統、呼吸系統、循環系統疾患效果亦好。藥枕一般適用於慢性疾病恢復期以及部分外感疾病急性期，不適於創傷、急症、傳染病等。

使用藥枕時應注意幾點事項：枕內容物宜選辛香平和、微涼、清輕之品，以植物花、葉、莖為好，不宜使用大辛大熱、大寒及濃烈毒之物，如附子、烏頭、狼毒、斑蝥等。選藥時慎用破血之品，如麝香等，陽亢陰虛病人、孕婦及小兒禁用。對於藥效強，藥效猛的治療性藥枕，如治療風溼、類風溼之藥枕，不可濫用於常人保健。藥枕宜定期更換枕芯，以一個月至三個月為宜，夏天宜常晒晾，以防發霉變質。

## 細節提示

### 藥枕的規格

一個藥枕是否合格要從以下幾個方面去判斷：

1. 高度：枕高以稍低於肩到同側頸部距離為宜，枕頭過高和過低都有害。枕高是根據人體頸部七個頸椎排列的生理曲線而確定的。只有保持這個曲線正常的生理彎曲，才能使肩頸部的肌肉、韌帶及關節處於放鬆狀態。一般認為高血壓、頸椎病及脊椎不正的病人不宜使用高枕；肺病、心臟病、氣喘病病人不宜使用低枕。否則，不利於康復。

2. 長寬度：枕長應夠睡眠翻一個身後的位置，一般要長於頭橫斷位的周長。枕頭不宜過寬，過寬對頭頸部關節肌肉造成被動緊張，不利保健。

3. 軟硬度：枕芯應選材質鬆軟之物，製成軟硬適度，稍有彈性的枕頭為好，枕頭太硬使頭頸與枕接觸部位壓強增加，造成頭部不適；枕頭太軟，則枕難以維持正常高度，頭頸項部得不到一定支撐而疲勞。

4. 枕的彈性：枕的彈性應適當，枕頭彈性過強，則頭部不斷受到外加的彈力作用，產生肌肉的疲勞和損傷。

枕頭的使用有一定要求，一般仰臥時，枕應放在頭肩之間的項部，使頸椎生理前凸得以維持，側臥時，枕應放置於頭下，使頸椎與整個脊椎保持水平位置。

## 看季節選藥枕

藥枕療法方法簡單，容易推廣使用。不受醫療條件和設備限制，只要在睡覺前枕在頭下即可，因而廣受歡迎。一般來說，藥枕療法主要在於預防，在治病方面，主要用於輔助治療，為病人打造一個良好的環境和氛圍，可穩定和加速疾病的康復，防止疾病復發。

根據中醫學原理，治療和養生均需要根據使用者的具體情況辯證施治。藥枕也一樣，不同的人，因其性別、年齡、體型、性格、環境、症狀等一系列的情況不同分別施枕。總之，藥枕安全無毒，既能預防疾病，又對人體具有養生保健的作用，是提高人們生活品質的有力保證。

人可以根據不同年齡、體質、疾病和季節環境變化來對症施枕，如少兒宜選不涼不燥的臥米枕，以利頭部發育；老人宜選不寒不熱的健身丁公枕、菊花枕；陰虛火旺體質宜選綠豆枕、黑豆枕；陽抗體質宜選夏枯草枕、蠶砂枕；耳鳴耳聾患者可選磁石枕；目暗眼花患者宜選菊花枕、茶葉枕和決明子等「明目枕」；神經衰弱者、心臟病患者可選琥珀枕、柏子仁枕；夏季暑熱熾熱時，宜選竹茹枕、石膏枕頭。既有養生、美容養顏的功效，又有治療冠心病、高血壓、高血脂、頸椎病、骨刺、糖尿病、打鼾、頭痛等各種慢性疾病的作用。

## 細節提示

### 夏季記得要常晒枕頭

夏季頭部容易出汗，這使得枕心更易成為藏匿病菌的地方，成為威脅健康的「隱形殺手」。因此，我們在晒被子時莫忘晒枕頭。

人們在睡覺時，頭部分泌的汗漬、油垢和嘴巴流出的口水不斷浸染枕頭，使枕頭成為藏汙納垢的地方。僅僅清洗外表的枕巾和枕套，是「治標不治本」，枕心內的汗穢氣味和病菌是不能除掉的。有些枕頭外表乾乾淨淨，枕上去隱隱傳來難聞的氣味，這就是沒有經常晾晒枕心的緣故

所以，在天氣晴朗的時候，最好能把枕心布拆下來換洗一次，或者放在陽光下曝晒。對於比較潮溼的房間，枕心最好是每星期晒一次。枕心晾晒之後鬆軟無異味，睡起來也更讓人感覺舒適。如果使用米糠、蕎麥皮等植物原料做成的枕心，最好能夠根據自己的經濟條件定期更換填充物，或者定期把整個枕心換掉一批。

### 被子的「個人衛生」要講究

多數人起床後的第一件事便是疊被子，並認為這是一件理所當然的事，殊不知在你眼裡的好習慣其實是一種謀害身體健康的行為。這絕非危言聳聽，而是實話實說。

據科學研究表明，人在睡眠過程中，透過呼吸道排出的像二氧化碳之類的有害化學物質多達 149 種，從皮膚毛孔透過汗液排出的化學物質更是高達 171 種。即使是一個健康人，經過一晚上的睡眠也會使被子內的汙染達到觸目驚心的地步。

人體在新陳代謝過程中，本身就是一個汙染源。睡眠時，人體的組織器官產生大量的代謝廢物，體內排出的水分被蒸發，這些都會使被子不同程度的受潮，使人

體所排出的化學物質黏附在被子上，很難及時散發。同時人呼出的氣體和分布在全身的毛孔排出的很多汗液和氣味，也會進入到我們睡眠時直接接觸的被子裡。如果起床後就馬上把被子疊起，這些物質就會被包裹在被子裡而無法散發出來，這樣就會使被子受潮。如果此時房屋要是不同分，那麼輩子更會潮上加潮。到晚上我們再蓋被子時，這些有害物質會被我們吸入，對我們的健康造成危害。

由此可見，起床後馬上疊被子的行為是錯誤的，是有害於自己健康的。正確的做法應該是起床後隨手將被子翻轉過來，使被子的裡面朝向外面，並打開門窗，通風透氣。如果條件允許的話，可以將被子拿到陽臺上去晾晒一下，使被子的水分和化學汙染物自然散發掉。等到洗臉、刷牙、鍛鍊完以後，再整理床鋪，把被子疊好。

對於那些睡覺容易出汗的人來說，只要條件允許就應該經常晾晒被褥，以保持被褥的乾燥。不過被子也不是晒得越久越好，晒被子比較合適的時間一般在上午 11 點到下午 2 點之間，晾晒 2～3 小時最好。羽絨和羊毛被不需要頻繁的晾晒，當然更不能在強烈的陽光下曝晒，如果需要的話，最好就是將它們放在通風的地方晾晒 1 小時就可以了。

## 細節提示

### 被子的「衛生」

被子的衛生也是不可忽視的，不同的被子有不同的洗滌方法，而且晒被子也是有學問的。

纖維被可以用水清洗，但清洗時要注意不要用洗衣粉重揉，要選用清潔劑。洗滌的時間不要太久，半小時為佳。而蠶絲被最好乾洗，如果用水洗，要用專門的真絲清潔劑，因為真絲不適合用太強烈的去汙用品，最好不用漂白劑，洗完後，拿到通風處晾乾。

晒完被子，人們都習慣拍打拍打，覺得這樣既乾淨又能使被子蓬鬆，其實則不然。棉纖維粗而短，易碎；合成纖維細而長、易變形，一經拍打，纖維緊縮板結成一塊就不會再復原了。而羽絨被更不能拍打了，羽絨斷裂成細小的「羽塵」，會影響保暖效果。

# 選對床罩的顏色有益健康睡眠

人們在選購床罩時，通常都會根據自己個人喜好選擇床罩的顏色，而經常會忽略顏色與顏色之間的搭配。少有人知道，不同的顏色會對人產生不同的心理刺激，從而對健康造成不同影響。因此，在選擇床罩顏色時，我們應該首先關心其對健康的影響。

各種顏色的特性構成了每種顏色的基本治療趨向。

紅色代表著憤怒、熱情、活力；黃色明亮溫暖，給人快樂、希望、智慧；綠色介於冷暖色中間，和睦、寧靜、健康；藍色悠遠、涼爽、清新；橙色象徵著歡欣、熱烈、溫馨；紫色高貴、神祕、優雅；粉色嬌嫩、青春；黑色有時莊嚴肅穆，有時沉默虛空；白色有時純潔神聖，有時恐懼悲哀。

當你明白顏歲所表達的含義後，可以根據自己的實際情況來選擇床罩採用哪種顏色。

我們都知道，新婚夫妻房間的床罩一定是紅色的。因為這樣一來既為房間增添喜慶氣氛，同時可以刺激神經系統，增加腎上腺素分泌，增強血液循環。但神經衰弱、心血管疾病患者不宜使用紅色床罩或裝飾家居，因為接觸紅色過多，會讓人產生焦慮情緒。最終導致失眠，加重病情。

倘若居室主人患有高血壓或心臟病，最好鋪上淡藍色的床罩，以利於血壓下降、脈搏恢復正常。

如果居室主人是情緒不穩容易急躁的人，居室宜用嫩綠色床罩，以便使精神鬆弛，舒緩緊張情緒。一般而言，床罩的顏色以淡雅的色彩居多。相反，金黃色易造成情緒不穩定，所以，患有憂鬱症和狂躁症的人不宜用金黃色。

如老年人的居室用淺橘黃色的床罩，一可以誘發食慾，有助於鈣質的吸收，二使人精神振奮，心情愉快。或選擇藍色，有助於減輕頭痛、發熱、失眠等症狀。

此外，藍色還適合用腦過度的白領一族。

紫色可維持體內鉀的平衡，有安神作用，但其對運動神經和心臟系統有壓抑作用，所以心臟病患者應慎用紫色床罩。

靛藍色會影響視覺、聽覺和嗅覺，可減輕身體對疼痛的敏感度。術後傷口正在恢復的患者可以選擇靛藍色的床罩以及其他家居用品，或者乾脆將房間刷成靛藍色。

讓發怒的人觀看粉紅色，情緒會很快冷靜下來，因為粉紅色能使人的腎上腺素

（Epinephrine）分泌減少，從而使情緒趨於穩定。孤獨症、精神壓抑者不妨選擇粉紅色的床罩。

另外，春夏兩季，氣溫相對高些，床罩的顏色應選擇清新淡雅的冷色，材質應選擇較薄一些的布料；而秋冬兩季氣溫下降，天氣寒冷，床罩的顏色應趨向暖色，在材質上應該選擇較厚的面料。

## 細節提示

### 床罩色彩圖案一定要和環境協調

床罩與窗簾都是布藝飾品，面積都很大，對臥室的風格、色調的影響也都至關重要，二者要選擇時有許多相似之處，床罩的花色、圖案與窗簾一樣，都要與房間的主色調、家具的布置協調一致。

需要提醒的是，床罩的色彩和圖案一定要與窗簾的協調。如果兩個「龐然大物」搭配不合理，整個房間就會讓人感到不舒服。如果床罩與窗簾所用布料完全一致，則會形成一種特別的風格，使臥室非常整潔、和諧。如此大面積的色塊，一定會給人強大的視覺衝擊力，留下深刻的印象。

# 選好床，睡好覺

床已有 2500 多年歷史了，床的種類不計其數。隨著時代的發展，床的功能也不斷增多。從養生保健角度要求，一張好床應具備以下幾個要素：

1. 床宜高低適度：床的高度以略高於就寢者膝蓋水平為好，約為 0.4 ～ 0.5m，這樣的高度便於上下床。若床鋪過高，易使人產生緊張感影響安眠；若床鋪過低則易於受潮，使寒溼、溼熱之地氣直中臟腑，或造成關節痹症。在過低的床鋪上睡眠，往往呼吸不到新鮮空氣，灰塵、二氧化碳較多，影響健康。由此可見，床鋪過高及地鋪對養生是不利的。

2. 床宜長寬適宜：床鋪面積大，睡眠時便於自由翻身，有利於氣血流通、筋骨舒展。一般來說，床鋪宜長於就寢者長的 0.2 ～ 0.3m，寬於就寢者身寬達 0.4 ～ 0.5m。對於運動員應用特製的床，使長寬達到要求，嬰兒床除要求一定寬長度外，通常在床周圍都會加圍欄，以防嬰兒墜地。

3. 床宜軟硬適中：標準的軟硬度以木板床上鋪 0.1m 厚的棉墊為宜。其他的床，如竹榻、藤床、棕繃床也較符合養生要求。現代的獨立筒彈簧床、沙發床、乳膠床、席夢思有彈性過大、過軟的缺點，對此可採用軟床鋪硬墊的辦法糾正。軟硬適中的床可保證脊椎維持正常生理曲線，使肌肉放鬆，有利於恢復疲勞。而過軟的床則能使脊椎周圍韌帶和椎關節負荷增加，肌肉被動緊張，久則引起腰背疼痛。

## 細節提示

### 如何選擇實木床

首先要看材質。一般來說，實木家具的主要成本是實木原料的價格，選用的材料越珍貴，做成的家具價格也越高。沒有專業知識的消費者，可以掌握這樣一個原則，木材的硬度越高、木紋越美麗，通常價格也越高。

目前，珍稀的木材有紫檀木、黃花梨木、楠木等，這些木材是高檔古典家具常見的用材，現在市場上已很難尋覓。較貴重的木材有柚木、酸枝木、花梨木、雞翅木、鳳梨格、烏木、櫸木、楓木、紅檀木、橡木等。其他較普通的木材有橡膠木、水曲柳、柳安、松木、杉木、桐木、榆木、柞木等。

其次要看加工品質。實木家具的品質可從兩個方面來看，表面加工品質和結構品質。表面看木材拼接、油漆工藝等，結構看結合方式和牢固度，不能有鬆動現象。

# 好睡眠需要好習慣

古人認為：「人之有腳，猶似樹之有根，樹枯根先竭，人老腳先衰。」早在幾千年前，就很重視對雙足的鍛鍊和保養，並運用足部泡腳、腳底按摩、中藥浴足等方法來防治疾病。現代醫學以及無數實踐也證實，用熱水進行足浴，無論是對安神助眠、去病健身，延緩衰老，抑或是清潔足部汙垢，消除足部異味都大有裨益。

現代醫學認為，人的腳掌上密布著許多血管，用熱水泡腳能使腳部微血管擴張，血液循環加快，供給腳部更多的養分，使腳腿部新陳代謝旺盛。腳是人體的「第二心臟」，腳掌上有無數的神經末梢與大腦緊密相連，透過熱水溫和的刺激腳掌上的神經，可對大腦皮質產生抑制，使人感到腦部舒適輕鬆，不僅能加快入睡，使

睡眠加深，還可有效的消除一天的疲勞。持之以恆，亦能達到強身健體、延年益壽之功效。

實踐亦證明，熱水泡腳是一種簡便易行、效果可靠的自我保健良方。泡腳時，水溫以 40° C ～ 50° C，腳部感到暖和舒適為宜；水量以淹沒腳踝部位為佳；雙腳浸泡 5 ～ 10 分鐘，為保持水溫，可邊洗邊加熱水。同時，用手緩慢、連貫、輕鬆的按摩雙腳，先腳背後腳心，直至發熱為止。這樣，能使局部血管擴張，末梢神經興奮，血液循環加快，新陳代謝增強。如能長期堅持，不僅有保健作用，還對神經衰弱引起的頭暈、失眠、多夢等症狀有較好的療效。

在寒冷的冬季，人們尤其要重視「足浴」，重視足部保暖。俗話說「寒從足起」，人的雙腳是人體的三條陰經和三條陽經交匯之地，其中足少陰腎經行循足底，腎為人之根本，主人的生長、發育、衰老，人的雙腳遠離心臟，血液供應少而慢，再加上腳的表皮下脂肪層較薄，保溫性較差，以及人體末梢血液循環差（趾尖溫度有時只有 25° C），天氣轉冷後首先是感到腳冷。

足部受寒邪，不僅影響雙腳，還會影響內臟，引致胃脘痛、腹瀉、行經腹痛、月經失調、陽痿、腰腿痛等病症。尤其是腳還與上呼吸道黏膜之間的神經有著密切的關聯，一旦腳部受涼，會引起黏膜的微血管收縮，造成血流量減少，人體抵抗力明顯下降，不僅易引致上呼吸道功能異常，致病菌也會乘虛而入，興風作浪，使人易患感冒、支氣管炎等疾病。

因此，堅持泡腳，對於緩解現代都市族群易發的各種職業病，往往可以獲得事半功倍之效。

## 細節提示

### 睡前禁忌

良好的睡覺拒絕以下幾種情況：

1.  忌溼髮睡覺：睡前用熱水洗頭後，已擴張的微血管，受到外界的刺激，頭部的陽氣遇冷而凝時，就會使身體受凍，因而反射性的使上呼吸道微血管收縮，局部的血流量減少，上呼吸道抵抗力降低，就使局部早已存在的病毒或細菌乘虛而入，生長繁殖，造成上呼吸道感染，因而出現感冒症狀，如流鼻涕、鼻塞、頭痛甚至發燒等。因此不宜溼髮睡覺。

2. 忌蒙頭睡覺：寒冷的夜晚，不少人喜歡用被子蒙頭大睡。這樣既不衛生，也未必舒服。蒙頭而睡的時候，除了因氧氣不足而造成呼吸困難、頭昏腦脹外，從嘴裡呼出的大量水汽也使被窩內的溼度急劇加大，被窩內良好的小氣候迅速遭到破壞，全身肌膚都會變得不舒服。

3. 飯後不宜立即睡覺：吃完飯後，大量食物在胃裡，為了更好的消化吸收，人體就會增加胃、腸的血流量。而身體裡的血量卻是相對固定的，所以大腦的血容量就會減少，血壓也隨之下降，如在這時睡覺，很容易因腦供血不足而發生中風。所以吃完飯後應先活動活動再睡覺，以免中風的發生。

4. 服藥後不宜立即睡覺：吃完藥馬上睡覺，往往會使藥物黏在食道上來不及進入胃中。而且有些藥物的腐蝕性較強，在食道溶解後，會腐蝕食道黏膜，導致食道潰瘍，情況較輕微的只是吞嚥時感到疼痛，嚴重者可能傷及血管而引起出血。

# 保持正確的睡眠姿勢

養生家認為行走坐臥旨有要訣，能夠作到這一點，則自然不求壽而壽延。睡姿雖有千姿百態，以體位來分，不外乎仰臥、俯臥、側臥三種。歷代養生家對此有很多論述現概括為以下幾點：

1. 正常人宜右側臥：右側臥優點在於使心臟在胸腔中受壓最小，利於減輕心臟負荷，使心臟輸出量增多。另外，右側臥時肝處於最低位，肝臟血最多，加強了對食物的消化和營養物質的代謝。右側臥時，胃及十二指腸的出口均在下方，利於胃腸內容物的排空，正因為此，《老老恆言》說：「如食後必欲臥，宜右側以舒脾氣。」

2. 孕婦宜左側臥：對於懷孕女性來說側臥較仰臥和俯臥好。俯臥可使顏面皮膚血液循環受影響，致皺紋增加。仰臥對婦女盆腔血液循環不利，易致各種月經病。孕婦宜取左側臥，尤其是進入中、晚期妊娠的人，此時大約有80%孕婦子宮右旋傾斜，使右側輸尿管受壓，易產生尿滯留傾向，長期可致右側腎盂腎炎。另外，右側臥可壓迫腹部下腔靜脈，影響血液回流，不利於胎兒發育和分娩。仰臥時，增大的子宮可直接壓迫腹主動脈，使子宮供血量驟然減少嚴重影響胎兒發育和腦功能。因此說左側臥最利於胎兒生長，可大大減少妊娠併發症。

3. 嬰幼兒睡姿宜：對嬰幼兒來說俯臥是最不衛生的臥姿。嬰兒自主力差，不能主動翻身，加之顱骨軟嫩，易受壓變形，俯臥時間一長，會造成臉部五官畸形。長期一側臥或仰臥也易使頭顱發育不對稱。因而嬰幼兒睡眠時，應在大人的幫助下經常變換體位，每隔 1 ～ 2 小時翻一次身。

4. 老人及病人睡姿：對於老年人仰臥、俯臥、左側臥均不適宜，以右側臥最好。對於心衰病人及咳喘發作病人宜取半側位或半坐位，同時將枕與後背墊高。對於肺病造成的胸腔積液患者，宜取患側臥位，使胸水位置最低，不妨礙健側肺的呼吸功能。對於有瘀血症狀的心臟病人，如肺心病人等一般不宜取左側臥或俯臥，以防心臟負荷過大。

當然，一個人睡眠不能整晚保持一個臥姿，這是不符合生理要求的。一夜至少變化五次臥姿，如此才有利於健康。

## 細節提示

### 看看哪種睡姿適合你？

睡覺不是簡單的睏了就將身體仍床上，一個好的睡眠，講究睡眠品質，睡眠品質和睡姿有緊密連繫，看看哪種睡姿適合你。

1. 仰臥
   優點：不壓迫身體臟腑器官。缺點：容易導致舌根下墜，阻塞呼吸。不適應族群：打鼾和有呼吸道疾病的人。

2. 俯臥
   優點：採用這種睡姿的人睡覺時會感到安全，也有助於口腔異物的排出；同時對腰椎有毛病的人有好處。缺點：壓迫心臟和肺部，影響呼吸，患有心臟病、高血壓、腦血栓的人不易選擇俯臥。

3. 右側臥
   優點：不會壓迫心臟，睡眠有穩定感。缺點：影響右側肺部運動，不適合肺氣腫的患者。

4. 左側臥

這種睡姿容易讓人在睡覺時翻來覆去，產生不穩定的睡眠。而且，由於人體心臟位於身體左側，左側臥會壓迫心臟，所以它是一種很不健康的睡姿。

# 每天最好堅持睡午覺

根據睡眠專家研究發現，人類的身體傾向兩段式睡眠，一次在晚上，中心體溫和清醒程度會同時下降；另一次出現在下午，相對於晚上程度較為輕微。

不管晚上是否有充足的睡眠，一天之中小睡片刻，是人正常的生理需要。適當的午睡可彌補夜晚睡眠的不足，使體內激素分泌更趨平衡，使人體的新陳代謝趨緩，消耗能量減少，從而避免早衰。醫學專家在實驗中發現，每天午睡 30 分鐘，可使冠心病的發生率（incidence rate）減少 30%。

研究證實，午睡能使大腦和身體各個系統都得到放鬆與休息，在幫助人放鬆心情、減輕壓力、消除疲勞方面，比喝咖啡和可樂更有效。而這種放鬆對現代人越來越重要。

據《紐約時報》報導，24 分鐘的午睡，能夠有效的改善飛越大西洋的駕駛員的注意力與工作表現。美國太空總署的一份研究報告指出，每天午睡 45 分鐘，工作效率將提高 35%，做出正確決定的能力也會增加 50%。科學家羅金德說，這項研究粉碎了清醒時間越長，生產力越高的假象。

哈佛大學心理學研究中心將 105 名上班族分成睡午覺和不睡午覺兩組。結果顯示，午睡 1 個小時者，下午的清醒度是早晨 9 點剛上班時的 90%。

德國精神病研究所睡眠研究專家前不久發布了一項研究結果說，人體睡眠遵循超晝夜規律，除夜晚外，白天也需要睡眠。

因此，為了保持清醒的頭腦，我們應當養成睡午覺的習慣。

## 細節提示

### 別伏案午睡

午睡與個人的體質、睡眠狀態、年齡和疾病等密切相關。凡是夜晚睡眠不足的人及體弱多病者都應午睡，除患有心腦血管病的老年人外，午睡對大多數人有益而無害。

但要做到健康午睡，也有幾點需要注意：午睡前不宜吃得過飽，飯後半小時開始午睡，時間以半小時以內為宜。有條件的，午睡最好躺著，但多數上班族因條件有限，都伏案午睡，這樣會減少頭部供血，醒後會出現頭昏、眼花、乏力等一系列症狀，還會壓迫眼球，誘發眼疾。另外，伏案午睡會壓迫胸部，影響呼吸，也影響血液循環和神經傳導物質（neurotransmitter），使雙臂、雙手發麻、疼痛等。

# 順應生理時鐘安排作息

人體內分泌功能的正常，需要一個符合自然規律的生活節奏。比如：每天早睡早起。因為早晨7點到8點是腎上腺素分泌最旺盛的時段，因此，上午的工作效率也相對比較高；到了中午，腎上腺素分泌逐漸減少，尤其是午餐後人就感到疲勞，這時候工作效率明顯降低，如能小憩片刻，可以緩解疲勞；到了下午2點至4點腎上腺素分泌又有一個小高峰，所以下午也是做重要工作的合適時段，4至5點鐘，又是一個低谷；晚上12點腎上腺素分泌降至最低谷，此前最好能上床睡覺。

如果能根據人體的這一生理時鐘安排作息時間，使生活節奏符合人體的生理自然規律，這樣就可以保持充沛的精力，不容易得病，人也顯得較為年輕有朝氣。

當然，長期上夜班者，如醫護人員、晚班輪值、計程車司機、超商店員等，保持常年白天睡覺習慣，只要達到7小時睡眠要求，也可以形成自己的正常生活規律。

失眠往往是迷失生活規律造成的。一般醫生不主張使用安眠藥，實在睡不著，可以就醫，用正確的方法進行調節。

## 細節提示

### 有助於睡眠的食物

以下4項食物，透過實驗證明有助眠的效果，但並非一試就立刻生效，1、2項需要長期調養，3、4是透過刺激嗅覺達到助眠效果。

1. 含鈣食物：鈣具有安定神經作用，睡前可喝點如牛奶、芝麻糊、玉米湯等助眠。
2. 蓮藕茶或玫瑰茶也有助安定神經。
3. 洋蔥切片：研究發現若空間放置洋蔥切片能助眠，因為洋蔥可讓腦波趨於平緩，變成α波，具放鬆效果。

4. 薰衣草：薰衣草味道可穩定情緒、安定神經，研究證實確有助眠功效。

# 掌握好睡眠時間的長短

有人認為，多睡眠有利於身體健康，事實真如此嗎？經過專家研究認為：一個人睡得太多和太少對健康都有影響。

睡眠時間的長短應該因人而異。通常來說，成年人每天只要 7 ～ 8 小時的睡眠時間就夠了，60 歲以上的老年人應相應延長睡眠時間。

不同年齡所需的睡眠時間也不是絕對的，有些人每日睡十幾個小時，仍然感到精神不振，工作效率不高，有些人每天只睡 4 ～ 5 小時，依然可以精力充沛，工作得很好。

人類的睡眠需要取決於其普遍的素養體能，取決於每天的工作和某種天性。

睡眠還和人的胖瘦密切相關。胖的人一般入睡快，睡眠時間比較長；瘦人一般入睡慢，睡眠時間較短。

有人或許會問，睡眠時間少了不好，那多了是否就對人體健康有利呢？睡得過多非但無益，反而有害。睡眠時間過長可使大腦的睡眠中樞負擔過重。中醫認為「久臥傷氣」，是很有道理的，因為久臥可造成氣血流通不暢，身體的新陳代謝水準降低，體內各個器官的生理功能得不到充分發揮，最終可能引發各種疾病。

因此，我們應該根據自己的身體素養來合理確定睡眠時間。

## 細節提示

### 睡眠時間和職業有關

睡眠時間與人們的職業有著一定的關係。一般來說，按其作息方式的差異，我們將其分為「百靈鳥式」和「貓頭鷹式」。

百靈鳥式：在長期從事體力勞動或上正常班的人中比較多見，即黎明時馬上起床，絕不睡懶覺，以百倍的精神投入到緊張的工作和日常生活中去；當夜幕降臨時，便感到全身乏力，於是匆匆上床就寢，第二天再重複前一天的作息時間。

貓頭鷹式：以腦力勞動為主的人多採用這種方式，即遲睡晚起。每當夜幕降臨，他們反而會精神抖擻，工作效率很高，直至夜深人靜，仍然浮想聯翩、毫無倦意，

似乎有用不完的體力，迫於次日的工作任務，才不得不勉強就寢。到第二天已日上三竿，他們還是睡意猶濃，勉強起床，整個上午都是無精打采的，工作效率極低。

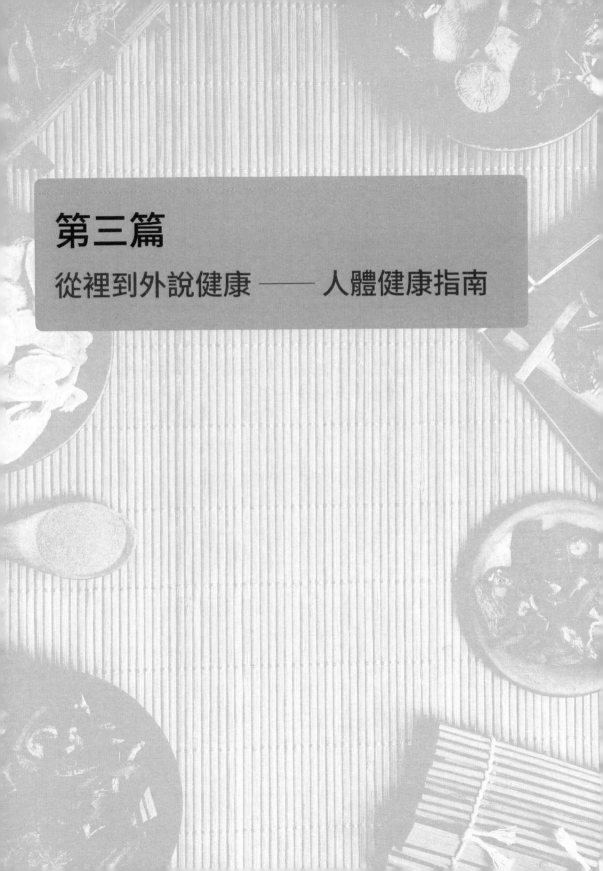

# 第三篇

## 從裡到外說健康 —— 人體健康指南

# 沐浴後別急於化妝

　　沐浴可以幫我們清潔肌膚，減輕疲勞，放鬆心情，是一件有益身心的事，但很多女性朋友喜歡在沐浴後乘興化妝、打扮自己，這看來是一件無關緊要的事，但是這份愛美之心，其實是為謀害自己的健康。

　　你要知道，沐浴不單是一個去除皮膚外層老化表皮以及洗去灰塵的過程，它對人體的自律神經、內分泌系統、皮膚酸鹼度、皮膚溫度、酸化還原能力以及皮膚的水分量和發汗量等都有影響。在洗澡的時候，水的溫度和溼度會改變正常皮膚的酸鹼度，同時由於人為的反覆清洗使表面老化的死皮及表面保護性的油脂層消失，皮膚幾乎處於不設防的狀態。洗澡後馬上化妝，化妝品的刺激作用會比平時高出許多。

　　如果洗澡後需要化妝的話，也應在 1 小時後進行。這個時候皮膚的酸鹼度恢復到原來的狀態，化妝品對皮膚的傷害不會太大。

　　一些希望透過沐浴有助美容的女性朋友，可以在沐浴中，用中等軟度的刷子輕擦身體，以促進血液循環。方法是，在擦身時先由足部照一個方向向上擦至心臟部位。另外，還可以將沐浴乳塗在絲瓜絡上，以除去身上死皮。

## 細節提示

### 皮膚不宜過度去油

　　油性皮膚如去脂太過度，會導致皮膚乾燥，皺紋增多，加速皮膚老化的進程。因此，洗臉次數不宜過多，一天至多兩次，且應使用溫和的洗面乳，這樣才能避免皮膚過度的去脂而變得乾燥。如果臉上總是呈現「冒油」的狀態，可用吸油面紙擦拭，也可用粉餅或專門的吸油產品來抑制。油性皮膚應該使用具有鎮靜、消炎和不含油脂的產品，含油脂水分的油包水乳液或塗抹礦物油都應該避免使用。

# 亂用香水有「毒」

　　香水是愛美女士必不可少的「裝備」之一，但就是這散發著香味的液體，使用不當，就有可能致使香水成「毒」水。尤其是在夏季，又是流汗又是日晒，本就

「疲憊不堪」的肌膚更容易出問題。因此，護膚專家特意提醒：不要忽視亂用香水帶來的危害。

1. 濃郁香水「醉」人：一些濃郁香水中會含有人工芳香劑。現在市面上的各種芳香劑，都和自然的花香不同，雖然它們模擬的是自然花的香味，但多數採用的是化學香精類物質，其香味分子的濃度大大超過天然花香分泌的濃度，因而有可能對人的呼吸道、皮膚及中樞神經產生不良作用。無論是公共場所還是家庭，最好別使用過於濃郁的香水。尤其是生活、工作環境周圍患有過敏性氣喘、皮膚炎、呼吸系統疾病的人。

2. 過量塗抹全身發炎：香水中含有微量的銅，再經陽光照射，光線中的紫外線會使香水起化學反應，便會使皮膚產生紅腫、刺痛等，甚至感染皮膚炎。所以，使用香水絕不能過量，如果有過敏反應要立即停止。

3. 香水膠囊堪比酒精：有些香水不但能擦抹，還能吃，如專供女性食用的香水膠囊。

從理論上說，女性食用的香水膠囊是種精油，經由胃腸道吸收到血液，再從肺部尿液汗水中排出，能使人體帶香。這就像一個人喝過酒後，滿身都是酒味一樣。同樣道理，喝酒過量不利身體，香水膠囊吃得太多對身體也沒好處，長期過量服用甚至可能造成中毒，傷害腦神經。因此也要慎用。

## 細節提示

### 香水不宜直接灑在皮膚上

很多人喜歡將香水直接噴在皮膚上，覺得這樣香氣會更加濃郁，其實這種做法是錯誤的。

香水類化妝品的主要成分是酒精，香精和水，都含有較高濃度的酒精，如果大面積噴灑或塗抹在皮膚上，對皮膚有很強的刺激作用。高濃度酒精能迅速揮發帶走角質層的大量水分，可造成皮膚乾裂。另外，皮膚上大面積噴灑會產生濃烈的氣味，加上人體的汗味，不僅不能給人以舒適，醒腦之感，反而會給人惡性氣味刺激。香水中香精大多為化學合成芳香劑，許多芳香劑對神經系統有毒害作用，可刺激呼吸道黏膜，干擾胃酸分泌。

因此在噴香水時，最好把它們噴在衣服或手帕上。

# 染髮要保證健康

對於如何健康染髮、如何正確護理、保養頭髮，你知道多少？

權威專家強調，染髮前應先把染髮劑擦在耳後皮膚上，如2天內沒有異常反應方可染髮。還要注意，不可將不同品牌的染髮劑混合在一起使用，因為有可能發生化學反應。

染髮次數不宜過於頻繁，通常在一次染髮後，當髮根部分長出 1～2 公分的新生頭髮時，就可以進行補染。這段時間通常為 6～8 週左右。這樣，既能讓頭髮的顏色保持均勻一致，又不至於染髮過多。在染髮前可以在髮際線附近的皮膚塗上一層護膚品，目的是為了防止較深的顏色沾在皮膚上而不易清洗。也可以擦一些凡士林，萬一沾上藥水就容易洗掉。染完頭髮後，要徹底清洗頭髮不要讓染髮劑殘留在頭髮上。洗頭時，小心別用手指抓破頭皮，以免引起過敏。

染髮後的色彩一般可維持 2 個月，2 個月後，色彩經過洗髮、陽光和空氣裡的溼度等步驟後，就會產生自然氧化，由此會產生色素流失而導致髮質變差。另外，頭髮每月以 1～1.5 公分的速度在生長，從頭髮的生長速度來講，續補染髮的時間也應該為 2 個月。

## 細節提示

### 染髮後頭髮的護理

怎麼樣才能使染髮後頭髮維持健康？

專家提出的建議是：每個月至少為頭髮做一次深層護養，且為染髮的頭髮購買專門洗髮精和護髮霜。這也僅僅是一般性的建議，但是對每個人都是有效果的，不論你的頭髮是否受過輕度的日光照射，高強度的日光照射還是應用過永遠性的染料。

如果你的頭髮染過多次，那麼你務必要更加頻繁的為頭髮做深層護養。至少每個星期應用一次護髮素，一個月為頭髮做二次深層護養。對染過顏色的頭髮要應用洗髮精和護髮素，保證頭髮營養均衡才是關鍵。

# 美白最易犯的十大錯誤

　　有一句話說：美麗是「妝」出來的。言外之意，只要你願意去努力，總能將自己「妝」出美麗，「妝」出氣質。但需要注意的是，單憑努力是不夠的，還要「妝」得正確，不能犯錯，否則可能美麗不成，反倒沒了魅力。

　　以下為廣大愛美的女性朋友們總結了最容易犯的十大錯誤，希望能幫你避免陷入盲點。

1. 護膚品應出自同一系列：這就好比你所有的衣服都得在一家服裝店裡購買。你也許會喜歡某家公司的潔膚霜，又喜歡另一家公司的修顏液和潤膚露，其實你不用擔心，完全可以覺得什麼好就用什麼。

2. 不論何種肥皂都會刺激皮膚：現在肥皂的種類很多，其中大多數都含有溼潤成分，不像以前那樣會使皮膚乾燥。許多公司生產的潔面皂，性質溫和，完全可以用來清潔臉部皮膚，甚至是敏感性皮膚。

3. 皮膚總是越洗越乾淨：很多人都以為，擦洗得越勤，水越熱，皮膚就會越乾淨。其實，這樣做的結果是出現血痕、紅斑，並使皮膚變得乾燥而敏感。早晚各洗一次臉便已足夠。

4. 30 歲以後才需要使用眼霜：即使是 20 歲的年輕人也可使用眼霜，因為眼睛周圍的皮膚非常薄，是最先出現皺紋的地方之一。加之這裡的皮膚油脂又很少，如不加以滋潤，很容易乾燥，而用一般的潤膚霜則可能因過於油膩，使眼睛浮腫。

5. 皮膚剝落說明皮膚乾燥：油性皮膚的人，過度清洗或使用收縮修復水也會導致皮膚表層乾燥，看上去有剝落的現象。但是不管你是那種類型的皮膚，沿髮際脫屑可能是頭皮膚炎，而鼻側周圍脫屑可能是溼疹。如果皮膚持續乾燥、脫屑，應該去看醫生。

6. 潤膚霜抹得越多越好：如果抹得過多，臉上就像上了一層厚厚的油。這可能會阻塞毛孔，並導致粉刺生長和眼睛的浮腫。皮膚對於潤膚霜是需要多少吸收多少，因此還是適當塗抹較好。

7. 天然系列的護膚品最適合過敏性皮膚：用中草藥和花精等植物製成的護膚品效果非常好，但以為它們最適用於過敏性皮膚就錯了。因為，從植物中提取的某

些產品同樣會導致過敏。

8. 如果不化妝，只需用水來清潔皮膚：水能使皮膚變得清新滋潤，但不能徹底清潔皮膚，油汙還會黏附在洗臉的毛巾上，最好使用能化脂去汙的清潔劑。

9. 抗皺霜能去除皺紋：抗皺霜真正能做到的，只是營養皮膚，從而延緩衰老，並防止乾燥和日晒。抗皺霜不可能令衰老的進程發生倒退。

10. 沾在棉球上的黑色物都是汙垢：黑色物看起來總是很嚇人，特別是當你臉上擦過保養品以後，它就成了美容師藉以推銷產品的最佳手段。其實，在棉球上出現的黑色物，有的是油汙或灰塵，或者是殘留的化妝品、死皮角質和油脂。

## 細節提示

### 皮膚美白十二法

皮膚美白有方法，關鍵看你是否有毅力做得到。

1. 充足睡眠，有效緩解生活壓力，多聽音樂，也是美白的好幫手。

2. 水是美容聖物，早晨醒來應及早空腹喝白開水，如在水中加片檸檬，則美容效果更明顯。晚上睡前 30 分鐘也請喝一小杯水，讓細胞充分吸收，可有效防止皺紋生成。

3. 外出時盡可能戴帽子、撐陽傘、戴太陽眼鏡、穿長袖衣褲，以保護肌膚。

4. 每次晴天外出時，都應塗防曬油，而且應每隔 2～3 小時擦一次。而游泳時也應塗防曬油，並且還應使用防水且防晒指數較高的防曬油。

5. 只要從事過戶外活動，無論日晒程度如何，回家後都應先洗澡，並以按摩的方式輕輕擦拭全身，先用溫水，再用冷水沖淋，並全身抹些護膚露。

6. 如果不是必須，盡量避免在夏季早上 10 點～下午 2 點出去，因為一天當中，這段時間的陽光最強、紫外線最具威力，對肌膚的傷害最大。

7. 曝晒後，可用毛巾包著冰塊來冰敷發紅的被灼傷皮膚以減緩局部燥熱，並盡量少用手抓，否則將會加劇黑斑的產生。

8. 晒後還可取用新鮮蘆薈，刮出中間的蘆薈膠狀物質敷在肌膚上，有鎮定和美白的作用。

9. 手在外出時也要擦防晒露，而手臂、腳、膝裸外露時也應塗防曬油，這樣既可以防晒又可以有效減少黑斑，特別是中年以後過早生成「老年斑」。

10. 遠離人工添加物，少吃油炸食品，慎用激素和避孕藥，這些都會直接導致黑色素沉澱和雀斑生成。

11. 多吃小黃瓜、草莓、番茄、橘子等，因為其含有大量維生素 C，能有效幫助黑色素還原，協助美白，增進免疫力。

12. 少抽菸、少喝刺激性飲料，保證睡眠，可保持肌膚柔嫩光潤。

# 7 招讓你擁有健康乳房

豐滿的乳房，彰顯女性魅力，因而女性是越來越注重乳房的保健、養護及美化。那麼，怎樣才能養護好乳房？

1. 睡覺規律：睡眠不僅有利於平衡內分泌，更給體內各種激素提供了均衡發揮健康功效的良好環境。團結的力量大，各種激素協同合作自然能打敗乳腺增生。

2. 低脂高纖飲食：遵循「低脂高纖」飲食原則，多吃全麥食品、豆類和蔬菜，增加人體代謝途徑，減少乳腺受到的不良刺激。還有，控制動物蛋白攝取，以免雌激素（estrogen）過多，造成乳腺增生。

3. 和諧性生活：和諧的性生活首先能調節內分泌，刺激孕激素分泌，增加對乳腺的保護力度和修復力度。當然，性愛也會刺激雌激素分泌，不過在孕激素的監督下，雌激素只能乖乖豐胸，沒有機會使乳腺增生。另外，性高潮刺激還能加速血液循環，避免乳房因氣血運行不暢而出現增生。

4. 補充維生素、礦物質：人體如果缺乏維生素 B 群、維生素 C 或鈣、鎂等礦物質，前列腺素 E 的合成就會受到影響，乳腺就會在其他激素的過度刺激下出現或加重增生。

5. 調理月經：臨床發現月經週期紊亂的女性比其他人更易乳腺增生，透過調理內分泌調理月經，同時也能預防和治療乳腺增生。

6. 妊娠、哺乳：妊娠、哺乳是打擊乳腺增生的好方法，孕激素分泌充足，能有效保護、修復乳腺；而哺乳能使乳腺充分發育，並在斷奶後良好退化，不易出現增生。

7. 好心情：沒錯，乳腺增生最怕的就是你心情好！因為心情好了，卵巢的正常排卵就不會被壞情緒阻撓，孕激素分泌就不會減少，乳腺就不會因受到雌激素的單方面刺激而出現增生，已增生的乳腺也會在孕激素的照料下逐漸復原。

## 細節提示

### 乳房養護 8 大忌諱

不少女性缺乏乳房護知識，結果不僅沒有科學的加以養護，反而刺激，傷害了它，造成不良後果。乳房養護過程中的禁忌：

1. 忌配戴胸罩不合適：有些少女常常不配戴胸罩，認為乳房未長成，故不必戴胸罩。其實想錯了，若長期不配戴胸罩，不僅乳房易下垂，而且也容易受到外部損傷。只要胸罩配戴合適，就不會影響乳房的發育，有利無害。要選擇型號適中的胸罩，應做到以下 3 點：

    A. 配戴胸罩不可有壓迫感，即胸罩不可太小，應該選擇能覆蓋住乳房所有外沿的型號為宜。

    B. 胸罩的肩帶不宜太鬆或太緊，其材料應是可少許鬆緊的鬆緊帶。

    C. 胸罩凸出部分間距適中，不可距離過遠或過近。另外胸罩的製作材料最好是純棉，不宜選用化學纖維織物。

2. 忌用過冷或過熱的浴水刺激乳房：乳房周圍微血管密布，受過熱或過冷的浴水刺激都是極為不利的，如果選擇坐浴或盆浴，更不可在過熱或過冷的浴水中長期浸泡。否則，會使乳房軟組織鬆弛，也會引起皮膚乾燥。

3. 忌乳頭、乳暈部位不清潔：女性乳房的清潔十分重要，長時期不乾淨會引起麻煩，如出現炎症或造成皮膚病。因此，必須經常清潔乳房。

4. 忌不鍛鍊：做豐乳操是實施乳房鍛鍊的措施之一，這對於乳房組織已基本健全的女性是十分重要的。實際上鍛鍊的本身並不能使乳房增大，因為乳房內並無肌肉。鍛鍊的目的是使乳房下胸肌增長，胸肌的增大會使乳房突出，看起來乳房就大了。

5. 忌用激素類藥物豐乳：選用雌激素藥物，雖然可以促使乳房發育，但卻同時潛伏著一些極不利的危險因素。女性體內如果雌激素濃度持續過高，就可能使乳

腺、陰道、宮頸、子宮體、卵巢等患癌瘤的可能性增大。

6. 忌受強力擠壓：乳房受外力擠壓，有兩大弊端：一是乳房內部軟組織易受到挫傷，或使內部引起增生等。二是受外力擠壓後，較易改變外部形狀，使上聳的雙乳下塌下垂等。避免用力擠壓乳房應注意兩點：

   A. 睡姿要正確。女性的睡姿以仰臥為佳，盡量不要長期向一個方向側臥，這樣不僅易擠壓乳房，也容易引起雙側乳房發育不平衡。

   B. 夫妻同房時，應盡量避免男方用力擠壓乳房。否則會成內部疾患。

7. 忌長期使用「豐乳膏」：健美乳房常用的豐乳膏一般都採用含有較多雌激素的物質，塗抹在皮膚上可被皮膚慢慢的吸收，進而使乳房豐滿、增大，短期使用一般沒有什麼大的弊病。但如長期使用或濫用，輪換使用不同類的豐乳膏就會帶來以下不良後果：

   A. 會引起月經失調，色素沉澱；

   B. 會產生皮膚萎縮變薄現象；

   C. 使肝臟酶系統紊亂，膽汁酸合成減少，易形成膽固醇結石。因此，一定要慎用豐乳膏，特別忌長期使用。

8. 忌過度節食：飲食可控制身體脂肪的增減，營養豐富並含有足量動物脂肪和蛋白質的食品，可使身體各部分儲存的脂肪豐滿。乳房內部組織大部分是脂肪。乳房內脂肪的含量增加了，乳房才能得到正常發育。有些少女，一味的追求苗條，不顧一切的節食，甚至天天都以素菜為主，結果使得乳房發育不健全，乾癟無形，那麼其他養護措施也就於事無補了。

# 經期飲食有哪些注意事項

月經的來潮與停止，如同月亮的盈與虧，潮汐的漲與落等自然節拍。它是女性性功能的一項生理性規律。每次月經，自見血那天至出血停止日止，為經期，正常時間為 3～7 天。通常情況下，女性來一次月經，共約排出經血 30～50 毫升。

因此，女性的益顏健體飲食保健，就要考慮月經週期中的生理變化及排掉 30～50 毫升血液這一情況。

不少女性，在月經來潮的前幾天（月經前期）會有一些不舒服的症狀，如憂

鬱、憂慮、情緒緊張、失眠、易怒、煩躁不安、疲勞等。一般認為，這與體內雌激素、孕激素的比例失調有關。此時，女性應選擇既有益膚美容作用，又能補氣、疏肝、調節不良情緒的食品、藥品、如高麗菜、柚子、瘦肉、芹菜、粳米、鴨蛋、炒白朮、淮山藥、薏仁、百合、金絲瓜、冬瓜、海帶、海參、胡蘿蔔、白蘿蔔、胡桃仁、黑木耳、蘑菇等。

在月經來潮時，會出現食慾差、腰痠、疲勞等症狀。此時，宜選用既有益膚美容作用，又對「經水三行」有益的食品、藥品。宜選用的食品與藥品有：羊肉、雞肉、紅棗、豆腐皮、蘋果、薏仁、牛肉、牛奶、雞蛋、紅糖、益母草、當歸、熟地、桃花等。

古人趙之弼云：「經水之行，常用熱而不用寒，寒則止留其血，使濁穢不盡，帶淋瘕滿，所由作矣。」因此，在月經期間，許多在平時有很好的益膚美容作用的食品也應禁食，如梨子、香蕉、荸薺、石耳、石花、菱角、冬瓜、芥藍、黑木耳、大麻仁等。

如上述，月經來潮時，要遺失一部分血液。血液的主要成分有血液蛋白、鉀、鐵、鈣、鎂等礦物質。這就是說，每次月經都會遺失一部分蛋白質與礦物質。因此，從原則上講，月經乾淨之後的 1～5 天內（月經期後），應補充蛋白質、礦物質等營養物質及用一些補血藥。在此期間可選用既可益膚美容又有補血活血作用的食品與藥品有：牛奶、雞蛋、鴿蛋、鵪鶉蛋、牛肉、羊肉、豬胰、芡實、菠菜、櫻桃、龍眼肉、荔枝肉、胡蘿蔔、蘋果、當歸、紅花、桃花、熟地、黃精等。

## 細節提示

### 月經來時，有些事情不該做

在「好朋友」來訪期間的種種不便當中，最令人難以忍受的就是經痛了。症狀輕的可能只是痛到胃冷汗、噁心，重則有人痛到打滾、休克。

要讓自己輕鬆的度過經痛的日子，可以多休息及服用止痛藥來減輕不舒服。不過，治療經痛的止痛藥跟一般用來治療頭痛、牙痛的止痛藥原理不太一樣，因此建議大家要找婦科醫生根據具體情況開藥，不要自己隨便買。

冰冷食物就要絕對忌口，像冰品、冷食、沙拉都要避免，才不會越來越嚴重。經痛因為跟個人體質有關，顯得有點神祕，可能得等體質更健康了，這種痛楚才會

有所改善。不過，據說有些人在自然生產後，經痛明顯的減輕了。

　　如果你本來並沒有經痛，或者，你開始時痛得嚴不嚴重，但隨著年齡增長，痛得越來越嚴重，止痛藥越吃越多，甚至至月經結束後仍必須服藥止痛，這就要小心了。因為這種痛法可能伴隨著其他婦科疾病，比較常見的是子宮內膜異位症，甚至有可能是子宮裡長東西了，所以最好趕快去見婦科醫生。

　　有些女性總在考試或是出差、旅行等重要活動前到醫院討教推遲或提前月經的高招，這是一種非常極端的行為。不可否認，現代醫學確實可以透過藥物控制促使經期延遲或提前，但藥物促使而成的非自然週期子宮內膜脫落不僅對子宮本身，而且對整個內分泌系統都有非常嚴重的危害。擾亂這個系統平衡會直接影響女性的月經、排卵、孕育。強擰的瓜不甜，切不可因圖一時之便利而出此下下之策。

# 成為健康女人的八大法寶

　　當女孩變成女人的時候，許多的健康問題也隨之而來了，可能因為工作和個人的私生活原因帶來不少的疾病，這裡給廣大女性朋友提 10 條建議，希望大家能夠成為健康女人。

1. 多喝優酪乳：有些女性在性交後私密處會有搔癢或灼痛感，其實這種狀況大多是由於酵母菌感染而引起的。研究發現，每天飲用 250 克優酪乳就可以有效的防止酵母菌感染發作。有時候私密處的細菌感染是隱性的，沒有明顯感覺，所以不管是否有症狀出現，多喝優酪乳都是個聰明選擇。

2. 來點莓果汁：經過多年的實驗，研究者發現：經常飲用鮮榨莓果汁的女性尿道感染的機會將大大降低，每天喝 200 毫升的這種果汁，可以幫助把尿道感染的機率降低 70%。莓果汁中的化學成分可以抑制病菌侵襲。

3. 服用維生素 C 和 E：卵巢癌是死亡率最高的一種疾病，其癌變早期毫無症狀，一旦有臨床症狀時，病性往往已到晚期。

　　維生素 C 和 E 可以幫助你抵抗卵巢癌的侵襲，然而，單純的依靠從食物中獲取是不夠的，還要服用一定量的藥物。研究表明，如果每天服用 90 毫克的維生素 C 和 30 毫克的維生素 E，罹患卵巢癌的機率就會減少一半。

4. 戒菸：抽菸有害健康是人人皆知的道理，然而很少有人知道，抽菸會增加流產

的機率。不僅如此，有研究表明，不孕、早產、胎兒畸形都與長期的抽菸習慣有著密切的關聯。

為了寶寶的健康，趕快戒菸吧。

5. 扔掉胸衣裡的鋼圈：一項調查顯示，在 200 位患有經期乳房腫痛的婦女當中，有 85% 的人在佩戴無鋼圈的胸衣 12 週之後，乳房疼痛的症狀完全消失。鋼圈胸衣雖然能托起雙乳、塑造完美胸型，但是卻會嚴重影響乳房的自由活動，經期乳房膨脹的時候，自然就會引起疼痛。因此，為了乳房健康，請扔掉胸衣裡的鋼圈。

6. 進行私密處的肌肉鍛鍊：30 多歲的女性中，有 30% 的人在搬重物、大笑、跳躍等劇烈活動時，都會有不同程度的滴尿，而其中最主要的原因就是分娩引起的肌肉功能的衰退。在分娩的時候，尿道周圍的肌肉會受到強力的拉扯，一旦恢復不好，就容易失去彈性。

產前的一種幫助生產的陰道肌肉鍛鍊操，同樣可以幫助產後肌肉功能的恢復。吸氣 —— 收縮肌肉 —— 持續 —— 放鬆，10 分鐘 1 次，一天 2 次，如此堅持 4 ～ 6 週，就可以讓肌肉得到鍛鍊和恢復。

7. 勤上廁所：膀胱炎是一種常見的尿道感染性疾病。由於女性的尿道比男性的尿道短，又接近肛門，大腸桿菌易侵人，所以女性患膀胱炎的機率很高。得過膀胱炎的人都知道那種難言的痛苦：頻尿、尿急、尿痛、急迫性尿失禁，甚至出現血尿和膿尿。

趕走患膀胱炎的危險其實很簡單，你只需勤上廁所即可。增加排尿的次數，可以減少尿道中的細菌含量，細菌減少了，膀胱炎自然也不容易發生了。此外，性愛之後也要馬上排尿，避免細菌透過尿道傳入膀胱中。

8. 散散步：乳癌是一種嚴重影響女性身心健康甚至危及生命的惡性腫瘤之一。保持一定的活動量，可以有效降低人體內引起乳癌細胞增長的激素水準。每天若有 5 個小時以上的時間來活動筋骨，你患上乳癌的機率就會降低 31% 到 41%。

以上八大法寶，都是人們生活中的小事情，也算不上什麼特效的健康方法，不過呢，就是這些不起眼的方法，如果你天天在堅持也許你會擁有一個健康快樂的生活。

## 細節提示

### 女性分階段護膚

　　女人要想皮膚保持年輕時的彈性和水分並減少皺紋的產生，都應當堅持對皮膚進行全面細緻周到的清潔和營養。一般而言，女性的年齡不同，皮膚保養的側重點也不同。

　　30 歲的女人應開始預防皺紋的產生。無論是哪種類型的皮膚，都應每天使用保溼類護膚品，這樣才能保持皮膚的柔潤和彈性。面霜的選擇可以根據皮膚的性質加以區別。須選用任何無副作用的面霜，每週做一次面膜。這個年齡的皮膚保養得好，能保持到 40 ～ 50 歲左右。

　　40 歲的女人應預防皮膚光澤消退。這個年齡如果皮膚保養不當，首先表現出來的是光澤消退。應使用水果汁類物質或果酸類化妝品，以消除皮膚表面死細胞，促進新生細胞的生長。

　　50 歲的女人應注意增強皮膚養分。這個階段，由於激素平衡失調，皮膚脫水，臉部開始鬆弛，所以要及時補充水分和養分。早晚都應使用防皺、補水和再生類面霜，為了防止眼角和嘴角魚尾紋的產生，宜選用維生素 E 面膜和膠質蛋白類面膜，並定期做按摩。

　　60 歲以後的女人更需補充水分和養分。60 歲以後，皮膚的膠質和彈性蛋白逐漸減少，皮膚失去韌性逐漸變得不柔潤光滑。所以，最好的辦法是進行荷爾蒙療法，延遲更年期的到來。還應增加水分和補充養分，選用優質防皺霜和能增強皮膚新陳代謝的抗衰老類化妝品。白天夜晚都使用。

## 別讓貧血愛上你

　　女性比較容易患上缺鐵性貧血，這是因為女性每個月生理期會固定流失血液。所以平均大約有 20% 的女性、50% 的孕婦都會有貧血的情形。以下四種蔬果對改變女性貧血症狀效果好。

1. 紅棗：紅棗中含有大量的環腺苷酸（Cyclic adenosine monophosphate），它能調節人體的新陳代謝，使新細胞迅速生成，死細胞很快被消除，並能增強骨髓造血功能，增強血液中紅血球的含量。

2. 葡萄：葡萄性平，味甘酸，無毒，歷代中醫均把它奉為補血佳品。葡萄含大量葡萄糖，對心肌有營養作用，由於鈣、磷、鐵的相對含量高，並有多量維生素和胺基酸，是老年、婦女及體弱貧血者的滋補佳品，可補氣血、暖腎，對貧血、血小板減少有較好療效，對神經衰弱和過度疲勞有較好的滋補作用。

3. 甘蔗：甘蔗是人們喜愛的冬令水果之一，其含糖量十分豐富，為 18% 到 20%。甘蔗還含有多量的鐵、鈣、磷、錳、鋅等人體必需的微量元素，其中鐵的含量特別多，每公斤達 9 毫克，居水果之首，故甘蔗素有「補血果」的美稱。

4. 南瓜：南瓜的營養價值主要表現在它含有較豐富的維生素，還含有一定量的鐵和磷。這些物質對維護身體的生理功能有重要作用。南瓜中還有一種「鈷」的成分，食用後有補血作用。

## 細節提示

### 女性貧血五大飲食營養盲點

世界衛生組織的調查顯示，大約有 50% 的女童、20% 的成年女性、40% 的孕婦會發生缺鐵性貧血。

中年女性受宮內節育環、子宮肌瘤等影響，月經量較多，鐵的流失已成必然。老年婦女胃腸道吸收功能減退，造血功能衰弱，貧血的發生也有增無減。但是，除了自身的生理特點以外，女性在飲食方面存在一些認識盲點和行為習慣，也是導致缺鐵性貧血的重要原因。

補充鐵質是治療缺鐵性貧血的首要法則，但是仍存有許多盲點。

1. 蔬菜水果無益補鐵？
   許多人不曉得多吃蔬菜、水果對補鐵也是有好處的。這是因為蔬菜水果中富含維生素C、檸檬酸及蘋果酸，這類有機酸可與鐵形成錯合物（complex），從而增加鐵在腸道內的溶解度，有利於鐵的吸收。

2. 蛋、奶對貧血者多補益？
   牛奶夠營養，但是含鐵量很低，人體吸收率只有 10%。例如用牛奶餵養的嬰幼兒，如果父母忽視添加輔食，常會引起缺鐵性貧血。
   蛋黃補鐵好，蛋黃含鐵量雖較高，但其鐵的吸收率僅為 3%，並非補鐵佳品。雞

蛋中的某些蛋白質，會抑制身體吸收鐵質。因此，這兩種父母常給孩子吃的食品，雖營養豐富，但要依賴它們來補充鐵質則不足取。然而，動物肝臟不僅含鐵量高、且吸收率達 30% 以上，適合補鐵用途。

除了生理特點，女性在飲食方面存在一些認識盲點和行為習慣，都會導致缺鐵性貧血。

3. 多吃肉對身體不好？

一些女性對一般廣告中宣傳的肉食損害健康產生誤導，只注重植物性食品的保健功效，導致富含鐵元素的動物性食品攝取過少。實際上，動物性食物不僅含鐵豐富，其吸收率也高，達 25%。而植物性食物中的鐵元素受食物中所含的植酸鹽、草酸鹽等的干擾，吸收率很低，約為 3%。因此，忌肉容易引起缺鐵性貧血，在平日飲食中，蔬果與肉類的攝取應均衡。

4. 咖啡與茶多喝無妨？

對女性來說，過量嗜飲咖啡與茶，可能導致缺鐵性貧血。這是因為茶葉中的鞣酸和咖啡中的多酚類物質，可與鐵形成難以溶解的鹽類，抑制鐵質吸收。因此，女性飲用咖啡和茶應該適可而止，一天一兩杯足。

當然，除了營養因素以外，缺鐵性貧血還可能由疾病引起。例如痔瘡、腫瘤、消化道潰瘍、長期服用阿司匹林等。所以，發生貧血，要及時到醫院就診，以明確診斷，正確治療。

5. 貧血好轉得停服鐵劑？

貧血者根據醫生指示，服用鐵劑，看到貧血情況改善或穩定後，即停止服用，這也是錯誤的做法。這會造成貧血情況再次出現的後果。正確的方法是服用鐵劑治療缺鐵性貧血，直到貧血症穩定後，再繼續服用鐵劑 6 至 8 週，以補充體內的儲存鐵。

# 這幾個時期您還是別飲茶的好

女性在特殊時期不宜飲茶，具體表現在五個時期：

1. 月經期：每個月當好朋友來訪時，經血會帶走部分鐵質，所以女性此時宜多補充含鐵量豐富的食品，如菠菜、蘋果、葡萄等，然而茶葉中含有高達 30%～

50%的鞣酸，會妨礙腸黏膜對鐵質的吸收利用，在腸道中極易與食糜中的鐵或補血藥中的鐵結石，產生沉澱。故而，經期不宜飲茶。

2. 懷孕期：由於茶中含咖啡鹼濃度高達10%，而咖啡鹼會加劇孕婦的排尿和心跳，增加孕婦的心、腎負擔，誘發妊娠中毒症等，不利於母體和胎兒健康。因此，懷孕期千萬別喝茶。

3. 臨產期：臨產前喝太多茶會因咖啡鹼的興奮作用引起失眠，如果在產前睡眠不足，往往會導致分娩時筋疲力盡，陣痛無力，甚至造成難產。

4. 哺乳期：生產完後如欲哺母乳，則不宜大量喝茶，因為此期間若大量飲茶，茶中的高濃度鞣酸被黏膜吸收進入血液循環，便會產生收斂和抑制乳腺分泌的作用，造成奶汁分泌不足。另一方面，茶中的咖啡鹼還可透過乳汁進入嬰兒體內，影響嬰兒健康。

5. 更年期：女性45歲開始進入更年期，除了頭暈、乏力，有時還會出現心動過快，易感情衝動，並出現失眠等症狀。如果飲茶會加重這些症狀，不利於舒暢度過更年期。

## 細節提示

### 宜用濃茶漱口

既然女性在特殊時期不宜飲茶，不妨改用濃茶水漱口，會有意想不到的效果：

月經期用茶水漱口，你會感到口腔內清爽舒適、口臭消失，使「不方便」的日子擁有一個好心情。

懷孕期孕婦容易缺鈣，此時用茶水漱口可以較有效的預防齲齒，還可以使原有病變的牙齒停止發展，保護你那美麗動人的皓齒。

臨產期用茶水漱口，可以增加食慾，白天精力旺盛，夜晚提高睡眠品質，對於精神狀況都會有不同程度的改善。

在哺乳期使用茶水漱口，可以預防牙齦出血，同時消滅口腔中的細菌，保持口腔中的清潔，提高乳汁的品質。

更年期會有不同程度的牙齒鬆動，在牙周產生許多厭氧菌，目前沒有特效藥消滅這種病菌，可是用茶水漱口則可以防治牙周病。

具體的方法：取優質的烏龍茶5克，用40毫升水沖泡30分鐘，然後分早、中、

晚三次含漱，沖泡的水溫以 80 ～ 90°C 為宜。您不妨嘗試。

# 和你說句悄悄話，私密處衛生要講究

在日常生活中，加強自我保護意識，養成良好衛生習慣和注意一些「小細節」，往往對預防婦科病能達到事半功倍的作用。

1.  女性月經期私密處護理：女性在月經期間會遇到很多問題，譬如使用衛生棉、清洗陰道。在清洗陰道的時候不要盲目的清洗，怎麼做？看看下面的五點要求吧。
    月經期間清洗身體的五大要點：

    A.  勤換衛生棉，每天用溫熱水清洗 2 次外陰。
        清洗方式：最好採用淋浴，用溫水沖洗，如果無淋浴條件，可以用盆代替，但要專盆專用。
        清洗順序：先洗淨雙手，然後從前向後清洗外陰，再洗大、小陰唇，最後洗肛門周圍及肛門。
        清潔液：可使用能夠去汙滅菌的保健性潔陰用品，但正常情況下用清水就可。
        正常情況下不要進行陰道內清洗。

    B.  如沒有淋浴條件清洗，可盆浴時要做到「一人一盆一巾一水」。
        毛巾一定要專用，毛巾要定期煮沸消毒，患有手足癬的婦女一定要早治療，否則易引起了黴菌性陰道炎。

    C.  陰部與足部要分開洗。

    D.  不要洗冷水浴。

    E.  因數宮內膜在月經期有無數個小傷口，宮頸口張開，因此勿坐浴。

2.  女性懷孕期私密處護理：因懷孕而白帶增多，特別容易感染病菌，每天溫水清洗數次。天天更換內褲，洗淨內褲在日光下晾晒。沒有醫生的指示不要清洗陰道，如果有異樣白帶（量多且有臭味）應盡早就醫。

3.  女性產後私密處護理：夏天產後 3 天，冬季產後一週以後洗浴，每天 1 次或比正常的略少一些。最好用溫熱水淋浴。千萬不要坐浴。如果有惡露量大且有味及早就醫。

## 細節提示

### 用過錳酸鉀潔陰要慎重

用過錳酸鉀（Potassium permanganate）潔陰使用次數不能過頻，正常情況下，女性陰道內存在著大量的陰道桿菌，它們使陰道內形成一種酸性環境而不利於各種致病菌的生長繁殖。若頻繁使用過錳酸鉀溶液清洗陰道，就會將大量的陰道桿菌消滅，使得陰道內酸性環境改變，這樣病菌就會乘虛而入。尤其是婦女停經以後，濫用過錳酸鉀容易誘發老年性陰道炎。

坐浴要對症下藥「過錳酸鉀水溶液坐浴」方式所針對的陰道炎主要是指由葡萄球菌、鏈球菌（Streptococcus）、大腸桿菌和變形桿菌（Proteus）等這些病原微生物引起的陰道炎。

一般黴菌性陰道炎不適用過錳酸鉀。同時，患者在用藥時一定保證坐浴時間在 10 ～ 15 分鐘以上，這樣才能保證藥物較好的吸收。

配製過錳酸鉀水溶液要用 30°C 左右的溫開水，水溫過高會使其分解失效。配製好的水溶液通常只能保存兩小時左右，一旦超過時間，溶液就會變成褐紫色，失去消毒作用。

另外，由於過錳酸鉀只適用於抑菌，臨床上一般只是用於普通治療前期的清潔和消炎，並不能夠完全治癒陰道炎。所以，過錳酸鉀要慎用。

## 關愛自身，從關愛子宮開始

子宮的健康問題在近年來影響著女性的身體健康，而關於子宮的疾病也不斷的發展成越來越多的種類，波及的年齡範圍也越來越廣，正因為這樣女性想擁有健康，必須從呵護子宮健康開始。

據統計，與子宮有關的疾患竟占婦科病的二分之一，即每兩個婦科病人，就有一人是子宮在遭難！難怪有的婦科專家說，所謂婦女病就是子宮病。因此，保護婦女的健康首先就要做好子宮的保護。

那麼，如何保護好子宮呢？

1. 潔身自愛，防止性亂：不潔的性交，最容易引起子宮內膜炎（Endometritis）、宮頸糜爛（cervical erosion）。宮頸糜爛者，子宮癌的發生率比非糜爛者高

7 倍以上。性交後陰道出血或少量不規則的流血，常是宮頸癌的早期徵兆。因此必須明確，女性性生活放縱或未婚先孕、早孕，將會對自己的身心健康造成損害，常是宮內感染、宮頸糜爛以及子宮癌發病的直接原因。不潔的性生活，還包括男性龜頭包皮垢對宮頸的刺激，也是導致子宮損害的因素之一。

2. 圍產保健，預防宮脫：懷孕後定期進行產前檢查是母子平安的重要保障。如果忽視產前檢查，就不能及時發現胎兒的異常，往往易出現難產或子宮破裂等嚴重後果。如難產、多胎、過期分娩時產程過長，用力過猛或處理不當，可造成子宮周圍韌帶損傷、嚴重者子宮破裂等。也有產後不注意休息，經常下蹲勞動或做粗活，使腹壓增加，子宮就會從正常位置沿著陰道向下移位，醫學上稱為子宮脫出，簡稱「宮脫」。病人有下腹、陰道和會陰下墜感，出現腰痠背痛、局部腫脹、潰瘍、白帶增多等，嚴重者可終日脫在外面，須用手托方能回納，非常之痛苦。

3. 堅持避孕，計畫生育：科學研究發現，女性以 24 ～ 29 歲生育為最佳年齡。計畫生育對保護母嬰健康及家庭計畫大有裨益。但是，有的育齡婦女，既不採取避孕措施，也不作絕育手術，認為懷了孕沒關係，反正有人工流產補救。也有的少女在戀愛期間，草率行事，未婚先孕，只得做「人流」。如此反覆多次人工流產，很容易造成宮腔感染、宮頸或宮腔黏連，導致繼發性不孕。人流術一般不能直視宮腔，往往有少數因術前未查清楚子宮位置、大小，手術時器械進入方向與子宮曲度不一致，或用力過猛等而造成子宮損傷，甚至穿孔。因此，必須明確多次妊娠每增加 1 次，子宮就增加一分風險。據調查，懷孕 3 次以上，子宮生病及發生危險顯著增加。如果反覆人工流產，特別是短期內重複進行，對子宮損害最大，千萬不要認為人工流產是一樁小事。

4. 定期婦檢，有病早治：除產前檢查外，一般可每半年或 1 年，到正規醫院進行婦檢，尤其是檢查生殖器部位的病兆，不必害羞迴避，應如實回答醫生詢問。有人稱子宮是「多事之秋」，是許多婦科病發源地之一，如子宮肌瘤、宮體癌、宮頸癌、宮脫、糜爛、子宮內膜移位等等。一旦發現都必須徹底治療，萬萬不可大意。

## 細節提示

### 女性子宮健康有五怕

　　子宮是女性特徵性器官之一，也是孕育寶寶的場所，不過你可知道它也是疾病好發的部位，也許你一絲絲的漫不經心，就可以讓它成了一顆定時炸彈，困擾你的健康。所以，為了你身體的健康，請好好照顧自己的子宮吧。

1.　怕私自墮胎：這樣做的嚴重後果是子宮破損或繼發感染者甚多。

2.　怕畸胎、多胎：由於畸胎和多胎容易發生難產，從而危及子宮安全，故孕期注意檢查，如發現畸胎、多胎，就應採取有效措施。

3.　怕濫用催生藥：這種做法相當危險，可導致子宮破裂。

4.　怕不正規接生：少數落後地區仍然採取舊法接生，嚴重威脅到產婦和胎兒的生命安全。

5.　怕妊娠後性生活：妊娠初期和臨產前兩個月應該禁止性生活，否則引起流產或早產，對子宮造成損害。

# 男人，你對基本保健常識知多少

　　現代人，尤其是作為一家之主的男人工作生活節奏日益加快，精神壓力過大，飲食起居缺乏規律，往往造成人內心容易浮躁、情緒容易波動，許多疾病乘虛而入，所以男性朋友們了解一定的男性保健常識是很有必要的。

　　首先是健康男性必不可缺的水。尤其是肌肉發達的男性更應多喝水。肌肉中的水含量比脂肪多 2 倍。水可以保證關節的滑潤，調節體溫，減少尿道炎（Urethritis）和結石的發病，還為體內各組織提供礦物質。中等個子的男人，每天至少應補充 1,500 —— 2,000 毫升水，天氣炎熱及愛運動的男人，更應多喝水。

　　在男性保健的過程中，注意對維生素的攝取同樣很重要。維生素 C 是維生素之「王」，能增強對感染的抵抗力，防止腫瘤、心血管疾病和中風，對牙齒、牙齦、眼睛有益，有助於延緩衰老，防止氣喘和男性不育。青椒及草莓、橘子、檸檬等水果中含有豐富的維生素 C。專家認為，抽菸的人應攝取更多的維生素 C。一般的蔬果中都含有大量的維生素 C，尤其像胡蘿蔔、綠色蔬菜、草莓、梨、香蕉、蘋果中除了

含維生素 C，還含有豐富的膳食纖維；維生素 A 有助於提高免疫力、保護視力，還有防癌功效。胡蘿蔔、魚類、動物肝臟、乳製品、杏及香瓜中含有維生素 A；維生素 B6 能減少腎結石的發生率，像香蕉、魚、雞肉、動物肝臟、馬鈴薯、粗糧及葵花籽中也含有維生素 B6。

微量金屬元素是男性健康必不可少的。每個男人都希望保持性生活活力，微量元素鋅對此大有裨益。鋅缺乏容易導致陽痿發生。牛肉、雞肉、海鮮、粗糧和豆類植物中含有豐富的鋅元素；除鋅之外，鎂在這方面的作用也不小，它能增強精子的活力，從而增加受孕成功的機會。香蕉、豆類、馬鈴薯、燕麥、葉類蔬菜、海鮮等食物中富含鎂元素；當然鎂對保證心臟的正常運轉不可缺。它有助於降低血壓，減少患心臟病的危險；鉻對男性來說也是非常重要的一種元素。它有助於使男性體內的膽固醇保持正常水準，促進肌肉生長，增強身體的耐力。

日常生活中的一些好習慣的養成，也是男性保健的關鍵，平時生活中應增強保健意識，加強健康維護；減少健康威脅因素，改變不良生活習慣；樹立生活信心，尋求有效幫助；消除陳舊的保健觀念，矯正錯誤的健康認知。

以上就是男性保健常識匯總，只要廣大的男性朋友們按上面的做了，相信一定會有一個健康的身心。

## 細節提示

### 男人受用一生的抵抗衰老法則

不同年齡層的男人，抵抗衰老各有各的法：

20 ～ 30 歲：少吃甜食，少量飲酒，少吸香菸

這一年齡層，男人的身體新陳代謝開始放慢，甜食由於含熱量過高，容易轉化成脂肪堆積在腹部，最好是少吃或戒掉。由於這一年齡層的男人正是做事業、交朋友的大好時機，平時娛樂、喝酒的機會較多，因此要注意少喝酒。酒能使人增加患肝癌、口腔癌和喉癌的可能性，酒還能使血壓升高，導致患心臟病或心肌梗塞。過量的飲酒還會影響性生活的品質，而大量的酒精更會對人體精子造成損害。

30 ～ 40 歲：有勞有逸，防止噪音，護好皮膚

進入而立之年，皮膚開始鬆弛，眼睛周圍開始出現皺紋。這時應該少晒太陽，經常塗抹潤膚霜，以防止皮膚乾燥。

　　這一年齡的男子所面臨的另一個問題是聽覺下降，這是工作和生活環境中的噪音造成的。如果你是音樂發燒友，就少聽一些重金屬音樂，在噪音比較大的職位上工作一定要戴上耳塞。

　　血液中膽固醇的含量會隨年齡升高，堵塞血管的低密度脂類物質也不斷增加，有助廢物排泄的高密度脂蛋白卻在減少。因此，注意飲食便顯得尤為重要，切忌暴飲暴食。為增加高密度脂蛋白含量，宜進食較為清淡的食物。要控制脂肪，構成每天能量的脂肪攝取量不得超過 30%，不得少於 15%。

　　40 ～ 50 歲：活動雙目，勤查身體，放鬆肌肉

　　這一時期最令人頭疼的問題是視力下降。糖尿病是導致失明的最常見病因，它會逐步損傷人體血管，甚至眼部。所以，應定期去醫院眼科做檢查。同樣，有這種危險的還有各種心血管疾病患者。平時不妨多做一些眼部練習，可以上下左右慢慢轉動眼球或是伸出手臂，用大拇指在身體前畫 8 字，目光跟隨拇指移動。每天花 15 分鐘做這些練習，能夠有效預防老花眼和白內障。

　　繁忙的工作令人神經緊繃，利用簡單肌肉鬆弛法，以達到全身鬆弛狀態。方法如下：找個地方坐下，快速的拉緊身體某一塊肌肉持續 5 秒鐘，然後再慢慢放鬆。反覆進行肌肉收緊、放鬆動作，從頭、眼睛到腳趾，全身肌肉都可以進行。

　　50 ～ 60 歲：注意牙齒，鍛鍊肌肉，多用大腦

　　人體內的膽固醇含量在 50 歲以後就會停滯，盡量少吃奶油麵包等高熱量食品，因為這一年齡層常容易長肉。人體免疫系統的機能會有很大退步，較以往更容易感染各種疾病，身體恢復同樣需要更多的時間。這就要求人們在選擇食物時宜以富含維生素 C、E 和胡蘿蔔素食物為主，因為它們有利於調節體內化學反應的平衡。

　　口腔保健也很重要，此時常會發生牙齦萎縮。臉部也容易發福，出現雙下巴，不妨做一些臉部按摩。當然，這個年齡的男性最易患的毛病在於人體肌肉的減少，易引起排尿困難。同時，這一時期面臨的主要問題是身體消瘦，也許這正是胖的人們求之不得的，但這並不是個好兆頭。體重的下降來自於人體肌肉的減少，肌肉在人體內所占的比重大於脂肪。在這一年齡，體重減輕是人體衰老的危險訊號。肩部和手臂處的皮膚鬆弛得最厲害，需要定期鍛鍊肌肉。

　　男性的身高也會有所下降，大約是每 20 年縮 1.5 公分左右。同時，頭髮的光澤也會逐漸黯淡，可以採用一些富含營養物質的護髮素。不過，千萬別忘記鍛鍊大腦，平時多看書報雜誌，做做智力題即可。

60～70歲：善待人生，增強體力，健康飲食

這一年齡層的男性，其外表特徵將會發生明顯的改變：皮膚更為粗糙，開始出現大小不等的老年斑；鼻子顯得更長更寬，耳垂多肉。睡眠的減少可能無助於體能的恢復，人的記憶力也會變得越糟糕。腿和腰自然會衰老。腿的力量一旦減弱，人就容易跌倒，甚至導致一輩子臥床不起。

在進行體能鍛鍊時，每天堅持一刻鐘，主要進行屈膝、伸直的動作，並且堅持每天到戶外散步、做做體操等。此時最重要的是保持樂觀的心境和健康的體魄，不讓外表的變化影響情緒，要保持平靜心態，情緒樂觀。同時，為防止各種癌症的發生，應多食用具有防癌作用的食物，例如：新鮮蔬果，尤其是菠菜、番茄、芹菜、蘋果、棗子、柑橘、鳳梨、豌豆、豆芽菜、瓜類、胡蘿蔔等；含有多糖體之植物，香菇、草菇、木耳、銀耳、猴頭菇、洋菇等；海鮮為最好的防癌食物，宜多吃海參、海帶、紫菜、蛤蚌、烏賊、魷魚、淡菜、蝦、海蜇皮、鮑魚等，這些均有抗癌、防癌效果；含有微量金屬元素之食品有：蛋、芝麻、肝、腎、啤酒酵母、麥芽、荸薺、薏仁、菱角、百合、山藥、茶葉等。

雖然上述食物皆有防癌、抗癌之效，但天天食用，反而會攝取過量，須全面均衡飲食及不偏食，如此才能達到防癌作用。要盡量少吃些油膩和油炸食物，多吃植物油，少吃動物油，平時多吃些蒜和魚類，適量喝點紅葡萄酒，這些做法能降低膽固醇含量。

# 男士護膚要向女士看齊

皮膚是外表形象中的一個重要內容，一個男人皮膚的健康與否，不僅關係到在別人眼中的印象，也會影響自己的情緒。

一般來講，男子進入青春期後，由於荷爾蒙活動過度刺激皮脂分泌，皮膚油脂過多，容易形成毛孔阻塞，使臉部出現粉刺（痤瘡）。加上環境（灰塵、陽光、空氣汙染等）的侵害，皮膚也會受到損傷，隨著年歲的增長而變得晦暗粗糙。25歲以後人體皮膚開始走下坡路，人過中年更會明顯衰老，皺紋增多，彈性減弱。

男士如果想要擁有健康潤澤的皮膚，就一定要注意平時的保養。

很多男士都覺得護理皮膚是女人的事情，而且太麻煩了。其實只要在生活中多加注意，養成良好的生活習慣，就可以讓皮膚得到充分的保護。

　　男士護膚，首先你至少需要擁有：洗面乳、護膚水、膏霜類護膚品、刮鬍膏。這些護膚用品除了能清潔臉部，還能給皮膚提供合適的養分，對男士的日常護膚來說，既花費不多，又比較方便。

　　男士護膚最重要的環節就是保持清潔，除了用溫水（30～40°C）洗臉，洗面乳是清潔皮膚的最佳用品。目前市場上的洗面乳大多以天然物質為原料，能溫和的清除皮膚細菌，去除臉部死皮細胞、細微汗垢及雜質，保持皮膚清新爽潔。可取適量洗面乳均勻塗於臉上，用手指作輕柔的劃圈按摩，T字部位可多用一點時間，幾十秒鐘後用清水沖淨。

# 細節提示

## 對症下藥捍衛青春

　　造成男性肌膚變糟的情況有很多，較普遍的是男性工作壓力較大，容易精神緊張，欠缺足夠的休息和睡眠，亦可能因為應酬較多，導致飲食不正常，皮膚缺乏必需的營養。其次，男性較喜歡戶外運動，陽光會對皮膚造成損害。加上種種其他因素，隨著年齡的增長，皮膚就會變得鬆弛，出現老化現象。解決的方法首先是保持正常的生活習慣，盡量減少生活中不必要的應酬，讓自己有充足的睡眠，均衡的飲食，其次還要細心護理肌膚，清潔肌膚後，要給皮膚塗上具有抗老化效能的護膚品。平時應堅持每天多喝水，促進體內新陳代謝。對於皮膚表面積聚的死皮，最好的辦法是做臉部磨砂，還可以做具有滋潤成分的面膜，補充水分。

　　有粗大毛孔、過多油脂和痤瘡滋生狀況的男士，要注意飲食，避免吃油膩及煎炸的食物。其次要保持皮膚清潔，不過不可用鹼性太強的清潔劑，否則只會刺激更多的油脂分泌，宜選擇溫和的洗面乳。

　　一些男士眼睛附近有皺紋、黑眼圈和眼袋，這是由於生活緊張、睡眠不足，眼部皮膚組織未能得到充分休息和鬆弛，血液循環受阻導致。要預防和改善這些問題，應減少夜生活，令自己有足夠的休息時間，而且每次洗完臉後都應塗上專為眼部嬌嫩肌膚而設計的護膚品。

# 清理鬍鬚別用手拔

男性進入青春期後，隨著性發育的逐漸成熟，口唇部的鬍鬚也會逐漸增多，這也是男性獨有的正常生理現象，它在一定程度上表現出男性美與男子漢氣概。古代的男子就十分重視保持鬍鬚的美觀，他們把鬍鬚美的男性稱之為「美髯公」。

現代的男性一般都不會留長鬍鬚，到一定的時候就會使用刮鬍刀。但是，有些男性卻有隨手拔鬍鬚的習慣。其實，這種做法十分危險。

人體臉部口唇周圍的血管特別豐富，與整個臉部的靜脈互有交叉，和顱內微血管的網狀結構 —— 海綿竇（cavernous sinus）也相通。另外，臉部的靜脈血管與身體其他部位的靜脈血管相比，還缺少一種防止血液倒流的裝置 —— 靜脈瓣（venous valve）。所以，這個部位一旦發生感染，很容易導致炎症在整個臉部發生擴散，嚴重時甚至會引起顱內感染，危及生命。

而拔鬍鬚就可能引起這種危險狀況的發生。因為拔鬍鬚極易損傷臉部皮膚、毛囊及相鄰的皮脂腺。附在皮膚表面的細菌就會乘虛而入，輕者引起毛囊和皮脂腺發炎形成癤腫；重者就會使炎症蔓延至整個臉部、顱內，嚴重危害人體健康。

所以，對於鬍鬚的處理，一定不要「信手拔來」，可借助剃鬍刀來修整儀容。

## 細節提示

### 男人應該如何刮鬍子？

為了讓你的臉刮得乾淨徹底又不會血濺剃刀，特向你提供如下竅門：

首先，最重要的就是做好準備工作。刮鬍子應該選在洗熱水澡之中或之後，或者剛剛用香皂和熱水洗完臉時。這樣不僅使皮膚清潔，還可以除去臉上過多的油脂。

一定要使用刮鬍膏。它會使鬍鬚變得更滋潤並且有助於減少摩擦。有些物質，如苯佐卡因（Benzocaine）和薄荷醇，能使皮膚產生麻木的感覺，刮鬍子時不宜使用含有這類成分的刮鬍膏，因為它會使毛孔收縮，鬍鬚變硬。

剃刀應該保持清潔和鋒利，這樣可以少用點力。而少用力就意味著減少劃痕和破口。先刮臉頰部位容易刮的部分，以便使難刮的鬍鬚能夠有充分的時間吸收水分，變得更軟。

第一遍時應該順著鬍鬚生長的方向刮。這樣可以減少鬍鬚向內生長的機會，還能夠使你大部分的臉在第一遍刮完時就已經差不多了。如果你還有必要再補刮一

遍，這次應該逆著鬍鬚生長的方向刮。

剛剛刮過的皮膚十分敏感，因此應該選用一種不含酒精的產品。如果你能夠遵循這些簡單的步驟，刮出一張漂亮的臉並不是什麼難事。

# 有車男人小心你的「下半身」

經常開車的人都會不同程度的出現頭暈、乏力等症狀，有些有車人士還患上了腰痠背痛、頸梗、前列腺炎（Prostatitis）等疾病，尤其是司機最常見的職業病為慢性前列腺炎。讓眾多男性身心受挫，嘗盡苦頭，前列腺炎已成為司機等有車族的常見病。

長期開車幾個甚至十幾個鐘頭，極易使體內代謝物堆積，血液循環變差，造成前列腺腺管阻塞，腺液排泄不暢，使前列腺慢性充血，誘發前列腺炎，導致不同程度的頻尿、尿急、尿痛、尿不盡、尿道感染等症狀。而平時喝水少，經常憋尿，對尿路更是形成一種直接刺激，也容易使前列腺炎的症狀加重。

前列腺炎一旦合併細菌、病原微生物感染，就會引起細菌性前列腺炎，症狀表現複雜，治療如果不徹底，極易反覆發作，長期的前列腺不適還會造成神經衰弱、失眠、全身乏力、頭痛等症狀，嚴重時可導致精索靜脈曲張、睪丸下墜、下腹鈍痛、功能障礙，甚至會發生睪丸壞死、腎臟積水及慢性腎功能衰竭。

因此，提醒有車一族：久坐少動對開車族的前列腺危害很大，一旦出現頻尿、尿急、尿痛、尿不盡，伴隨腰腿痠痛、生理功能障礙、睪丸隱痛等症狀，切莫忽視大意，諱疾忌醫，要及早去專業醫院就診，科學規範治療，早治療能在急性期一次性治癒。

## 細節提示

### 多運動，少開車

專家建議開車一族：每隔 1 ～ 2 小時駕車後就應休息片刻，適當運動。每隔一段時間把車窗開啟 5 分鐘，讓新鮮空氣流通，外出路途不遠時最好以步代車，多喝水，常排尿。開車時經常變換姿勢，夏天在座位上放上易散熱的麻將涼墊，生活要有規律，不要經常熬夜。

# 男人強腎，護腰是關鍵

腰對男性而言，有著異乎尋常的意義。它不僅是承受上半身重量的支點、連接下半身的中軸，也是中醫理念所認為的傳宗接代的本源。然而，現代社會快節奏的生活方式、過大的壓力和缺乏運動等不良生活習慣，使男人的腰負擔越來越重。

男性因腰部疾病就醫的比率日益增加，最多見的是腰椎間盤突出、腰肌勞損，腰椎退化性（degenerative disease）改變等。尤其是腰椎間盤出現問題的，以青壯年男性居多。隨著年齡的增長，椎間盤確實會發生退化性改變，慢慢失去正常的彈性和張力。但現代人長時間伏案工作，在辦公室一坐近 10 小時，開車回家要一兩小時，到家又是一屁股坐進沙發，長期單一動作會導致腰部肌肉痙攣，腰部受力均衡性受到破壞，力學結構上也會出問題，極易導致肌肉韌帶疲勞，並加速椎間盤的衰老。時間久了，腰部就會還以顏色，出現各種酸疼、彎腰困難等症狀。

那如何護腰？

護腰首先要調整生活方式，注意預防腎臟虧虛，比如不能熬夜、避免久坐。其次，要注意合理飲食。男性可以根據自己的體質狀況，選擇一些補益腎臟的飲食。如多吃一些黏滑的食品，如海參、墨魚、雪蛤、泥鰍等。

最後是要加強鍛鍊。在此，推薦一個鍛鍊姿勢 —— 轉腰遠眺。雙腳分開與肩同寬，腳與膝關節朝前，微微屈腿。上身以腰為軸，用頭帶動整個頸部及上肢，慢慢轉動直到最大角度，再轉到前面。整個過程中腰盡量做到直立，左右各做 10 ～ 20 次。這個動作可以減輕單一姿勢導致的腰痛，有效鍛鍊腰部肌肉群，提高腰部力量，同時對脊椎骨、椎間盤等腰部關節疾病的預防與康復有一定作用。此外，發達的腰肌和腹肌像夾板一樣，能很好的保持脊椎的動態穩定性，保護腰背部不受傷害。而游泳，尤其是蛙泳，不僅可以鍛鍊到腰腹肌，還能夠保障脊椎間組織的營養供應，維持它的彈性，提高脊椎抵抗外來衝擊的能力。

## 細節提示

### 男性強腎實用方法

養腎糾虛的方法很多。如多晒太陽，多食熱量高和溫補腎陽的食品，選服補腎的藥品等等。但從「生命在於運動」這一養生的基本理論出發，透過運動養腎糾

虛，是值得提倡的積極措施。這裡，向讀者介紹幾種有助於養腎糾虛又簡單易學的運動方法。

腰部按摩操有兩種做法

1. 兩手掌對搓至手心熱後，分別放至腰部，手掌向皮膚，上下按摩腰部，至有熱感為止。可早晚各一遍，每遍約 200 次。此運動可補腎納氣。

2. 兩手握拳，手臂往後用兩拇指的掌關節突出部位，自然按摩腰眼，向內做環形旋轉按摩，逐漸用力，以至酸脹感為好，持續按摩 10 分鐘左右，早、中、晚各一次。

腰為腎之府，常做腰眼按摩，可防治中老年人因腎虧所致的慢肌勞損、腰痠背痛等症。

常練上述功法，有補腎、固精、壯腰膝、通經絡的作用。

# 讓男人「性起」的合理飲食

平時應該注意休息，注意性生活頻率及飲食均衡，男性應當注意合理的飲食，因為飲食與性功能有著密切的關係。

1. 保證平衡膳食：以滿足人的性器官生長發育的需要及維持正常的生理功能和性功能。如體弱多病必然會影響性生活。

2. 食物的選擇對性功能的影響：選擇具有調補氣血、補腎壯陽作用的食物，能有效的增強男性性功能及防治性功能障礙。具有這類作用的食物如海蝦、核桃仁、公雞、山藥、枸杞子、韭菜子、炮韭、花椒、海參、淫羊藿等。

3. 食物中的一些成分與性機能有直接關係：如維生素 A 類化合物（視黃酸（retinoic acid）除外）有維持生殖系統正常功能的作用；鋅對人體及性器官發育有重要影響，缺鋅可使生長發育遲緩，生殖機能低下。

4. 飲酒與性功能的關係：少量飲酒對身體有一定的益處，如長期過量飲酒則對口腔、胃黏膜、肝臟、心血管、呼吸道、肺等造成損害，並可損傷神經、視力，使記憶力和智力減退。醉後同房孕育的胎兒往往畸形或智力低下，有人稱之為「酒精兒」。酒精對性功能有抑制作用，可能導致陽痿、早洩、泄精等。

## 細節提示

### 食物對性功能的影響

　　食物與人的性功能之間儲放著沉重的依存影響。傳統醫學和現代醫學都認為經過必定的膳食挑選可以達到強精、壯陽和補腎等功能。從保護和調節性機能的角度，人們在尋常營養挑選中應嚴守以下原則：

1.　多吃優質蛋白質：優質蛋白主要指禽、蛋、色、肉類等動物類蛋白及豆類蛋白。蛋白質含有人體運動所需要的胺基酸，它們參於包括性器官、生殖細胞在內的人體組織細胞的設立，如精胺酸（Arginine）是精子生成的沉重原料，且有先進性功能和摒除疲乏的作用。大豆製品、魚類均含有較多的精胺酸。有些動物性食品，本身就含有性激素。

2.　攝人適量的脂肪：因為人體內的性激素（雄、雌激素）主要是脂肪中的膽固醇轉化而來，良久素食者性激素分泌減少對性功能是不利的。另外脂肪中含有一些精於生成所需的必需脂肪酸，必須脂肪酸不妥時不光精子生成遭遇牽扯，況且引發性慾下降。適量脂肪的食用，還有助於維生素 A、維生素 E 等脂溶性維生素的吸收。肉類、魚類、食蛋中含有較多的膽固醇，適量的攝取好處於性激素的合成，尤其是動物內臟本身就含有性激素，應有所攝取。

3.　補充與性功能有關的維生素和微量元素：研究標明，人體鋅的不妥會引發精子數量減少，畸形精子增加，以及性功能和生殖功能減退，甚至不育。維生素 A 和維生素 E 都有延緩衰老和忌諱性功能衰退的作用，且對精子的生成和先進精於的運動均占有出色的後果。維生素 C 對性功能的保護也有自活動用。

4.　慎用對性功能不利的食品：豬腦、羊腦、黑木耳、冬瓜、菱角、火麻仁、杏仁等被認為是不益於性功能的食品。其牽扯的環節尚不清晰，但中醫學認為它們有傷精氣、傷陽道和衰精冷腎等不良的作用。

## 快速減脂只要這兩招

　　耐力鍛鍊不僅能在身材上明顯降低體脂的百分率，還能在身心上有效抗擊「假性疲勞」。當你的肌肉鍛鍊過少，會使衰退的身體沒有了「能力」，疲勞自然而生。

耐力鍛鍊中的有氧運動能使全身細胞獲氧充足，令所謂的「假性疲勞」不趨自消。耐力訓練要十分注意呼吸問題。

呼吸的深度對改善體內氧氣的供給很重要。有意識鍛鍊鼻腔的深呼吸力度才能達到事半功倍的效果。

大腿前側以及臀部訓練，雙腳打開與肩同寬，腳尖膝蓋略微向外打開，雙手扶住腰部，整個身體保持半蹲的姿勢。然後將身體向下壓，保持上半身的平衡，最後回到開始姿勢。若想鍛鍊到臀部，只需再稍微打開雙腳，大於肩的寬度。完成 4 組，每組 25 ～ 35 個。中間休息 20 秒。

拉長手臂訓練，雙腿前後分開，前腿略彎曲，後腿繃直，一隻手支撐在椅子上，另一隻手握寶特瓶，肘關節貼近腰的一側，小臂沿著大臂的方向向後伸直，向上抬起，和肩盡量在一條直線上，放下。

雙手交替完成各 4 組，一組 20 ～ 30 個。動作自檢：以一隻手臂為支點，另一隻手臂要保持筆直的伸直，上抬手臂時，要均速的完成動作。

塑身優勢：不但收緊整個手臂的肌肉，同時也拉升手臂的韌帶。

## 細節提示

### 常吹口哨有助減肥

吹口哨能減肥就是因為它需要持續進行腹式呼吸，一方面有助於刺激腸胃蠕動、促進體內廢物排出；另一方面也能使氣流順暢，增加肺活量。這種方法簡單易行，如每日堅持下去，能消除腹部脂肪、排除腹部廢物、改善腹部血液循環等。

腹式呼吸的方法很簡單：吸氣時，肚皮漲起；呼氣時，肚皮縮緊。很多人剛開始可能不太習慣，但時間長了就能運用自如了。

腹式呼吸比如吹口哨、吹口琴、吹氣球等可以比普通的呼吸方式吸入更多空氣，讓身體獲得更多的氧氣。這不但能鍛鍊臉部肌肉，進行臉部按摩，有抗衰老的美容效果，而且透過吹口哨和吹口琴還能享受到美妙的音樂，娛樂身心。

無論你走在路上還是站在公車上，你都能做腹式呼吸，或者在公園裡呼吸新鮮空氣，吹一曲口哨或者口琴，不經意間，你的身材會變得更加苗條。

# 護肝就是這麼簡單

中醫學認為，腎為先天之本，上了年紀、腎偏虛的老年男性適當補腎無可厚非，而中年男子大可不必去湊這個熱鬧。肝臟卻不同，它主疏泄、喜條達，以通為順，如果肝氣不舒，人體氣血運行便會紊亂，引發消化失調、高血壓等疾病。同時，中年男性正處於事業、家庭的「風口浪尖」，心理壓力大，精神壓抑，容易造成肝郁不舒、煩躁、易怒、焦慮、食慾不振等症狀。另外，男性應酬多，嗜菸貪杯，加上肝炎病毒等的肆虐，往往禍及肝臟，「脂肪肝」、「病毒性肝炎」等肝病便會暗中盯上你。現代醫學則更為看重肝臟與健康乃至生命的關係，醫學專家將肝臟譽為人體內的「化工廠」，三餐吃下的營養物質都須經過它的代謝處理，將其轉變成具有生物活性的蛋白質、脂類和肝糖（glycogen），供給全身器官需要。如果肝臟出了問題，將累及全身甚至威脅生命。

那麼，具體如何保護呢？

1. 飲食護肝：飲食護肝有兩大要點：一是優選食物供足養分，滿足肝臟的各項生理需求；二是注意食品衛生，防止細菌、病毒入侵肝臟。

   營養學家告訴我們，人體需要的蛋白質、脂肪、碳水化合物、維生素以及礦物元素等五大類養分，也正是肝臟所必需的。不過，肝臟對蛋白質、碳水化合物以及維生素需求較多，而脂肪過量有引起脂肪肝之虞，必須適當限制。

2. 睡眠護肝：睡眠時人體處於臥位，肝臟能享受到更多的血液澆灌，加上身體處於休息狀態，肝臟的負擔最輕，故高品質的睡眠護肝功效顯著。反之，睡眠品質差，尤其睡眠障礙，容易累及肝功能。醫學專家已經注意到，一種稱為睡眠呼吸中止症的睡眠障礙可能引起肝臟損害。

   中醫學認為，一天之中人的睡眠有兩個時辰最重要，一是午時（上午 11 點到下午 1 點），一是子時（晚上 11 點到凌晨 1 點），這 4 個小時也是骨髓造血的時間，流經肝臟的血液最多，有利於肝功能修復。換言之，你要把握好午睡與夜間睡眠，尤其是夜間睡眠，最好晚 10 點前上床，保證 11 點左右睡熟，為肝功能的修復做好準備。

3. 運動護肝：積極從事體能鍛鍊是護肝的又一有效方法，因為運動既可削減超標體重，防止肥胖，消除過多脂肪對肝臟的危害，又能促進氣體交換，加快血液

循環，保障肝臟能得到更多的氧氣與養分。

從護肝角度看，一要選好運動場地，以場地寬廣、視野開闊、空氣清新的地方為佳；二要選擇好鍛鍊項目，以鍛鍊體力和耐力為目標的全身性低強度動態運動為好，如慢跑、快速步行（每分鐘大約 110 ～ 120 步）、騎自行車、上下樓梯、爬坡、打羽毛球、踢毽子、拍皮球、跳舞、跳繩、游泳、打太極拳等。每天 1 次，每次持續 20 ～ 30 分鐘，以運動後疲勞感於 10 ～ 20 分鐘內消失為宜。

4. 情緒護肝：調節情志，化解心中的不良情緒，使自己始終擁有一份好心情，有益於肝的養生保健。如果情緒波動，則可使體內荷爾蒙分泌失去平衡，導致血液循環障礙，影響肝的血液供應，使肝細胞因缺血而死亡，這就是中醫所說的「憂傷脾，怒傷肝」。中醫認為，在七情之中，最不利於肝的就是怒，怒可導致肝的疏泄失常，造成肝氣鬱滯，時間一長易惹肝病上身。

情緒護肝的核心是要學會制怒，即使生氣也不要超過 3 分鐘，盡力做到心平氣和、樂觀開朗、無憂無慮，從而使肝火熄滅，肝氣正常生髮、順暢而長保健康。

5. 主動休息：中年男人每天主動找時間休息，是對肝的最大鍾愛。休息能降低體力消耗，減少肝糖、蛋白質的分解及乳酸的產生，從而減輕肝臟的負擔。萬不可等到勞累感襲來才想到丟下手中的工作，這叫被動休息，此時體內的代謝廢物 —— 乳酸、二氧化碳等已累積較多，對肝臟已經造成了傷害。而主動休息，即在疲勞感出現之前就休息，體內積存的廢物尚少，稍事休息即能完全清除，對肝的保護效果最佳。

勿做工作狂，不可過勞，特別是肝臟已患病者。前幾年英年早逝的著名藝人高以翔就是一個前車之鑒，值得中年男性高度警覺。

## 細節提示

### 男人避免傷肝的一些細節

由於生活細節的不同，男人的肝臟更容易「受傷」。其實只要注意避開毀肝的細節，就可以有效保護肝臟。

肝臟有不少「天敵」，首推肝炎病毒。

換言之，肝炎病毒乃是肝臟健康的首要敵人，它們常將罹患者拖入肝炎 —— 肝

硬化 —— 肝癌的死亡之路。目前科學家已發現 A 型、B 型、C 型等肝炎病毒。最有效的手段是接種疫苗，如 A 型、B 型肝炎疫苗。

其次是藥物，調查資料顯示，藥物引起的肝損害約占住院病人的 10%。在老人組，這一發生率更高。據法國報導，在 50 歲以上的「急性肝炎」病人中，43% 是由藥物所致。如阿司匹林、磺胺（Sulfonamides）、青黴素（Penicillin）、利福平（Rifampicin）等都是既常用又有害於肝的藥物。即使那些看似安全的藥物（如營養藥、補藥等），也可因誤用或濫用而給肝臟埋下隱患。故不要隨便用藥，尤其是口服藥，幾乎 100% 透過肝臟處理。即使是營養藥或補藥，也要接受醫生的指導，不可自作主張，以免增加肝臟的負擔。

再次是酒精，酒精是一種很奇特的分子，既能溶於水，又能溶於油，一旦進入人體便如魚得水，無處不往，人體全身幾乎沒有它不能去的地方。首先倒楣的便是肝臟，因為酒精本身就含有毒性，足以傷害肝臟，脂肪肝是最早出現的徵兆，只需豪飲幾天便可以形成，接著導致「纖維化」，再變成酒精性肝病，隨後情況就更糟了，最終發展到不可逆的「肝硬化」。對策：健康人盡量少飲，並以果酒等酒精含量低的為主；已患肝病則應滴酒不沾。

另外，香菸中多種有害物可降低肝細胞的解毒功能，故以嚴格戒除為好。

# 男人最需要的九大補藥

男人是家裡的支柱，他的健康狀況決定了這根支柱的使用壽命，因此，為了支柱使用年限更長一些，我們也要關心男人的健康。男性需要的是整個身體各方面的健康、年輕、活力。具體從哪些方面著手，下面為大家一一介紹：

1. 鈣讓男性的骨骼硬起來：研究發現攝取鈣較多的男性骨骼較為強壯，而且比攝取量少的男性平均起來要苗條一些，也就是說，適當補充鈣質還具有減肥療效，這對於那些大腹便便的男人來說不啻為一個好消息。建議量：醫學推薦男性每天推薦攝取鈣的量為 1 克。可以這樣來分配攝取量：早晨攝取一半的量即大概 600 毫克，晚上攝取另一半，因為這樣服用可以達到最大吸收量。另外注意補鈣也不要超過 2.5 克，因為那會帶來危險。

2. 葉酸讓男性遠離早老年痴呆：瑞典的研究者發現，男性早老年痴呆發生率高。半胱胺酸（Cysteine）增高可以增加早老年痴呆病的發生，從而出現

智力減退、記憶力喪失等早期症狀，另外半胱胺酸還是一種促進血液凝固的胺基酸。進一步的研究發現，葉酸可以有效的降低半胱胺酸水準，從而能夠提高進入到大腦中的血液量，因此葉酸可以幫助預防動脈栓子形成。這對飽受工作壓力之苦，而有可能患上早老年痴呆的他來說可謂好消息。建議量：每天服用 500 毫微克就可以使半胱胺酸水準降低 18% 甚至更多。葉酸的食物來源包括柑橘、豆類、穀類等。

3.  鋅──「性福」的物質：有人統計，人體內 200 多種酶及大腦中的化學訊號傳遞系統──神經傳遞物質的產生都離不開鋅。因為鋅對維持細胞的完整性、細胞增殖、基因調控、核酸代謝及免疫功能均有重要作用。男性精液中含有高濃度的鋅，因而性活動頻繁的男性容易缺鋅，更應經常補充鋅，這對維持旺盛的性功能有很大幫助。鋅還有協助維持大腦機能的作用。建議量：推薦的攝取量標準 800mg/ 天，但最新的膳食調查顯示，男性鋅的攝取量達到要求的不到 1/3。含鋅豐富的食品有海鮮（牡蠣、貝殼類、海魚類）、瘦肉、粗糧及豆科植物等。

4.  補藥一：硼──前列腺之寶：男性前列腺癌的發生率正有越來越高的趨勢，前列腺癌一直是男人的最大殺手，國外研究發現，硼的攝取量大的男性，患前列腺癌的機率比攝取量小的男性低 65%。這說明攝取適量的硼可以有效減輕前列腺癌的發生。多吃番茄也會保護前列腺，就是因為番茄裡面有比較豐富的硼。建議量：硼是廣泛存在於水果和果仁中。美國藥物研究協會發現，每天服用 3 毫克的硼最為合適，這個劑量剛剛可以產生抗癌作用，而且在這個劑量的硼還可以改善記憶力和注意力。其他富含硼元素的食物包括葡萄、乾果、酪梨、紅酒和葡萄汁。另外一個既能治病又能解饞的方法就是吃香草冰淇淋。這是因為香草冰激凌裡就含有硼。

5.  $\omega$-3s 脂肪酸──男性「護心」專家：$\omega$-3s 脂肪酸能阻止血液中的血小板聚集和黏附成團而形成板塊，讓血液流動性增加，可以降低血壓和甘油三脂水準以及維持心臟規律的跳動。研究證明 $\omega$-3s 脂肪酸的確能夠降低心臟病的死亡率。研究者們還發現 $\omega$-3s 能有效治療自身免疫性疾病（如風溼性關節炎和系統性紅斑狼瘡），並能調節腦細胞的脂含量、延緩腦細胞衰老。建議量：每天 1 克就夠了。但對那些有心臟問題的男性每天的攝取量應在 2 至 4 克，這種脂肪酸有一定的魚腥氣味。食物中如沙丁魚、鮪魚、鯡魚等被認為是

ω-3s 脂肪酸的良好來源。食用 ω-3s 脂肪酸也不可過量，因為過量的 ω-3s 脂肪酸可以他增加患感冒的風險。

6. 激發男性能量的輔酶：輔酶 Q10 又名「泛醌」，是一種存在於多種生物體內的脂溶性天然維生素類物質。輔酶 Q10 可以幫助人體細胞設法獲取能量，從而可以激發男性能量釋放，是讓他年輕並充滿活力方法。它還是細胞自身產生的天然抗氧化劑，但是當男性年齡增大了以後，身體產生的 Q10 輔酶也會相應減少。近年來的研究還表明，輔酶 Q10 能增強人體免疫力功能和對抗癌症、帕金森氏症（Parkinsons disease）和亨丁頓舞蹈症（Huntington's Disease）！並且可以讓血液變稀，從而預防心臟疾病。建議量：近幾年來美國形成了真正的天然保健品熱，由於輔酶 Q10 效果確切，故很受西方消費者歡迎。研究者建議，每天 100 毫克最為合適。這種物質可以在保健品店購買。

7. 甲殼素 —— 男性關節的潤滑油：也許你已經注意到了，30 多歲的他已經不再擁有 19 歲時那樣柔韌的關節，這是因為他身體中的甲殼素減少所致。英國《柳葉刀》雜誌發表了一篇對 200 個有關節疾病的人進行的連續 3 年的研究報告，該報告指出，甲殼素可以減輕關節疼痛，並使關節的強度增強 25%，還可以預防進行性風溼性膝關節炎。因此甲殼素可以預防關節損傷，從而使他身手矯健。另外，日本研究證實，甲殼素具有免疫強化作用，有助於減少腫瘤細胞的傷害；在環境汙染日益嚴重的今天，減少體內重金屬的積蓄甲殼素有助於體內廢物的排除，而確保人體生理機能的正常運作。建議量：讓他每天服用 1.5 克的甲殼素，如果和軟骨素一起服用效果會更好。飲食中添加蝦蟹等食物可以增加甲殼素的攝取。

8. 硒 —— 有助於男性抗癌的物質：「沒有任何一種單一的營養物質比硒的抗癌性更強，硒可以讓癌症細胞自行滅亡。」美國藥物協會人類營養研究中心的主任 Gerald F Combs 博士說。Combs 博士研究的是提高硒攝取量與癌症發病風險降低之間的連繫，這些癌症包括前列腺癌，複製病，肺癌以及其他癌症。試驗證明，飲食中硒的缺乏，會造成脂質過氧化物的增加。這種脂質過氧化物長在皮膚上就是老年斑，也會存積於心臟、血管、肝臟及腦細胞中，引起諸多系統病變。North Carolina 大學動物實驗證實：身體內硒含量較低可以讓病毒更容易發生突變，從而加重感冒的症狀。

建議量：需要每天補充硒。按世界衛生組織要求：人體膳食中每日需含 200 微克硒，當然，如果他生病了，最好要多一些。巴西堅果中含有豐富的天然硒，每個堅果中含有 100 毫微克的硒！

9. 延緩他衰老的維生素：維生素 E 是目前最為有效的抗氧化物質之一。研究還發現維生素 E 還具有減少運動後肌肉損傷的作用。自由基氧化作用可造成細胞的損壞，促使人體衰老以及增加各種疾病的發生率。當男性還年輕的時候，正常的生理機能可生成抗氧化劑來抵制自由基的氧化反應。但當男性到 30 ～ 40 歲時，體內生成的自由基會越來越多，而生成的抗氧化劑卻越來越少。因此對處於生存壓力日重的男性來說，補充維生素 E 是預防衰老的有效辦法。
建議量：每天使用 400 國際單位，既然大部分人只能從日常的飲食中攝取一小部分維生素 E（混合性食物含有 45 國際單位）。你可以讓他透過吃些乾果和油類來提高維生素 E 的攝取量。在自然界，維生素 E 廣泛分布於動植物油脂、蛋黃、牛奶、水果、萵苣葉等食品中，在麥胚油、玉米油、花生油、棉子油中含量更豐富。最好購買天然的維生素 E，而不是人工合成的，因為後者不易被人體利用。

## 細節提示

### 保持人體陰陽平衡

中醫學強調氣血調和、陰陽調和，更強調男人的調補。但是現在許多「補藥」一味強調「補」，其實已經走入盲點。許多所謂補藥大多含刺激神經性藥物成分，或許對某些人來說，可以在短時間達到立竿見影的效果。但這些藥物沉積在體內，不僅有害人體健康，甚至帶來難以彌補的副作用。因此中藥「補藥」要有明確的針對性，要從調整人體陰陽平衡去考慮，不要人為的破壞了身體的陰陽平衡。

# 男人也有更年期

男性更年期主要是由男性體內雄激素減少造成的，因此也叫做「中老年男性部分雄激素缺乏症」，男性到 30 歲以後，體內的雄激素每年下降 1% ～ 2%，到了 50 歲後，雄激素只相當於 30 歲以前的一半，到了 70 歲，男性體內的雄激素水準僅為

25 歲男性激素水準的 10%。據統計，40 歲以上的男性中有近四成受到更年期困擾，持續時間長則數年，短則數月。

雄激素下降後沒「性趣」變憂鬱睪酮（androgen）是男性體內最重要的雄激素，主要由睪丸分泌。男性進入更年期，睪酮就悄悄流逝。睪酮缺乏不僅影響精子的生成，影響性功能，還可造成中老年脫髮，肌肉鬆弛乏力，情緒變壞。

如果你已過 40 歲，同時出現以下幾個方面的症狀，並且伴有睪酮水準下降，就意味著進入了更年期：

1. 性功能症狀：性慾減退，勃起品質下降，射精過快，睪丸萎縮等。
2. 精神症狀：情緒低落，憂愁傷感，悲觀失望，對生活失去熱情，也可出現精神緊張，驚恐不安，多疑猜忌。
3. 精神官能症狀：四肢冰涼，麻木疼痛，耳鳴，易出汗，周身乏力。
4. 胃腸道症狀：食慾減退，消化不良，食後腹脹，口苦泛酸，便秘或腹瀉。
5. 心血管症狀：臉部潮紅、心悸、頭痛頭暈。

男性更年期的症狀相對隱蔽，臨床上漏診的情況非常嚴重，許多男性以為出現體力和性慾下降，是因為壓力大、疲勞。腦力勞動者成「早更」高危險族群一個令人關心的現象是，男性更年期有提前的趨勢。壓力大、精神長期處於緊張狀態的腦力勞動者，例如職場白領、企業負責人，容易成為男性更年期早發的高危險族群，30 歲就可能步入更年期。

從事腦力勞動而很少鍛鍊身體的人，或以前經常運動卻突然終止，容易「早更」。相反，那些外出機會較多或經常鍛鍊身體的人，更年期來得較晚。日本一項研究總結出幾種易患男性更年期症候群的職業：銀行職員、教師、建築師、企業中堅人士等。

專家認為，長期久坐不動的男性更易出現更年期問題。久坐不動的男性因缺乏鍛鍊的機會，常會出現消化不良、沒有活力、過度疲勞，尤其對中老年人來說，最直觀的害處當數腹型肥胖，即將軍肚。另外，常賴在椅子上還會導致反應遲鈍、感覺靈敏度減退，由此產生性功能障礙也就不足為怪了。

睪酮點亮中年「大補」屬心理作用男性更年期的治療相對比較簡單 —— 補充雄激素（睪酮）。王瑞說，補充睪酮 3 ～ 6 個月，就可平穩度過更年期。不過，有前列腺癌或乳癌的男性應禁用睪酮治療，有肝損害、睡眠呼吸中止症和嚴重心衰的男

性不建議使用睪酮治療。另外，根據你的體質服用滋養肝腎的中藥也有明顯效果。

如果更年期男性的性功能障礙比較明顯，可在醫生指導下服用藥物。很多男性自認為「腎虛」，就弄些動物鞭來大補，專家認為這些所謂的「大補之物」其實就是動物蛋白，即使含有一些雄激素，做熟或泡酒後，也不再有活性。吃動物鞭，實際上是一種心理作用。

## 細節提示

### 男性更年期注意口腔健康

55～65歲，可謂是男性更年期，人們在由中年向老年過渡的轉折歲月裡，我們向步入更年期的人推薦一套口腔保健操，以改善、減輕更年期所造成的口腔病症。

1. 叩齒。兩目虛閉，心緒穩定，輕叩上下牙齒。先叩後牙，後叩前牙，以增強牙周組織的抗病能力與咀嚼能力。

2. 攪海。用舌尖往返舐舌兩側的齒齦，促進血液循環，預防牙齦疾患。

3. 漱津。一手按摩上頜，一手按摩下頜，至口中唾液分泌量較大時，如漱口一樣用唾液鼓漱，然後咽下；具有清除口內汙物、減少口中細菌的作用。

4. 下頜運動。即速度緩慢，用力輕微的做張口、閉口、前伸、側轉的運動。具有增強下頜關節活動能力和固齒的作用。

# 大肚男，多吃點海藻食品吧

事業有成的男人應酬比較多，經常大魚大肉，難免造成肚子大、脖子粗。體型難看點倒不是要緊事，問題是人一胖，高血脂、高血壓、脂肪肝往往會隨之而來，這些毛病給生活帶來了痛苦和麻煩。聰明的妻子怎樣給胖丈夫調養呢？多做一點海藻食品就是其中一招。

所謂海藻，就是海帶、紫菜、海帶芽這類家常用菜。許多海藻中有一種叫做海藻酸的膠狀物質，因為它多存在於褐色海藻中，因此也稱為褐藻酸。海帶用水一泡，表面會有一層黏糊糊的膠狀物，那就是海藻酸。

導致人血壓升高的一個重要因素是人體中的微量元素鈉和鉀失去平衡。因為吃

鹽的緣故，人每天都要吃進一些鈉，但不一定能補充進足夠的鉀。因此，許多人特別是高血壓患者經常處於鉀低鈉高的狀態。能夠給人體補充鉀而減少鈉，顯然是防治高血壓的一種有益方法。

海藻中的海藻酸實際上是包裹著鉀、鈣、鎂等金屬離子的混合物。海藻酸有一特性，在酸性環境裡，會與鉀、鈣、鎂等金屬離子分離，在鹼性環境中，又與金屬離子結合。那麼海藻進入人的胃以後，在胃酸作用下，海藻酸釋放了所含的鉀等金屬離子。但由於海藻酸不能被胃消化吸收，所以它要繼續在人體內旅行。海藻酸進入腸道後，由於腸道是鹼性的，它又要尋找金屬離子結合，由於人每天都吃鹽，腸道裡鈉離子最多，於是海藻酸就大量的與鈉離子結合，並將其牢牢包裹直到排出體外。由此看來，吃海藻正好可以補充鉀和清除多餘的鈉。

另外，海藻酸還能降低人體內的膽固醇。首先，海藻酸進入消化系統後，其膠質會包裹部分膽固醇，使這部分膽固醇無法被吸收。其次，人消化吸收脂肪是靠自身分泌的膽汁酸，膽汁酸越多吸收的脂肪越多。一些膽汁酸分解脂肪後會被腸壁再吸收和利用，而海藻酸的膠質彌漫在腸壁上，可以阻礙膽汁酸的再吸收，使消化道內膽汁酸數量減少。這時，人體會自動合成新的膽汁酸來補充，而合成膽汁酸的原料正是肝臟內的膽固醇。這就是說，為了合成膽汁酸，肝臟內的膽固醇將被大量消耗，而血液中的膽固醇含量也隨之被降低。透過上述阻礙膽固醇的吸收和促進肝臟內膽固醇消耗，海藻酸達到了良好的降血脂作用。

當然，海藻的好處不只這些，它還含有豐富的人體所必須的胺基酸、礦物質、維生素等。海藻類食物不管涼拌還是做湯都是非常可口的。

## 細節提示

### 警惕減肥不當引發的後遺症

減肥本來是件好事，但有些常用減肥藥物含有氟苯丙胺（fenfluramine）。儘管有關部門一禁再禁，一些廠商仍在減肥藥中摻入氟苯丙胺。而氟苯丙胺除了能產生腹瀉、頭暈、憂鬱等不良反應外，還有抑制勃起功能的不良反應。

研究表明，過度減肥者的性慾低下，性生理發育不成熟，對自己的性感受和性行為常常感到內疚和自責，容易出現心理衝突。雖然他們能參與性活動，但不能享受到性快感。特別是有些人減肥後，本以為過去的矛盾將一去不復返，但發現實際

上並非如此，這將令其大失所望，尤其是伴侶並未做出熱情回報，自信心將備受打擊。可見，男性應在醫生指導下科學減肥，同時注意保持健康的心理狀態。

　　過度減肥容易引發神經性厭食症。研究表明，男性神經性厭食症者血清睪酮水準通常低於正常水準。因此一定要小心。

# 捍衛前列腺健康

　　經驗豐富的前列腺專家根據前列腺增生的誘因，總結了一套防治前列腺增生的簡易生活保健操，在這裡，男科專家將它介紹給廣大男性朋友，希望能使更多的人獲得健康。

- 防止感冒受涼：天氣突然變冷時，前列腺增生患者症狀往往會加重。患者應適時保暖，預防感冒及上呼吸道感染。
- 避免久坐少動：久坐可致會陰部充血，使排尿困難，應提倡力所能及的藝文及體能活動，有利於症狀減輕。
- 不要忍尿憋尿：忍尿憋尿會使膀胱過度充盈，膀胱逼尿肌張力減弱，甚至發生急性尿瀦留。應做到有尿意即排出，夜間少喝水，以免熟睡後，膀胱過度充盈。
- 少食辛辣刺激食物：前列腺增生患者應少食辛辣刺激性食物，保持大便通暢，可使症狀減輕。
- 嚴格禁酒：飲酒可使膀胱頸及前列腺充血而發生急性尿瀦留，故應嚴格禁酒。
- 適量補充喝水：有些患者因頻尿而不敢喝水，其實喝水過少可致脫水，尿液濃縮易形成結石。白天喝水不應限制；晚間可適量減少喝水量。
- 慎用某些藥物：平時應少用或不用散瞳劑（Atropine）、顛茄（Belladonna）等抗膽鹼類藥物，還有麻黃素，異丙基腎上腺素擬交感神經藥，因這些藥可加重排尿困難，劑量大時，還會致急性尿瀦留。

## 細節提示

### 男性糖友別忘查前列腺

　　50 歲以上的男性糖尿病患者，在每次檢查糖尿病併發症時，別忘了檢查前列腺是否正常。

　　糖尿病患者併發了前列腺炎會比較麻煩，炎症容易引起血糖變化，血糖控制不好也會影響前列腺炎的治療。

　　前列腺炎是糖尿病患者易忽視的常見併發症之一，一方面，兩者都是中老年男性常見的疾病，症狀也有類似之處，如排尿困難、頻尿尿急等；另一方面，糖尿病患者也更容易出現前列腺炎。這主要是因為糖尿病容易引起膀胱病變，膀胱末梢神經受損以後會導致逼尿肌收縮功能下降，致使排尿困難，誘發男性前列腺炎。另外，因為這都是慢性病，不容易引起患者注意。

　　在每次檢查糖尿病併發症時，別忘了檢查前列腺是否正常，特別是 50 歲以上的患者。為了防止併發前列腺疾病，男性糖尿病患者首先應該注意性生活的適度，保證規律的性生活，盡量控制性衝動，減少生殖器充血次數。其次，應該戒菸戒酒，少吃辛辣食物，減少飲食引起的刺激。最後，不要久坐，防止憋尿。

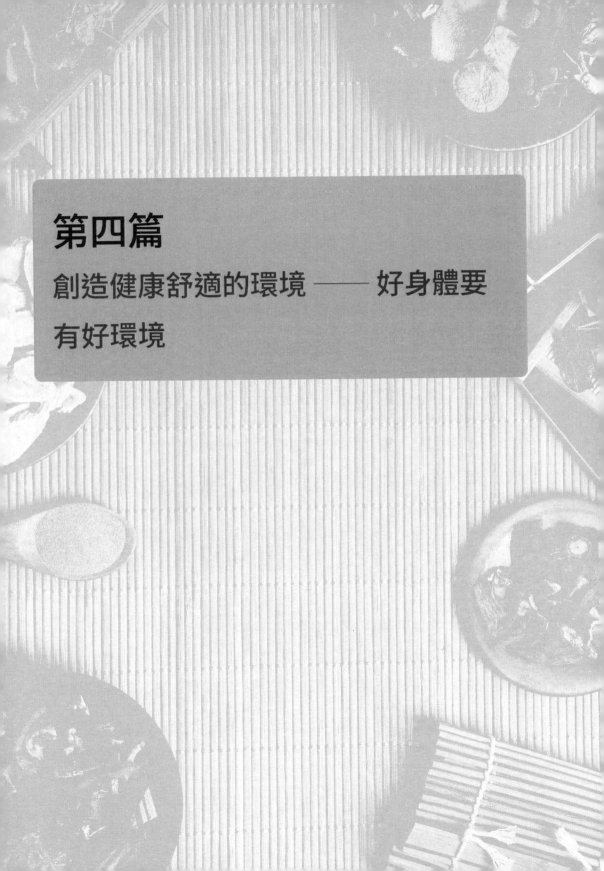

# 第四篇

創造健康舒適的環境 —— 好身體要
有好環境

# 裝飾材料要綠色環保

健康的居室離不開健康的裝修。在人們越來越重視裝修的今天，怎樣才能有良好的居室環境成為了許多人關心的問題。要想健康的裝修居室，需要注意以下內容。

1. 注意家具和櫥櫃的環保：大部分家具和櫥櫃都是用膠合板和高密度板製作的，這些材料中含有尿醛膠塗層，而它們會釋放出一種可致癌物甲醛（Formaldehyde）。過敏症患者一定要避免接觸甲醛，健康人也不應該生活在含有過量甲醛的環境中。怎樣才能獲得無毒家具和櫥櫃呢？最好的方法是採用全木製的家具和櫥櫃，並把由傳統方法生產的木製品放幾個月，這樣可以減輕室內空氣中可揮發化學物質。一般說，油漆中的可揮發物質消失得較快（通常在 6 個月內），而膠合板中甲醛的釋放緩慢，常常需要幾年。

2. 注意裝飾裝修中油漆、牆漆和黏合劑的使用：裝修中的大多數塗飾產品像油漆、黏合劑都會釋放出各種可揮發有機化合物，如果家中有孕婦、兒童、老人和病人，尤其要注意，因為他們更難以抵抗有毒氣體的危害。水溶性產品比溶劑產品釋放的可揮發有機化合物少，因此人們願意選用這一類產品，但這些產品也要求有一定的排氣期，裝修後需要靜置一段時間，然後才能安全入住。

3. 裝修後要及時做好室內空氣淨化和通風：房間在裝修後應及時安裝空氣淨化和通風裝置。可根據各房間情況，選擇不同的空氣清淨機和通風裝置。起居室和臥室可選用淨化效果好的空氣清淨機，並定期更換濾芯。浴室可安裝排風扇，並使其與浴室燈連線運轉。

## 細節提示

## 裝修時怎樣讓老人和兒童更安全

家具稜角越少越好：兒童和老人的行動不靈活，較少的稜角能對他們達到保護作用。注意廚房、廁所地磚的防滑。

床鋪高低要適當：便於上下睡臥以及臥床時自取床下的用品，以及避免在剛睡醒時下床摔傷；小孩的床一定要有護欄，以免不小心掉至床下。

# 營造舒適的室內環境

## 細節提示

　　營造舒適的室內環境是保持身體健康非常重要的一個步驟。舒適的室內環境要求室內空氣新鮮，室內溼度、溫度要適宜。

　　人生活在相對溼度 45%～ 65%的環境中最感舒適，也不容易引發呼吸系統的疾病。在秋冬季乾冷空氣侵入時，由於被乾燥寒冷的空氣包圍，極易誘發咽炎、支氣管炎、肺炎等病症。此外，過敏性皮膚炎、支氣管氣喘、皮膚搔癢不適等過敏性疾病也都和空氣乾燥有關。長時間在溼度較大的地方工作和生活，容易患風溼性、類風溼性關節炎等溼痺症，最終導致人體的免疫力下降。

　　正因為空氣溼度影響著人們健康，所以應隨著季節變化而調節居室內的空氣溼度，使居室溼度保持在適宜範圍。一般而言，春夏溼度大，秋冬溼度小，所以夏季陰雨天要少開窗戶；而冬季有暖氣時，應使用加溼器或自行加溼，以提高室內溼度。

　　如果空調房裡溼度太低的話，可以自己動手增加空調房間的溼度。

　　睡覺前在房間放一盆冷水；或用溼拖把將房間地板抹一遍，以增加空氣溼度。

　　在房間裡養一些富貴竹、秋海棠之類的綠色水生植物，或者養金魚，慢慢蒸發出的水分可以緩解空氣的乾燥程度。

# 選擇加溼器來增加溼度

## 細節提示

### 冬季室內溼度不要過高

　　冬季居室溫度過高，且長期不讓室內空氣「吐故納新」，會導致人的上呼吸道、心腦血管疾病的發生率升高。

　　對我們來說，危害最大的是又乾又熱的室內環境。當室溫為 22°C 以上時，會使室內空氣異常乾燥，破壞人體內的溫溼環境，影響到他們的體液分泌，不僅讓其感到渾身燥熱，還會有呼吸困難，眼、耳、目、口、鼻、喉、皮膚等處異常乾澀的

感覺。所以，即使老年人特別怕冷，也一定要保證讓室溫低於 22°C，並且保持室內適宜的溼度。

　　屋裡溫度高，而且還不經常開窗通風的話，會加速人的咽喉黏膜上寄生細菌和病毒的繁殖，在談話、咳嗽、打噴嚏時，病菌會飛濺到周圍空氣中，越積越多，對我們構成很大的威脅。而適當開窗通風可以使室內病菌減少，24 坪的居住空間，只要開窗半小時，空氣就可以得到淨化。在陽光明媚的日子裡打開窗戶，紫外線還能達到消毒、殺菌的作用。專家特別提醒：冬季兩扇窗不要對開，避免形成對流風；睡覺時也最好不要開窗。

# 合理搭配室內色調

　　色彩對健康的影響很大，不同的色彩有不同的功能，健康的居室環境離不開合理搭配的色彩。掌握色彩最基本的特點，是我們用好色彩的前提。

1. 綠色：這是一種令人感到穩重和舒適的色彩，具有鎮靜神經、降低眼壓、解除視疲勞、改善肌肉運動能力等作用，所以綠色系很受人們的歡迎。自然的綠色還對暈厥、疲勞、噁心與消極情緒有一定的預防作用。但長時間在綠色的環境中，則易使人感到冷清，影響胃酸的分泌，造成食慾減退。

2. 藍色：這種強烈的色彩，在某種程度上可隱藏其他色彩的不足，是一種搭配方便的顏色。藍色具有調節神經、鎮靜安神的作用。但患有精神衰弱、憂鬱症的人不宜接觸藍色，否則會加重病情。

3. 黃色：黃色能產生活力，誘發食慾，也是暖色系中的代表色彩，它也寓有成熟與幸福之意。

4. 粉紅色：這是溫柔的最佳詮釋，這種紅與白混合的色彩，非常明朗而亮麗，粉紅色意味著「似水柔情」。實驗表明，讓發怒的人觀看粉紅色，情緒會很快冷靜下來，因為粉紅色能使人的腎上腺素分泌減少，從而使情緒趨於穩定。

5. 白色：這種色彩能反射全部的光線，具有潔淨和膨脹感。所以在居家布置時，如空間較小時，可以以白色為主，使空間增加寬敞感。白色對易動怒的人可起調節作用，有助於保持血壓正常。但患孤獨症、精神憂鬱症的患者則不宜在白色環境中久住。

6. 紅色：這是一種較具刺激性的顏色，它給人以燃燒和熱情感。但不宜接觸過多，過多凝視大紅顏色，不僅會影響視力，而且易產生頭暈目眩之感。

7. 黑色：這種顏色既高貴又能隱藏缺陷。它適合與白色、金色搭配，達到強調的作用，使白色、金色更為耀眼。黑色具有清熱、鎮靜、安定的作用，對激動、煩躁、失眠、驚恐的患者起恢復安定的作用。

8. 灰色：這是一種極為隨和的色彩，具有與任何顏色搭配的多樣性。所以在色彩搭配不合適時，可以用灰色來調和，對健康沒有影響。

## 細節提示

### 不同環境需要不同的色彩

在替環境選擇顏色時，要充分考慮到環境的功能，然後再相應選擇合適的顏色。

1. 臥室 —— 寧靜自然色
   臥室是人們睡覺休息的地方，對色彩的要求較高，為了利於人們休息和睡眠，臥室的色彩不宜過重，對比也不要太強烈，宜選擇優雅、寧靜、自然的色彩，如淺藍、淺黃等。

2. 廚房 —— 耐汙色
   廚房是製作食品的場所，顏色表現應以清潔、衛生為主。地面不宜過淺，可採用深灰等耐汙性好的顏色，牆面宜以白色為主，便於清潔整理，頂部宜採用淺灰、淺黃等顏色。

3. 客廳 —— 暖色調
   客廳是一個家庭展示性最強的部位，色彩運用也最為豐富。客廳的色彩要以反映熱情好客的暖色調為基調，並可有較大的色彩跳躍和強烈的對比，以突出各個重點裝飾部位。色彩濃重，才能顯得高貴典雅，因此，建議地面或家具選用深紅、黑等顏色。

# 創造良好的衛生環境

人人都知道衛生的重要性，可是廚房裡要存放的東西很多，而且都有很高的衛生要求，再加上廚房空間有限，這就給廚房的整理增加了難度。特別是在夏天，細菌繁殖很快，如何才能讓廚房清潔衛生呢？

在夏天，油鹽醬醋一般很難存放。通常我們會將油鹽醬醋放置在廚房窗臺等易於取用的地方，炎熱的夏天如果不注意這些物品的放置方式則很容易引起變質，而變質的調味料又會造成烹飪食物的變質。如果將調味料轉放入抽屜，一來不利於通風；二來瓶瓶罐罐擠在一處，一不小心就會打翻。

因此，在抽屜裡直接擺放物品容易前後晃動，若是安放抽屜護欄及分隔架，則裡面的瓶瓶罐罐既不會顛倒破碎，又可以保持一定間隔，以免互相影響，加快變質。

如果將大容量的立櫃由門式換成抽屜式就更加方便了。直接拉出抽屜，放置的所有物品便一目了然，不必像使用門式立櫃那樣，總得從光線不足的大櫃子裡摸索。

廚房的邊角是最容易被忽略的。如果也設計連接架、內置拉環或者角落抽屜，不僅充分利用了空間，且由於靠近烹飪區，拿取物品也非常順手。

生熟物品分開擺放。分類使用菜刀和砧板，以免生鮮物品上的細菌汙染到熟食，影響健康。

不需料理就可直接食用的蔬菜瓜果，最好使用醋或者鹽水泡洗，不僅可防止菌從口入，也稀釋了可能殘留在其表皮上的農藥。

清洗乾淨的器皿立式放置在不鏽鋼的器皿架上，不僅可以濾乾水分，也防止了細菌在陰暗潮溼處暗暗滋生。

## 細節提示

### 快速清理櫥櫃

一次只收拾一個櫃子。第一步是清空櫃子，扔掉空的瓶瓶罐罐，其他不用的東西集中放在一處以便處理。如果你發現餐具太多，可以考慮扔掉一些來騰出空間。盤子、杯子一類的餐具最好放在離水槽較近的位置，這樣，洗好餐具後可以順手放好；你也可以把餐具放在餐桌旁邊的某個位置，這樣用餐時取用就很方便。另一個節省空間的好辦法是在櫃子下面掛一個金屬籃來放置餐具，再釘幾個掛鉤用來掛有

把的水杯。至於玻璃高腳杯，可以倒掛在酒櫃上方的架子上，這樣還可以避免灰塵掉進杯子裡面去。

# 你用對冰箱了嗎？

冰箱儲存食物的原理是放慢了微生物生長繁殖的速度，它並不能消滅微生物。大部分微生物最適宜的繁殖溫度在 37°C 左右，雖然在 10°C 以下絕大多數微生物繁殖速度減慢了，但是仍然有部分細菌可以在較低的溫度下存活甚至繁殖。所以，不合適的儲藏溫度、食物溫度過高、生熟交叉存放等均影響冷藏效果，降低了冰箱的「保險係數」。

冰箱的冷藏室溫度，一般在 4 ～ 10°C。飯菜自冰箱中取出，馬上加熱，需要一個逐漸升溫的過程，4 ～ 40°C 恰好是細菌繁殖的適宜溫度，逐漸加熱等於給細菌造成了一個繁殖的良好環境，人一旦吃了加熱不徹底的剩飯菜就會拉肚子。所以食用冰箱裡的剩飯菜時，要徹底加熱，然後再食用。

從冰箱取出的食物如果一次吃不完，人們習慣於將食物再次放入冰箱中保存。其實這種做法也是不適合的。

食物在反覆冷凍的過程中會導致組織細胞大量破壞，組織液流出，大大降低了食物的營養價值。因此，食物在冷凍保存過程中，最好採用分裝保存，用多少拿多少，盡量避免食物的反覆凍融。

食品在冷凍保存過程中，還應該遵從「急速冷凍，緩慢化凍」的原則。因為快速降溫凍結的食品，其內部形成的冰晶體數量多，體積小，不會壓迫細胞膜，所以食品結構不會受損而發生潰破。食品在解凍過程中，溫度緩慢上升，可避免食品內組織結構發生突然變化、溶解水來不及被食品細胞吸收回原處而降低食品品質，緩慢解凍後的食品，基本上可以恢復凍結前的新鮮狀態。

## 細節提示

### 科學的使用冰箱

在冰箱的使用過程中，還應注意以下六點，以避免因為使用不當而對家庭成員的健康帶來影響。

1. 冰箱不要裝得太滿：為保證冷藏的效果，應在冰箱、冰櫃的有效裝載限度容積以下使用，不能將冰箱、冰櫃塞得太滿。

2. 食品不要積壓：同一冷藏（凍）室存放食品較多時，要採用隔板、隔架分開放置，防止積壓堆放。

3. 食品要科學放置：直接入口的食品應放在有蓋的容器內，盛裝散裝食品時，其盆、碗等容器要加蓋或使用保鮮膜封口後存放，嚴禁盛裝食品容器的底與食品直接接觸。需存放較長時間的食品，要用無毒塑膠袋裝起來後存放。

4. 防止混合：非冷凍品、非包裝品會使冷凍食品的溫度上升，成為汙染源，所以不可混合存放。

5. 「先入先出」：存放食品應遵循「先入先出」原則，並保證將食品在保存期限內食用完。

## 家用清潔劑的危害

　　婦女在每天的衣物洗滌、鍋碗的洗刷和消毒、室內的驅蟲和除穢等家務等家務過程中，不可避免的用到各種清潔用品。這些清潔用品雖然幫助主婦們省了不少事，但一個不容忽視的事實是，主婦們的肌膚和身心健康有可能正遭受這些化學用品的侵害。資料表明，婦女因有月經期、妊娠期、哺乳期和更年期等身體代謝機能改變，對化學用品更加敏感。

1. 免疫功能受損：各種清潔劑中的化學物質都可能導致人體發生過敏性反應。有些化學物質侵入人體後會損害淋巴系統，引起人體抵抗力下降；使用清除跳蚤、白蟻、臭蟲和蟑螂的藥劑，會致人體患淋巴癌的風險增大；一些漂白劑、清潔劑、清潔劑中所含的螢光劑成分，侵入人體後，不像一般化學成分那樣容易被分解，而是在人體內蓄積，大大削減人體免疫力。

2. 血液系統受損：化學物質容易汙染人體血液，雖然血液具有一定的自淨能力，微量的有害物質進入其中，會被稀釋、分解、吸附和排出。但長期、大量的有毒物質傾注而入，必致其發生質的變化。清潔用品中的化學物質進入血液循環，會破壞紅血球的細胞膜，引起溶血現象。

3. 神經系統受損：一些空氣清潔劑中所含的人工合成芳香物質能對神經系統造成

慢性毒害，致人出現頭暈、噁心、嘔吐、食慾減退等症狀。殺菌劑含除蟲菊類毒性物質，用來消滅蒼蠅等飛蟲的樹脂大都用農藥處理過，這些毒性物質能毒害神經並誘發癌症。不同類型的清潔劑混用，可能導致的後果更嚴重。

4. 生殖系統受損：化學稀釋劑、清潔劑大都含有氯化物。氯化物過量，會損害女性生殖系統。

據有關資料表明，家庭中置放殺蟲劑的婦女，患白血病的風險比家中沒有這類物品的高兩倍。

清潔劑中的烴類物質，可致女性卵巢喪失功能；十二烷基苯磺酸鈉（sodium dodecyl benzene sulfonate）等化學成分可透過皮膚黏膜吸收。若孕婦經常使用，可致卵細胞病變，卵子死亡。科學家在研究不孕症過程中，發現不少婦女的不孕與長期使用清潔劑關係密切。在懷孕早期，清潔劑中的某些化學物質還有致胎兒畸形的危險。

因此，在使用清潔劑時千萬要留意，要小心謹慎。

## 細節提示

### 使用清潔劑時的注意事項

鑒於家用清潔劑對女性健康危害甚多，婦女應注意自我保護，平時應盡量減少接觸化學品的機會。使用清潔用品時，應採取相對的保護措施，如戴上橡膠手套用洗衣粉洗衣物；身體接觸化學品，要多用清水沖洗乾淨；居室多開窗通風等。若使用清潔用品時出現頭暈、過敏等不良反應，應及時就醫。

# 加溼器怎樣使用才健康

冬春季節空氣異常乾燥，再加上暖氣設備的啟用，不少人會感覺每天起床時嗓子乾痛、皮膚乾癢，有的人甚至會流鼻血，所以加溼器成為市場上的熱賣產品。而人們在享受溼潤空氣的同時，室內的各種細菌也在其中生長繁殖，這些細菌就是引發肺炎和呼吸道疾病的元凶。老人、兒童等抵抗力相對較弱的族群吸入細菌後容易引發疾病。室內的常見微生物除細菌外，還有黴菌、放線菌（Actinomycetes），這

些都可引發肺炎或呼吸道疾病，而該類病症引起的痰咳，也會加速細菌的傳播。加溼器使用不當可能引發「加溼性肺炎」。

　　因此，要注意正確使用加溼器，在享用溼潤空氣的同時，避免引發疾病。1. 加溼器最好放在 1 米高的地方，同時遠離家電、家具（最好與家電、家具等保持 1 米左右的距離）。也不要把加溼器靠著牆放，那樣加溼器噴出的霧氣容易在牆上留下白印。加溼器應每天換水，而且最好一週清洗一次，以防止水中的微生物散布到空氣中。清洗時用軟毛刷輕輕刷洗，水槽和感測器用軟布擦拭。人體感覺比較舒適的溼度是 50% 左右，如果空氣溼度太高，人會感到胸悶、呼吸困難，所以，加溼要適度。一般溼度為 40%～60% 左右，病菌較難傳播，人體也會感覺良好。長期用加溼器的家庭，使用時最好配置溼度表，將室內溼度保持在一定範圍。

1. 溼度不可過高：冬季，人體感覺比較舒適的溼度是 50% 左右，如果空氣溼度太高，人會感到胸悶、呼吸困難，所以，加溼器加溼要適度。若空氣溼度超過 90%，會使人體呼吸系統和黏膜產生不適，對老年人尤其不利，會誘發老年人患上流感、氣喘、支氣管炎等病症。此外，關節炎、糖尿病患者慎用空氣加溼器，因為潮溼的空氣會加重關節炎、糖尿病的病情。

2. 不能替代通風換氣：人們常把加溼器作為「密閉辦公室」的救星，認為只要整天開著加溼器，就能替代新鮮空氣。研究顯示，如室內通風不良，人體呼出的二氧化碳就會影響人體健康，這是一個小小的加溼器無法解決的。所以，要保持室內空氣新鮮，一定要確保每天的開窗時間和次數。

3. 定期清理很重要：冬季加溼時，如加溼器未得到定期清理，加溼器中的黴菌等微生物隨著氣霧進入空氣，再進入人的呼吸道中，容易患上「加溼性肺炎」。因此，應每日為加溼器換水，且最好一週清洗一次，清洗時用軟毛刷輕輕刷洗，水槽和感測器用軟布擦拭。

## 細節提示

## 加溼器不宜添香

　　秋冬季，許多家庭使用加溼器給室內加溼，有的為了使室內空氣清香，還添加芳香劑。對此，專家特別提醒，千萬別往加溼器中添加芳香劑。

　　使用加溼器能夠很好的調節房間溼度，但也要注意正確使用。注入加溼器中的

水最好是蒸餾水或涼白開，因為經過處理的水所含雜質較少，人們不會因為吸入水中的雜質而引發呼吸道不適。如果直接用自來水，所含水鹼既影響加溼器的使用壽命，也對人體健康不利。另外，不要在水中加入芳香劑，芳香劑所含成分易引發呼吸道疾病，特別是對有呼吸道過敏史的人刺激更大。此外，要經常清洗加溼器，因為有些病菌易在溼熱環境中生存，若加溼器本身就不衛生，病菌隨水蒸氣漂浮在空氣中，對人體健康同樣不利。

人睡著時同樣要求空氣有一定溼度，特別是張嘴打鼾的人，所以在睡覺時加溼器也應該繼續工作。

# 選用燈具和光源

光源正在嚴重損害著人們的健康，造成各種眼疾，例如藍光、黃斑部病變等，特別是使近視比率迅速攀升。

根據 2021 年新聞報導，高中生近視率達 85％以上，近視人口比例為全世界第一。醫學專家認為，視覺環境是形成近視的主因，而不是用眼習慣。

不少家庭在選用燈具和光源時，往往僅考慮豪華的一面，把燈光設計成五顏六色，十分刺眼。殊不知，耀眼的燈光除危害人的視力外，還能干擾人腦的中樞神經功能。因此，有人出現頭暈目眩、失眠、注意力不集中、食慾下降等症狀。光源還會削弱嬰幼兒的視覺功能，影響兒童的視力發育。還有的辦公室大量使用無遮罩的日光燈，日光燈發出的紫外線能促使人體細胞大量死亡，長期在辦公室工作的人相當於多照射 5％的紫外線。

為此，相關單位提醒人們，注意室內空氣品質的同時，也不能忽視光源品質。

## 細節提示

### 室內燈光禁忌

光線是家居氛圍的調節高手，如果燈具的選用安裝得當，浪漫、溫馨、明亮，各種情調便隨之而來。但是有些家庭燈光裝完卻像到了舞廳，感覺並不舒服。如果燈光設計不當，，有的射燈照到人眼睛，即使 1 秒鐘也會很難受。

在家庭中，可以採用「二次照明」，即把燈光打到天花板上然後再反射下來，

這樣既浪漫又不刺眼。另外一個原則就是「重點照明」，需要看書，裝一個檯燈，重點做什麼，針對區域內裝一個燈就可以了，燈光不要太多，柔和不刺眼就好。

# 室內色彩的合理構建有益健康

地球是一個五顏六色的世界，我們日常工作生活的地方同樣是紅橙黃綠藍靛紫 —— 五顏六色，可以說我們的世界原本就是一個色彩鮮豔的世界。世界如此，我們的私人世界 —— 居室同樣也應該是一個五顏六色的世界。

世界之所以美麗，是因為各種顏色恰如其分的你中有我，我中有你；居室環境要想美麗、和諧，同樣，需要顏色的合理搭配，達到彼此襯托，相互輝映，給居住者創造舒適、親切和幽雅的生活環境。舒適的居室環境有益於人的身心健康，還可消除疲勞與緊張感，增強人們的生活樂趣和提高工作效率。

一副美術作品，講究有一個主色調，同樣，居室色彩的選用，前提要有一個主色調。在居家裝飾中，牆、天花板的顏色最常見的多採用中性的淺淡色調為主色調，這樣做的目的是以便突出家具等陳設品，造成寧靜、明快的氣氛。居室的地面顏色，多半是深色的或中間色調的，以便給人以安定、寧靜的感覺。

房間裡的牆、天花板和地面的顏色也會影響到房間的亮度。比如：深色吸收色光多，因而會使房間變暗；相反淺色則會提高房間的明亮度，這對保護人的視覺器官大有好處。房間裡人工照明的光色，也會影響房間的色彩效果；光色與物體色相同時，會使物體顏色更加鮮明突出；光色與物體色互為補色時，則會使物體色減弱或變暗。比如在藍光下，藍色物體突出，紫、綠色次之，紅、橙色則變得灰暗。因此，在居室內運用色光照明時，應該考慮到保護視覺和色彩效果。

房間裡各種陳設品也不能孤立的隨意決定，而要想到色彩的綜合效果。室內設計大師劉國信認為要從以下四個方面來考慮：一是必須同房間的牆、天花板和地面的顏色諧調起來，做到既統一又有變化，既在大體上調和，又在局部上有對比；二是運用的色彩要與房間的大小相適應，對於狹小的房間，使用淺色或白色的家具，窗簾的顏色與牆色接近，房間就顯得寬闊；三是要從使用功能出發，不同用途的房間，不僅牆、天花板和地面顏色不能一樣，而且房間裡陳設品的色彩也應有所差別；四是必須顧及安全和健康，如果房間有大面積的、強烈刺激的色彩，極易引起疲勞並造成心理上的緊張感，使大腦中樞處於緊張狀態而不得鬆弛，令人目眩、頭暈，

不利於身心健康。

## 細節提示

### 室內色彩搭配禁忌

　　沒有難看的顏色，只有不和諧的配色。在一間房子中，色彩的使用還蘊藏著健康的學問。太強烈刺激的色彩，易使人產生煩躁的感覺或影響人的心理健康，掌握一些基本原則，家庭裝飾的用色並不難。

1. 紫色會給空間壓抑感：紫色，給人沉靜、脆弱、纖細的感覺，總是給人無限浪漫的聯想，追求時尚的人最推崇紫色。但大面積的紫色會使空間整體色調變深，從而產生壓抑感。因此建議不要放在需要歡快氣氛的居室內或孩子的房間中、可以在居室的局部作為裝飾亮點，比如臥房的一角、衛浴間的帷簾等小地方。

2. 粉紅色會帶給人煩躁的情緒：濃重的粉紅色會讓人精神一直處於亢奮狀態，過一段時間後，居住其中的人心情會產生莫名其妙的生氣，容易鬥嘴，引起煩躁情緒。建議粉紅色作為居室內裝飾品的點綴出現，或將顏色的濃度稀釋，淡淡的粉紅色牆壁或壁紙能讓房間轉為溫馨。

3. 紅色不能長時間作為空間主色調：紅色還具有熱情、奔放的含義，充滿燃燒的力量。但居室內紅色過多會讓眼睛負擔過重，產生頭暈目眩的感覺，即使是新婚，也不能長時間讓房間處於紅色的主調下。

   建議選擇紅色在軟裝飾上使用，比如窗簾、床單、靠枕等，而用淡淡的米色或清新的白色搭配，可以使人神清氣爽，更能突出紅色的喜慶氣氛。

4. 不要用單一的金色裝飾房間：建議避免大面積使用單一的金色裝飾房間，可以作為壁紙、軟簾上的裝飾色；在廁所的牆面上，可以使用金色的馬賽克搭配清冷的白色或不銹鋼。為了讓居室的環境更有親和力，不妨在角落裡擺放些綠色的小盆栽，使房間裡充滿情趣。

5. 不要大面積使用黑色：黑色，在五行中屬水，是相當沉寂的色彩，所以一般沒有人會用黑色裝飾臥室牆面。很多人將其用在廁所，但也要講究搭配比例。可以在大面積的黑色當中點綴適當的金色，會顯得既沉穩又有奢華之感；而與白

色搭配更是永恆的經典；與紅色搭配時，氣氛濃烈火熱，一般應該在飾品上使用純度較高的紅色點綴，神祕而高貴。

6. 黑白等比：黑白配的房間很有現代感，是一些時尚人士的首選。但如果在房間內把黑白等比使用就顯得太過花俏了，長時間在這種環境裡，會使人眼花繚亂，緊張、煩躁，讓人無所適從。最好以白色為主，局部以其他色彩為點綴，空間變得明亮舒暢，同時兼具品味與趣味。

7. 不要用藍色裝飾餐廳：藍色，是一種令人產生遐想的色彩。傳統的藍色常常成為現代裝飾設計中熱帶風情的展現。藍色還具有調節神經、鎮靜安神的作用。藍色清新淡雅，與各種水果相配也很適合，但不宜用在餐廳或是廚房，藍色的餐桌或餐墊上的食物，總是不如暖色環境看著有食慾；同時不要在餐廳內裝白熾燈或藍色的情調燈，科學實驗證明，藍色燈光會讓食物看起來不誘人。但作為衛浴間的裝飾卻能強化神祕感與隱私感。

8. 橙色會影響睡眠品質：橘紅色又或是橙色，是生氣勃勃、充滿活力的顏色，是收穫的季節裡特有的色彩。把它用在臥室則不容易使人安靜下來，不利於睡眠。但將橙色用在客廳則會營造歡快的氣氛。同時，橙色有誘發食慾的作用，所以也是裝點餐廳的理想色彩。將橙色和巧克力色或米黃色搭配在一起也很舒暢，巧妙的色彩組合是追求時尚的年輕人的大膽嘗試。

9. 不要在書房用黃色：黃色，可愛而成熟，文雅而自然，使得這個色系正在趨向流行。水果黃帶著溫柔的特性；牛油黃散發著原動力；金黃色帶來溫暖。黃色還對健康者具有穩定情緒、增進食慾的作用。但是長時間接觸高純度黃色，會讓人有一種慵懶的感覺，所以建議在客室與餐廳適量點綴一些就好，黃色最不適宜用在書房，它會減慢思考的速度。

10. 咖啡色不是餐廳和兒童房的理想色彩：咖啡色屬中性暖色色調，它優雅、樸素，莊重而不失雅致。它擯棄了黃金色調的俗氣，又或是象牙白的單調和平庸。咖啡色本身是一種比較含蓄的顏色，但它會使餐廳沉悶而憂鬱，影響進餐品質；還不宜用在兒童房間內，暗沉的顏色會使孩子性格憂鬱；還要切記，咖啡色不適宜搭配黑色。為了避免沉悶，可以用白色、灰色或米色等作為填補色，使咖啡色發揮出屬它的光彩。

# 室內養什麼花最好

　　隨著生活水準的提高，人們利用綠色植物進行居室綠化及裝飾已成為一種時尚。有科學研究表明，常青的觀葉植物以及綠色開花植物中，很多都有消除建築物內有毒化學物質的作用。此次研究還發現，植物不光是靠葉子吸取物質，植物的根以及土壤裡的細菌在清除有害物方面都功不可沒。

1. 能吸收有毒化學物質的植物

　　蘆薈、吊蘭、虎尾蘭、一葉蘭、龜背竹是天然的清道夫，可以清除空氣中的有害物質。有研究表明，虎尾蘭和吊蘭可吸收室內 80% 以上的有害氣體，吸收甲醛的能力超強。蘆薈也是吸收甲醛的好手，可以吸收 1 立方米空氣中所含的 90% 的甲醛。常青藤、鐵樹、菊花、金橘、石榴、半枝蓮、月季花、山茶、石榴、米蘭、雛菊、臘梅、萬壽菊等能有效的清除二氧化硫、氯、乙醚、乙烯、一氧化碳、過氧化氮等有害物。蘭花、桂花、臘梅、花葉芋、紅背桂等是天然的吸塵器，其纖毛能截留並吸滯空氣中的飄浮微粒及煙塵。

2. 能驅蚊蟲的植物

　　每到夏天能驅蚊的植物成了人們關心的焦點。蚊淨香草就是這樣一種植物。它是被改變了遺傳結構的芳香類天竺葵科植物。該植物耐旱，半年內就可生長成熟，養護得當可存活 10 年──15 年，且其枝葉的造型可隨意改變，有很高的觀賞價值。蚊淨香草散發出一種清新淡雅的檸檬香味，在室內有很好的驅蚊效果，對人體卻沒有副作用。溫度越高，其散發的香越多，驅蚊效果越好。據測試，一盆冠幅 30 公分以上的蚊淨香草，可將面積為 10 平方公尺以上房間內的蚊蟲趕走。另外，一種名為除蟲菊的植物含有除蟲菊酯，也能有效驅除蚊蟲。

3. 能殺病菌的植物

　　玫瑰、桂花、紫羅蘭、茉莉、檸檬、薔薇、石竹、鈴蘭、紫薇等芳香花卉產生的揮發性油類具有顯著的殺菌作用。紫薇、茉莉、檸檬等植物，5 分鐘內就可以殺死白喉菌和痢疾菌等原生菌。薔薇、石竹、鈴蘭、紫羅蘭、玫瑰、桂花等植物散發的香味對結核桿菌、肺炎鏈球菌（Streptococcus pneumoniae）、葡萄球菌的生長繁殖具有明顯的抑制作用。

仙人掌等原產於熱帶乾旱地區的多肉植物，其肉質莖上的氣孔白天關閉，夜間打開，在吸收二氧化碳的同時，製造氧氣，使室內空氣中的負離子濃度增加。

虎皮蘭、虎尾蘭、龍舌蘭以及褐毛掌、伽藍菜、景天、落地生根、栽培鳳梨等植物也能在夜間淨化空氣。

在家居周圍栽種爬山虎、葡萄、牽牛花、紫藤、薔薇等攀援植物，讓它們順牆或順架攀附，形成一個綠色的涼棚，能夠有效的減少陽光輻射，大大降低室內溫度。

丁香、茉莉、玫瑰、紫羅蘭、薄荷等植物可使人放鬆、精神愉快，有利於睡眠，還能提高工作效率。

## 具體補充：

- ·　玫瑰：香味作用強烈，可以使人振奮精神。
- ·　紫薇：香味可以殺菌，使居室內的痢疾桿菌、白喉菌和結核菌無藏身之地。
- ·　檸檬：花香能振奮精神，使人無精打采的精神狀態化為烏有。
- ·　吊蘭：它的葉子能吸收一氧化碳、二氧化碳和其他有害氣體，然後集中運輸到根部，分解為養分吸收。
- ·　薰衣草：發出的氣味對氣喘病的預防和治療有一定的效果。
- ·　仙人掌：夜間吸入二氧化碳，製造氧氣。置於室內可增加新鮮空氣和負離子濃度，有益身心健康。
- ·　天竺蘭：發出的氣味具有鎮定作用，能消除疲勞，促進睡眠。
- ·　秋海棠和文竹：在夜間除了能吸收二氧化硫、二氧化碳、氯氣等有害氣體外，還能分泌出消滅細菌的氣體，可減少感冒、傷風、喉炎等疾病的發生。
- ·　月季花和茉莉花：晝夜釋放香精油和負離子，使居室內空氣新鮮，可治精神壓抑、神經衰弱等身心疾病。

## 細節提示

## 室內選花四忌

利用花卉植物淨化室內環境要注意四忌：

忌香：一些花草香味過於濃烈，會讓人難受甚至產生不良反應。如夜來香、鬱金香、五色梅等花卉。

忌敏：一些花卉，會讓人產生過敏反應。像月季、玉丁香、五色梅、洋繡球、天竺葵、紫荊花等，人碰觸撫摸它們，往往會引起皮膚過敏，出現紅疹，奇癢難忍。

忌毒：有的觀賞花草有毒性，擺放時應注意，如含羞草、一品紅、夾竹桃、黃杜鵑和狀元紅等花草。

忌傷害：比如仙人掌類植物有尖刺，有兒童的家庭或兒童房間盡量不要擺放。另外為了安全，兒童房裡的植物不要太高大，不要選擇穩定性差的花盆架，以免傷害到兒童。

# 「煮婦」如何設置快樂廚房

廚房裡飄出飯菜的香味，會使家的味道更濃。但是，日復一日的在廚房裡操持著，你也許會對這平凡瑣碎的生活感到厭煩。現在，讓我們在廚房中找到快樂，找到好心情！

充分享受在廚房中度過的時間，會讓我們心情平和，沉浸於單純的快樂之中，而且能在不知不覺中平衡自己的膳食結構，最終達到身體健康的目的。熱愛廚房生活，會讓你在做飯時都充滿樂趣和幸福感。

布置自己喜歡的廚房舒適廚房的 5 大要點：

1. 寬敞度：需要保持來回走動所必需的空間，確定料理臺的寬度是否夠，高度是否和自己的身高相符等。

2. 明亮度：要保持心情舒暢，保證廚房的明亮度很重要。需要確認照明的位置是否合適，做飯時自己身邊是否會有光線被擋住等。

3. 櫥櫃的容量：是否有充足的空間來擺放鍋碗、調味料、餐具和食品等，要確認目前自己使用的廚房用品的數量及今後打算購置的數量。

4. 通風性：看看換氣扇是否正常運行，打開窗戶後是否有新鮮的空氣流通。

5. 整體感覺：在這裡能否想像出自己在快樂烹調的景象。

## 細節提示

### 廚房用具禁忌

廚房用具五條禁忌要牢記：

1. 忌用油漆或雕刻鑲鏤的竹筷：塗在筷子上的油漆含鉛、苯等化學物質，對健康有害。雕刻的竹筷看似漂亮，但易藏汙納垢，滋生細菌，不易清潔。

2. 忌用烏柏木或有異味的木料做砧板：烏柏木含有異味和有毒物質，用它做砧板不但汙染菜餚，而且極易引起嘔吐、頭昏、腹痛。因此，民間製作砧板的首選木料是白果木、皂角木、樺木和柳木等。

3. 忌鐵鍋煮綠豆：因綠豆中含有元素單寧（tannin），在高溫條件下遇鐵會成黑色的單寧鐵，使綠豆湯汁變黑，有特殊氣味，不但影響食慾、味道，而且對人體有害。

4. 忌不銹鋼或鐵鍋熬中藥：因中藥含有多種生物鹼及各類生物化學物質，在加熱條件下，會與不銹鋼或鐵發生多種化學反應，會使藥物失效，甚至產生一定毒性。

5. 忌用各類花色瓷器盛佐料：花色瓷器含鉛、苯等致病、致癌物質。隨著花色瓷器的老化和衰變，圖案顏料內的氡對食品產生汙染，對人體有害。佐料最好以玻璃器皿盛裝。

## 挑選家具要講究

造型精美的家具會給居住者帶來美好的心情，但與此同時，品質低劣、不環保的家具不但汙染家居環境，更會影響家人身體健康。在這裡，針對家具的「環保問題」，在挑選用家具的時候一定要細心：

首先，我們要看看相關書面材料，確定是不是正規廠商生產，有沒有出廠檢驗或者品質檢驗合格證。

在購買前一定要看家具的產品說明書，一份完整的家具說明書，還應該包括使用說明部分，如不同家具的適用場合；安裝說明部分，需有安裝說明等；廠商承諾部分，有廠商對產品品質的承諾、保修等方面的條款。在購買時還需簽訂有符合國

家有害物質限量標準內容的合約，這既是廠商對消費者的承諾，也為消費者保護自己的利益提供了依據。

其次，當我們在購買人造板製成的家具時，筆者建議家具未做全部封邊處理的最好不要買。

按照國家關於家具品質的要求，凡是使用人造板製成的家具零件，都應經嚴格的封邊處理，特別是家具用塑合板。人造板沒有裸露在外，那麼黏合劑中的甲醛就無法釋放出來，可以限制人造板中的有害物質釋放。對於已經購買的家具，如果抽屜、櫃子內壁沒有貼一層薄板，也沒有刷油漆，可以用玻璃板把內壁貼起來，也可以減少甲醛釋放。布藝家具不但要注意面料，內填充物更要講究，填充材料用料要實在，彈性均勻，無論壓、靠、擠，釋放壓力後能迅速回彈。

再次，最好別買人造板製作的衣櫃，如果您非得要買，那麼請別將內衣、睡衣、兒童衣物放入這樣的衣櫃裡，放些外衣就可以了。

因為人造板中的甲醛是一種過敏原（allergen），當從纖維上游離到皮膚上的甲醛量超過一定限度時，會引發皮膚炎。

最後，散發著強烈刺激氣味的家具一定不要買。

買家具時可拉開抽屜、打開櫃門，體驗是否刺激得讓人流淚，如果有這樣的感覺，表明這套家具的甲醛含量嚴重超標。

有必要提醒大家的是，新買的家具最好不要急於放進房間，應在空房間裡放置一段時間後再用。新裝修的家庭購買的新家具，應全部敞開櫃門、抽屜，裡面可撒上一些茶葉或放置幾個新鮮鳳梨，吸附異味或中和居室中的有害氣體。這樣，先給它通風去除異味，讓它乾淨了、安全了再使用。

## 細節提示

### 家具擺放禁忌

家具擺放有講究，以下幾個禁忌不容觸犯：

1. 擺放影音器材的位置也要遠離窗戶，原因有兩個：一是由於電視機的螢幕螢光幕被光線照射時，會產生反光的效果，令人欣賞電視節目時眼睛不舒服。二來靠近窗戶會沾染塵埃，下雨時，雨水更可能濺到器材，影響其操作，甚至發生漏電的現象。

2. 床不宜對著鏡子，因為鏡子反射其他事物，當人在模糊的狀態下，可能會因而受驚。床亦不宜位於梁下，因為躺在梁下，潛意識會感到受壓迫。

3. 沙發不能擺在窗戶邊。猛烈的陽光會令沙發表面褪色，直接影響沙發的耐用性，所以無論沙發採用哪種材料製造，都不能長期擺放在窗戶旁邊，尤其房間朝向西面的，就更要避免。

4. 市場上的燈飾大多以吊燈為主，使用必須得當，如房子太低，就要留意吊燈的高度，太低會妨礙走動。吊燈安裝在中間位置，光線會更平均。至於吊燈的高度，最理想的距離與桌面大約 50 ～ 60 公分，太高的話可能會令人感到耀目，太低又會撞到頭。

# 廁所要衛生

現在，很多家庭都比較注意居室的開窗通風，客廳、臥室，甚至廚房都考慮到了，而狹小的廁所就成了死角。大多數人家的廁所只有幾平方公尺大小，而且浴室與廁所合用。不少居民還將它變成了儲藏室，洗衣機、雜物等都堆放其中，使本來就狹小的廁所變得更加擁擠。

廁所的環境問題主要有兩方面：

1. 通風：高層建築的廁所通風一般都比較狹窄，自然通風的效果差。一旦遇到無風，廁所裡的異味很難排到室外，甚至擴散到室內，汙染室內空氣環境。

2. 防潮：很少有廁所設計在朝南的陽面位置，而且多數沒有窗戶，採光不好，加上不能充分與外界空氣進行交換，極易使細菌、真菌滋生和繁殖。真菌是吸入性為主的變應原，能引起呼吸道過敏。輕者會鼻咽發癢、打噴嚏；重者會出現呼吸困難、氣喘不止等症狀；個別人還會因此導致蕁麻疹以及流淚、眼周圍紅腫等眼部過敏症狀。在室內環境汙染與人體健康調查中，有許多居民出現上述症狀，卻不知是由於廁所太潮溼所致。

針對這種情況，居民們在日常生活中應該注意以下幾點：首先，溼拖把等易產生黴菌的物品，放入廁所前，先拿到陽臺晾乾。

其次，要隨時保持廁所內下水道的暢通，洗澡後，及時清理人的毛髮及其他易

堵塞下水道的雜物,以防時間久了發酵。

再者,要經常打開廁所的門窗通風換氣;還可適當噴灑芳香劑或除臭劑;在平房或低層樓房的廁所內,安裝個稍大一點的排氣扇,最好裝在窗戶的上方位置,排氣效果較好。

## 細節提示

### 美化廁所之妙招

廁所是藏汙納垢之地,衛生問題更需要注意:

1. 三大件,即坐便器、盥洗盆、浴缸,它們的色彩選擇必須一致;通常白色的潔具和瓷磚使人清心舒暢,象牙黃色顯得富貴高雅,湖藍色自然寧靜,淺紅色則給人浪漫、含蓄、溫馨之感;廁所以這三大潔具為主色調。與牆面和地面的色彩相隨和,才能使整個廁所協調舒適。

2. 廁所的毛巾、窗簾、浴巾等裝飾,也應講究協調統一;盥洗盆上方安裝一面鏡子,在冷光源的漫射下,更能增添人們心理上的舒適感和美的享受。

3. 用彩色瓷磚美化浴室。因瓷磚不僅能夠防止水直接濺在牆上,還是一種美化浴室的實用性裝飾材料,可使浴室顯出溫馨幽雅的格調;當今在比較講究的浴室設計中,較多利用彩色瓷磚創造牆面的圖案,給人一種很強的立體感覺,只要較好的選擇瓷磚的色彩,設計好組合排列圖案,都能獲得較好的藝術效果。

## 居家鋪地毯不衛生

現今,購買地毯的人越來越多。地毯有毛織的、化學纖維的。羊毛地毯做工精細優美、柔軟、保暖、耐用;化學纖維地毯則色彩豔麗,價格便宜。然而,鋪設地毯雖可美化人們生活,但它也可以給人製造麻煩,藏匿汙染物,並可引起一些過敏性疾病。

在日常生活中還可見到,有的人一走到家或進入臥室,就會感到全身搔癢不適,流鼻涕、打噴嚏,甚至引發氣喘病,但一離開這種環境,症狀很快消失。以上這些情況,都是由於致敏物引起的過敏性疾病,或稱變態反應性疾病。致敏物通常寄生在室內的塵蟎上。

塵蟎牠的身體很小，體長約 1/3 毫米，加上牠身體半透明，所以肉眼不容易看到牠，特別是牠藏匿在塵埃裡，人們難以發現。塵蟎長得有點像有足有鬚的甲蟲。塵蟎和牠排泄的糞球（直徑 20 微米），可以使人發生過敏性反應。塵蟎是一種強烈的過敏原，能夠引起塵蟎性氣喘、過敏性鼻炎或過敏性皮膚炎等疾病。

## 細節提示

### 地毯衛生不容忽視

家有幼兒不宜放在地毯上爬行玩樂，兒童不宜躺在上面嬉戲。此外，地毯應經常用吸塵器除塵，定期用溫水和中性洗潔劑擦拭，同時用木棍拍打，清除灰塵，保持地毯清潔衛生，有助於預防發生過敏性疾病。

# 辦公室空氣太差怎麼辦？

對於上班族來說，每天二十四小時的 1/3 在辦公室裡度過，因此可以說辦公室裡環境的好壞直接影響著我們的健康。

當下，幾乎所有辦公室裡都有空調，而空調啟動時，一定是門窗緊閉。加之多數辦工場所人員集中，因此氧氣相對不足、二氧化碳超標等問題更加突出。如果再有人抽菸，那麼空氣的汙濁程度就可想而知了。

對於使用中央空調的辦公大樓來說，都是靠通風管道來通風的，很多管道裡陰暗潮溼，容易滋生細菌和累積灰塵，這些也會隨著循環散布到空氣中。此外，多數辦公桌、書櫃、檔櫃等都是以人造板為主，這些板材也很可能揮發出甲醛、甲苯、二甲苯等有害氣體，使室內空氣的汙染程度再上一個等級。

那麼，上班族該採取什麼辦法來減少汙濁的空氣對健康的不良影響呢？下面的幾種辦法您不妨一試：

1. 多開窗。每天上班後的第一件事就是打開窗戶，自然通風，改善辦公室的空氣品質。

2. 如果工作允許，最好隔一段時間到空氣流通處或戶外活動活動，尤其在地下室工作的人員更要注意這一點。

3. 打掃時提倡溼式清掃，就是拖地以及擦拭桌面、窗臺等處時要用溼的墩布或抹布。

4. 建議使用集中空調通風系統，對於中央空調一定要按照國家規定進行暖氣清洗和維護。

5. 有地下停車庫的辦公大樓最好保持空氣的氣壓是正壓，而在地下車庫裡最好使用軸流風機，盡量排出汽機車排氣。

6. 適當在室內放些綠色植物。

7. 當然，放上一個加溼器，改善一下空氣溼度也是可取的。

## 細節提示

### 適宜在辦公室擺放的植物

1. 鐵樹、常春藤和菊花：能分解 3 種有害物質，即存在於絕緣材料的甲醛，隱匿於印刷油墨溶劑中對腎臟有害的二甲苯。染色劑和清潔劑中的甲苯。

2. 吊蘭和扶郎花（又名非洲菊）：能夠吸收甲醛也能分解影印機、印表機等排放出來的苯，還能吸收尼古丁。

3. 萬年青、龍血樹和雛菊：清除來源於影印機、雷射印表機和存在於清潔劑及黏合劑中的三氯乙烯。

4. 綠蘿、富貴竹、秋海棠等水生植物：空氣乾燥是女性的「慢性殺手」，會使皮膚變得粗糙，並容易起皺紋。這些水生植物如同在辦公桌上放了個「活氧機」。

# 別讓電腦傷害了你

在操作電腦時盡可能保持自然的端坐位，將後背坐直，並保持頸部的挺直；兩肩自然下垂，上臂貼近身體，手肘彎曲成 90 度；操作鍵盤或滑鼠時，盡量使手腕保持水平。

1. 電腦的擺放高度要合適：讓電腦螢幕中心位置與操作者胸部在同一水同線上，最好使用可以調節高低的椅子。應有足夠的空間伸放雙腳，膝蓋自然彎曲成 90 度，雙腳著地，不要交叉雙腳，以免影響血液循環。

2. 注意眼睛要與螢幕保持恰當的距離：眼睛與電腦螢幕的距離應在 40 ～ 50 公分，使雙眼平視或稍微向下注視螢幕，這樣可使頸部肌肉放鬆，並使眼球暴露於空

氣中的面積減小到最低。

3. 做到有勞有逸：避免長時間連續操作電腦，最好 40 分鐘就休息一下，可到室外散步，或抬頭望天，或向遠處眺望，或進行 10 ～ 20 次伸頸和擴胸練習。

4. 注意保持皮膚清潔：電腦螢幕表面存在著大量靜電，其積聚的灰塵可轉射到臉部和手部皮膚裸露處，時間久了，易發生斑疹、色素沉澱，嚴重者甚至會引起皮膚病變等。勤洗臉也能防止輻射波對皮膚的刺激。

5. 有一個健康的環境：為減少輻射，應使辦公室保持通風、乾爽，這樣能使有害物質盡快排出，在電腦桌下放一盆水或是放一盆花草也可減少輻射。室內光線要適宜，不可過亮或過暗，避免光線直接照射在螢幕上。定期清除室內的粉塵以及微生物，對空氣過濾器進行消毒處理，合理調節風量，使新鮮空氣進入室內。

## 細節提示

### 如何減少辦公室輻射危害

每天必喝四杯茶

1. 上午一杯綠茶：因綠茶中含強效的抗氧化劑以及維生素 C，不但可以清除體內的自由基，還能分泌出對抗緊張壓力的荷爾蒙。

2. 下午一杯菊花茶：菊花有明目清肝的作用，在菊花茶中加入適量的蜂蜜味道會更好，清熱解毒又有營養。

3. 傍晚一杯枸杞茶：枸杞子具有補肝、益腎、明目的作用。

4. 晚間一杯決明子茶：決明子同樣有清熱、明目、補腦髓、鎮肝氣、益筋骨的作用，對解決電腦族眼睛澀、疲勞等頗有功效。

除此以外，還可以買一些仙人掌盆景放在輻射源旁邊，可以幫助我們吸收一些輻射；每天使用隔離霜，可以幫助皮膚創造良好的環境。一些如海帶、螺旋藻之類，聽說是非常好的抗輻射食物。

# 健康使用空調

　　待在空調房間裡工作、學習、聊天，的確是件愜意的事，但如果您出現了咳嗽、噴嚏、拉肚子、關節疼痛等症狀時可要注意了，因為你可能患上了「空調病」。預防空調病主要從以下幾方面。

1. 加強空氣流通：盡量避免長時間待在空調房間裡，室內外溫差別超過 7°C，開機 1～3 小時最好關一段時間空調，打開窗戶呼吸新鮮空氣。對於司機來說，如果車裡特熱要先把窗戶打開，排出熱氣再開空調，溫度別開太低，同時最好別抽菸。另外，千萬別開著空調在車裡睡覺，如果引擎排出的一氧化碳滲漏到車裡很容易中毒。

2. 注意溫度過度：經常出入冷氣房間，一定要有個溫度過度，比如先把溫度調高或先關掉空調，進門的時候一定先把汗擦乾。長時間待在空調房間裡，盡量多喝水，經常用吸滿水的墩布拖地保溼。

3. 洗溫水澡多鍛鍊：經常坐著辦公的人，不妨在公司備一身長袖長褲的衣服，尤其是年輕女性，膝部的關節最好用毛巾或厚點的衣服加以保護，同時隔一段時間就站起來活動活動。下班回家，首先要洗個溫水澡，水不要過熱，然後自行按摩一番，或用溫熱的毛巾敷在關節部位，如能適當運動更好。

## 細節提示

### 防止空調病的常識

　　現在再來看看專家告訴大家的一些預防電腦病的方法。
　　來看看專家告訴大家的一些預防電腦病的方法。

1. 切勿把溫度調得過低，一般把空調的溫度恆定在 24 攝氏度左右，使室內外溫差不超過 7 攝氏度為宜。

2. 無論是辦公桌或是居室中的床鋪，都應該遠離空調機，離空調機越近，冷空氣的流速越快，影響也越大。

3. 長時間在空調房間工作的人，應該增添一些穿脫方便的衣物，膝部應該覆蓋浴巾、護膝之類的保暖物品。

4. 下班回家後應首先洗個澡，水壓調高些，可做全身水力按摩或浴後按摩，或用按摩器恢復身體血液循環。

5. 夏日炎炎理當出汗之時，不必一刻不離空調。戶外避開強烈陽光，做些舒緩運動，一則舒筋活血，二則去風除溼。

6. 得了空調病，可去針灸門診請醫生作皮刺治療。

# 遠離辦公室的健康「殺手」

曾幾何時，「坐辦公室」是多麼讓人羨慕的工作，「風不打臉，雨不打頭」。可如今，那些曾讓人羨慕的「坐辦公室」的人卻為此付出健康的代價。

在辦公大樓裡的隱性殺手不得不防。有關人士分析，目前辦公大樓內空氣汙染物主要來源有以下幾點：

1. 建築裝飾材料：如混凝土防凍劑裡面的氨氣、防火或隔音保溫材料中的石棉、室內裝飾材料地毯、塗料、人造板和地板裡面產生的甲醛、苯等有毒有害物質造成室內環境汙染。

2. 辦公家具的汙染：辦公大樓的辦公家具汙染問題是家具汙染問題的主要方面，特別是一些看似漂亮的電腦桌、辦公隔板裡面隱藏著甲醛、苯、揮發性有機物和重金屬等有害物質。

3. 現代辦公設施：影印機、印表機、傳真機等現代化辦公設施在給人們帶來方便與快捷的同時也帶來了臭氧、噪音與電磁波等汙染。

4. 中央空調系統汙染：一些辦公大樓經過幾年的使用，中央空調送風管道、空調的新風採集口和過濾器裡面會積聚大量的灰塵、細菌，當空氣透過時造成嚴重的汙染。特別是夏季即將到來，空調汙染成為辦公大樓汙染的主要問題之一。

5. 通風不良汙染：辦公大樓裡因環境封閉，空氣流通不暢，新空氣進入較少，同時容積率也較高，辦公人員又多，因此二氧化碳濃度超標情況比較嚴重。一般情況下，當空氣中二氧化碳濃度超標時，人就會出現頭暈、噁心等症狀。

6. 二手菸汙染：抽菸不但對吸菸者本人的健康造成危害，而且對不抽菸的人同時造成危害，世界衛生組織最新統計，在工作場所常吸二手菸的人患肺癌機率要比在無菸環境中的工作者高一倍。

## 細節提示

### 辦公室健康法則

1. 多通風。在條件可行的情況下，多開門窗，通通風。空調開 2～3 小時，一定要暫時先停停，開窗通風。

2. 勤洗手洗臉。在這樣一個渾濁的環境中應該每隔 2～3 小時便洗洗手，洗洗臉，清洗一下附著在皮膚上的細菌。

3. 能不開的辦公設施盡量別開，減少電子汙染。

4. 多喝水，少說話。多喝水，補充體內水分需要；少說話，阻止病從口入的機會。

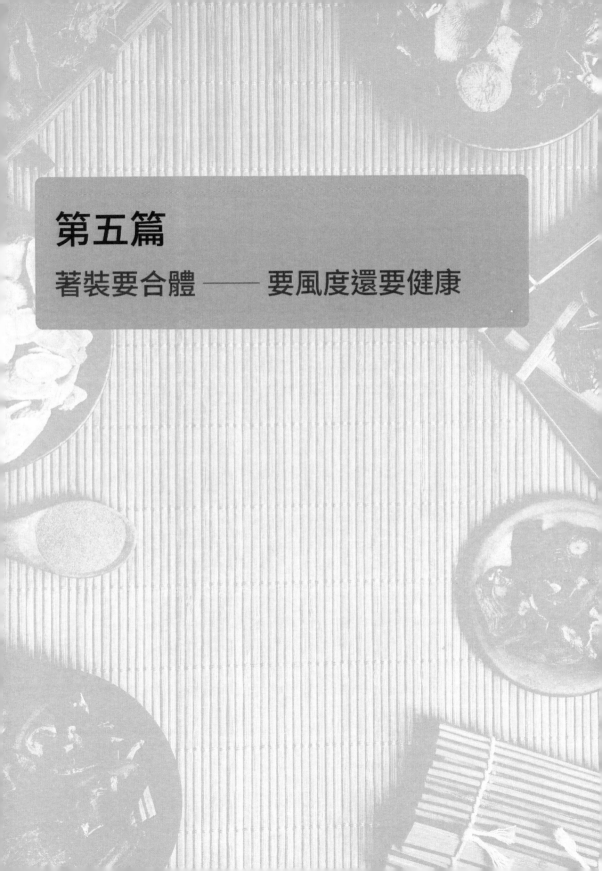

# 第五篇

## 著裝要合體 ── 要風度還要健康

# 你是否知道衣服上的「隱形殺手」

在日常生活中，人們對食品、藥品、居家裝飾的安全問題非常關心，卻往往忽視了匿藏在身上的「隱形殺手」──服裝安全。

一件服裝從原料生產到加工成型，隨時都有「中毒」的機會。產品品質監督檢測所紡織專業工程師介紹，服裝檢測的項目主要包括甲醛、PH 值、色牢度、異味、可分解芳香胺（Aromatic amine）等。

為了防縮、防蟲、防皺，需加入甲醛對服裝進行處理，如果甲醛超標會使人產生疲倦、失眠、頭痛、呼吸困難、咳嗽、流淚、口乾等症狀；如果服裝的 PH 值過高或者過低的話，就會破壞人體的平衡機理；如果服裝大量掉色，會透過汗液吸收到人體皮膚中，對肌體造成傷害；可分解芳香胺主要來自於服裝中的偶氮（Azo Compound）染料，偶氮染料在一定條件下，可分解還原出具有致癌性的 20 多種芳香胺類。

據悉，如果要生產出完全符合標準的面料及服裝，成本和技術要求都比較高。一些中小企業承受不了檢測增加的生產成本，往往會選擇了降低生產標準或不進入商場銷售。而相關部門目前例行的服裝監督抽查範圍，多是商場、專賣店、知名品牌、服裝批發市場，對一些「地下」服裝工廠和流動服裝攤販卻難於監管到位，這也是服裝安全標準難於執行的主要原因。

## 細節提示

### 選購服裝的注意事項

選購時，首先應聞一聞有無芳香類、煤油類異味。內衣尤其是嬰幼兒用品應選擇素色或圖案小的產品，盡量不要買印花鮮豔、面料挺而硬的產品。

選購服裝時，可用力揉搓衣服，如果其色牢度不達標就會出現掉色；穿戴新買的衣物前，一定要先經水洗，最好浸泡半小時以上，盡量減少服裝中可能存在的殘留物。

# 注意口袋裡的衛生

在生活中，有不少人的口袋裡常常既裝手帕，又裝香菸、瓜子、花生、或糖果，或許還要把買東西找回的零錢、票據等也裝進口袋。

貨幣作為一種流通物品，經常從這個人手中轉到那個人手中。如果其中某個人患有疾病，特別是傳染性疾病攜帶細菌、病毒，那麼貨幣也就難免不被汙染而成為可能傳染疾病的禍根。據測，一張半新的紙幣沾有 30 萬～ 40 萬個細菌。

有些人平時不注意手帕的衛生，在出汗時隨意用手帕擦汗將臉部的灰塵和多種細帶到手帕上。浸滿汗液的手帕因溫度適宜，又含有多種代謝產物，是細菌的良好培養基，細菌可能很快在上面生長繁殖。

手帕如不經常清洗，再使用時極易引起上呼吸道感染或臉部癤腫等疾病。手帕與錢幣、票據等雜物同放在口袋裡，可互相汙染，容易傳染痢疾、肝火及腸蛔蟲症。

特別是那些愛吃零食的人，更容易得病。當那些「進口貨」與錢幣等混放在一起時，也就很難「潔身自好」了。當人們悠閒的嗑著瓜子、嚼著花生，自得其樂時，也把病菌帶入了體內並將引起疾病。

## 細節提示

### 口袋不是食品袋

看來，經常保持小小口袋的清潔衛生十分重要。要把錢放在錢包裡，買東西找回的零錢應及時裝入，不要隨便往口袋裡一塞。如果必須在口袋放錢時，要單獨存放，不要與其他雜物混放在一起。

吃的零食不要放在口袋裡，戒除隨時隨地吃零食的不良習慣，養成吃東西前一定要洗手的好習慣。此外，手帕、口袋要經常清洗，保持清潔衛生，養成良好的習慣對於個人健康十分有益。

# 穿化學纖維衣服對人體有哪些危害

如今化學纖維織物品種繁多，如丙綸、棉綸、麗綸、耐綸和玻璃纖維等，在一定範圍內取代了天然纖維。有人過多、頻繁的穿用由化學纖維織物製成的衣服，卻

不知化學纖維織物對人體的危害：

1. 化學纖維衣物的吸溼功能差，易於引起皮膚過敏：化學纖維的吸溼功能與棉相比，要遜色很多，據研究發現，丙綸和氯綸幾乎沒有吸溼率，腈綸的吸溼率是棉花的 18%，錦綸的吸溼率是棉花的 40%。由於化學纖維衣物不能有效的吸溼和散溼，汗液就在體表聚集，汗液中所含的各種成分容易刺激皮膚而引起人體的過敏反應。對錦綸、滌綸、腈綸過敏者，還容易引起過敏性皮膚炎。

2. 化學纖維衣服容易帶靜電：在脫穿腈綸衣服時，會聽到劈劈啪啪的聲音，並且會感到輕微的靜電；尼龍衣服有時會自己飄起來，而失去其原有的效果；針織、滌綸衣服容易吸附塵土。

3. 合成纖維對老年人易誘發和加重皮膚搔癢症：因為老年人皮脂腺和汗腺萎縮，使皮脂和汗液分泌減少，皮膚乾燥脫屑，免疫功能下降。如長期穿化學纖維內衣，由於合成纖維吸水性差，汗液附在皮膚上，導致微生物繁殖和腐敗，從而誘發過敏和溼疹。特別是合成纖維生產過程中混入的原料單體、氨、甲醇等微量化學成分，對皮膚過敏的人，尤其是對兒童刺激性較大。

　　化學纖維織物在製造過程中，有多種添加物，如漂白劑、柔順劑等，如果穿化學纖維織物內衣，布料上的化學物質極易被皮膚吸收，時間長了，就會產生刺激，引起溼疹、接觸性皮膚炎、異位性皮膚炎、蕁麻疹等症。所以，不要過多、過久穿化學纖維衣服，特別是內衣堅決不穿化學纖維織物，要穿棉料的內衣。過敏體質的人，內外都不穿化學纖維織物。

## 細節提示

### 衣服寬鬆點，皮膚不搔癢

　　衣物要寬鬆衣物要盡量寬鬆，過緊的衣物會增加與身體的摩擦，使搔癢症狀加重。此外，最好穿材質柔軟的純棉或真絲等天然纖維織物。而化學纖維材質的內衣，會在乾燥環境下與身體表面產生靜電，加重皮膚搔癢。

　　因此，穿衣宜寬鬆。

# 乳房健康先要保證胸罩安全

作為最貼近身體的一層，胸罩有著其他衣物無法比擬的作用，保護乳房不形狀完美，為外來侵害多一層保護。為了讓乳房更加健康，胸罩的保養也變得十分重要。

首先注意清潔。汙垢不單意味著不乾淨，更會影響面料的通氣吸汗及柔軟性，從而損壞面料。多買幾件喜愛的胸罩，交替使用，每件胸罩的壽命都可以延長一些。高級或高價的產品有時只是美觀而未必耐用，小心呵護才可以保持它的優點。

內衣的質料多為柔薄纖細，穿著及脫下時不可過度用力，也要注意指甲不可勾刮纖維。穿脫內衣時還要注意勿將粉底、口紅沾於內衣之上。

胸罩是最接近身體的衣物，首先要注意清潔。汙垢不單意味著不乾淨，更會影響面料的通氣吸汗及柔軟性，從而對面料造成損壞。

1. 胸罩的洗滌：洗衣粉、洗衣劑不可直接沾於胸罩上：洗衣粉、劑與螢光漂白配合使用時會引致顏色不均勻，退色或變色等現狀，應先將洗劑溶解於水中，再將胸罩放入。此外，漂白劑的使用可令胸罩的品質發霉及變色，應避免使用。

   A. 清洗時拉鍊部分必須拉上：附有拉鍊的全身束衣，與清洗時必須先將拉鍊拉上，活動肩帶類的胸圍（即可作無肩帶使用的胸圍）最好先將活動的肩帶取出，分開清洗。

   B. 鋼圈及拉鍊的衣物須用手洗：於手洗時如用力過度，亦容易使衣物變形，最好使用「壓洗法」及「搓洗法」洗滌。

   C. 放入洗衣網內的衣物以一半為限：由於一般內衣均採用較柔軟及纖巧的質料，故於洗衣時按照標籤所指示，放入洗衣網內洗滌，但必須注意所放入網內的衣物，須以洗衣網的一半為限。

   D. 最少應分開始用 2 個洗衣網：目的是將附有金屬或鋼圈的衣物，以及沒有鋼圈的衣物分開放入，以免損壞其他衣物。如遇鋼圈變形的情形，小心謹慎的用手搓回原來形狀，切勿過急的用力強行使其變回原狀，要點是使其慢慢恢復本來的形狀。

   E. 洗衣機洗 30 秒：衣物放在原洗衣網內脫水再以乾毛巾包上，用手擠壓，使水分被毛巾吸收。因如用雙手直接扭出水分，容易弄皺及使衣物的質料受損壞。

2. 晾晒方式

A. 洗後的胸罩用手輕輕擠或用毛巾把內衣包在中間吸取水分，甩幾下，拉平，盡量把皺紋弄平，用夾子夾住沒有彈性的地方，倒掛在通風處晾乾。

B. 洗完後應馬上晾乾，以免長久處在溼潤的狀況下，產生皺折及褪色。

C. 太陽光的直射是胸罩變黃、褪色、布料弱化的原因，室內暖氣亦會造成變黃，請避免。

有人覺得內衣是怕見人的，所以晾在角落裡。我們說，內褲是應晒乾才能滅菌，而胸罩是應晾乾的，以免晒黃，或使彈性減弱。事實上你的衣櫃不會有外人去看的，你可以把胸罩折起，背帶、肩帶放進杯內，放在所有衣物的最上端，或是兩三件疊起來，這樣都不易變形，如果往衣服下面隨便一塞，衣服太重會壓壞鋼圈。

## 細節提示

### 如何選擇胸罩

合適的胸罩能讓女性形體更加優美，反之，不合適的胸罩只會「美中不足，那麼，如何選擇胸罩，讓自己更加美麗動人。

1. 乳房較大者，可以根據胸圍的長度來挑選，使胸罩恰好將乳房罩住，不要有壓迫感，使乳房和背部形成一個嚴密的實體。

2. 乳房較小者，可以戴健美胸罩，或在胸罩內填充一些柔軟的纖維，使胸罩能緊扣乳房。

3. 體育愛好者在參加體育運動時，應戴羅紋針織胸罩。胸罩背帶要寬些，最好是鬆緊式。

4. 胸罩的材料以棉布為最佳。

# 為什麼應慎穿牛仔褲

　　牛仔褲是當今時髦的服飾，尤其受年輕人的青睞，但是在追求時尚的同時，別忘記自己的生育健康問題，因為對影響男性生育能力的原因來說，牛仔褲是「罪大惡極」的。美國愛荷華大學泌尿系專家研究認為，常穿過緊的牛仔褲可能導致精子數量下降。

　　牛仔褲的布料材質厚，緊貼皮膚，透氣和散熱的功能差，睪丸製造精子的最適宜溫度為 36°C 左右，人的體溫只要接近 40°C，就會影響精子的生成及其活力。經測試，穿牛仔褲後褲襠的溫度正好臨界這個溫度範圍，尤其是夏季。高溫妨礙精子的產生，故長期穿牛仔褲會影響男性的生育能力。而牛仔褲將陰囊和睪丸緊緊的束縛了，使局部散熱減少，睪丸溫度升高，有礙精子生成。

　　所以，提醒追求時尚的年輕男性，在穿牛仔褲的時候，注意以下兩點：

　　1. 穿牛仔褲要與其他款式的衣褲交替穿著；

　　2. 穿牛仔褲的同時穿柔軟、通透和吸溼性好的內褲。這樣體溫不會持續保持很高。

　　也就是說：只要挑對了牛仔褲，並在生活中稍加注意，以上可怕的疾病便不會輕易「找上門來」。

　　首先要考慮的是版型。適合自己的版型，應是穿上身後，全身上下沒有哪個地方會不舒服，而是很貼身。試穿時，可在扣好扣子後，把膝蓋往胸前抬一下，看看是否舒適。

　　其次，面料。牛仔褲的布料彈性、透氣功能也要好，不妨選擇加萊卡的，其彈性的面料既貼合身材又較為舒適。

　　再次，型號。試穿時，蹲下並從鏡子裡觀察自己的背後，如果臀部露出大半或腹部出現三條以上橫肉就說明該牛仔褲的褲腰太低或尺碼太小了。最後，不要常穿，應多備些寬鬆的棉質褲子替換著穿。

## 細節提示

### 牛仔褲的搭配

1. 上衣和褲子如果同色系，上衣顏色較深會有修長的感覺。

2. 褲長最好蓋住鞋子，否則會覺得腿短。

3. 穿牛仔褲千萬不要搭配正式的皮鞋，因為這不但老土，而且在正式禮儀中，是非常不禮貌的。

4. Ｔ恤不妨選擇鮮豔的圖案，帥氣中更凸顯青春活潑。

# 冬天穿裙子有哪些危害

很多愛美的女孩，在冬天裡也穿著飄飄長裙。美則美矣，只是要提醒大家：冬天常穿裙子很容易得關節炎。

冬天天氣寒冷，穿裙子的話膝蓋難以保暖，寒氣會侵入膝蓋周圍的絡脈中去。「寒主收引」，它會導致膝蓋周圍的絡脈不通。「不通則痛」，自然要出現關節疼痛的症狀了。在中醫裡，這種情況被稱為「寒痹」，在西醫裡，則一般說成是關節炎。

過去人們形容凌厲的冷氣團刮在臉上像刀子割一樣。這種寒氣入侵關節所導致的疼痛，也和冷氣團的那種「刀子割」差不多。

貪圖漂亮，在冬天穿裙子，最後得了關節炎，然後再乖乖的比別人更早的穿上長褲，而且還必須穿得厚厚的、暖暖的，每當我看到這些患者的時候，總是暗自嘆息：要是當初不在冬天穿裙，哪有這些後來的事情？

吸取別人的教訓並努力注意避免，肯定是明智的做法。所以，如果您現在身體還比較好，一定要記住：不要在冬天穿裙子。

冬天穿裙子不僅會導致關節痛，它還可能引發一些婦科疾病，如嚴重的經痛等。所以，大家在冬天千萬不要被一個美字害了。

## 細節提示

### 冬天穿裙子易引發關節炎

「長靴＋短裙」而引起的愛美時尚病除了關節炎、組織炎，還有扭傷、骨折、傷筋等。「長靴＋短裙」引發的「時尚病」主要表現為膝關節紅腫痛脹、走路無力，甚至還可能有腫脹。雖然有些裙子看似能把大腿蓋著，但寒氣還會滲透進來，刺激皮膚，造成腿部血管痙攣，使膝關節周圍供血減少，導致關節抵抗力下降，而且病變初起有明顯不適，一旦出現疼痛就已沒得較為嚴重，甚至會關節僵硬。而年輕人

可能因體質好，暫時不會表現出來，但等到 30 歲後，身體發生退化性改變，將一發不可收拾，甚至還會有骨刺。特別是天氣回暖後症狀還會更明顯。

另外，「凍人」的打扮還會引起「寒冷性脂肪組織炎」和「結節性紅斑」。

專家提醒：女性即使冬天堅持穿裙，也應穿著較為厚重的毛呢或粗呢做成的裙子長度蓋到小腿肚，甚至腳踝為宜，盡可能少穿保暖功能相對較差的連褲絲襪。

# 當心「皮靴病」

進入初冬，愛美的女性尤其是時髦的女孩子們紛紛穿上了各式各樣的高筒皮靴。有些女孩長期穿著高筒皮靴後，小腿下 1/3 處出現了輕度腫脹和小腿肚處側疼痛，甚至足背處也感到疼痛，這就是「腓神經壓迫症」。此外，還有可能發生蹠痛症、跟腱周圍炎、腱鞘炎、脂肪墊炎和足癬病等。這些病症統稱為「皮靴病」。引起皮靴病的主要原因是：皮靴偏小穿著不適、靴腰過緊、靴子幅面偏低，靴跟過高等使足背和踝關節處的血管、神經受到長時間的擠壓，造成足部、踝部和小腿處的部分組織血液循環不良。同時，由於高筒皮靴透氣性差，行走後足部散發的水分無法及時消散，這就給厭氧菌、黴菌造成了良好的生長和繁殖環境，從而易患足癬（Tineapedis）和造成足癬感染。

## 細節提示

### 高跟鞋的選擇

為避免高跟鞋和高筒靴對人體所造成的危害，骨科專家認為鞋跟的高度以 3 公分為佳；若穿高筒皮靴，則靴腰不宜過緊。未成年的少女，以不穿高跟鞋為宜。如果一定要穿的話。則回家後應及時脫掉皮鞋換上便鞋，以改善足部的血液循壞；晚上臨睡前應堅持用熱水洗腳，以消除足部疲勞。

小心穿出「拖鞋病」

現在很多家庭都會準備多雙拖鞋，不僅自家人用，而且還可以給來訪的客人換用。穿拖鞋看似小事，但從利於健康的角度來講，也有著不少的學問。

首先需要注意的是穿拖鞋可能帶來的皮膚病，其中最常見的是足癬。中醫大學皮膚性病科李主任指出，有的人誤以為只有在腳部皮膚有破損的時候才會感染足

癬，其實，真菌透過角質層就可以傳染，尤其是那些易感體質的人，比如腳容易出汗的人，以及患有糖尿病的人，其感染足癬的機率相對比較高。

不過，真菌感染並非「一觸即發」，而是需要一段時間的，從最初感染到發展為疾病，這個過程大概需要 3～6 天的時間，在這段時間裡真菌感染的只是足部表面的皮膚，一般涼水沖洗就可以把真菌沖掉。以上是指足部表皮完好無損的情況，但如果表皮破損了，不僅可以在更短的時間內迅速感染真菌，還可以感染葡萄球菌等皮膚病。因此無論在別人家裡或是在賓館、酒店穿過拖鞋以後，要在五六個小時以內用流動的清水洗腳，這樣一般就不會被傳染了。預防的辦法其實很簡單，只不過很多人偷懶不去做而已。

腳部的皮膚病跟拖鞋的種類也有關係，比如有些人穿了橡膠材質的拖鞋後，在足部與拖鞋接觸的部位會出現接觸性皮膚炎。有這樣一位患者，該患者的一位朋友送給他一雙拖鞋，穿上以後感覺很舒適，但過了一週左右，就開始覺得皮膚發癢，緊接著腳面出現紅斑、丘疹和水皰，後來甚至出現糜爛，這主要與拖鞋的橡膠材質有關係。不同的人過敏原也有所不同，有的人對布質拖鞋的染料過敏，還有的人對塑膠材質的拖鞋過敏，以上這些過敏體質的人並不是不能穿拖鞋，只要穿上襪子就可以了。

## 細節提示

### 不同的人選擇不同的拖鞋

不同的族群穿拖鞋時的要求應有所不同。中醫張研究員提示說，虛寒體質的人，平時比較怕冷，比如有的老人患有風溼痛，腳底著涼會加重病情。還有個別孕婦，腳部著涼後會引起宮縮，甚至可能造成流產。中醫講腳是身體的「根」，以上這些人無論在什麼季節，即便是在夏季，穿拖鞋時也最好穿上襪子以免著涼。對於身體肥胖者來說，長期穿拖鞋造成足弓下陷會感到疲勞，所以穿後跟約 2 公分左右的拖鞋比較適宜。

# 運動鞋，要給「足」重視

我們平時對鞋的選擇，大多注重其式樣，同時穿起來覺得舒適合腳就算可以

了。但是如果參加運動，尤其是一些激烈的運動時，穿鞋就不可太隨便了，最好能穿上一雙合適的運動鞋。一雙合適的運動鞋能使人在運動中如虎添翼，而不合適的運動鞋，會使人寸步難行，甚至產生不必要的傷害。有人估計，穿著合適的鞋進行運動，可以降低 30％的受傷風險。

當然，一般人不可能與世界級的運動員一樣，都有「量腳定做」的運動鞋。但是，參加運動時，選擇一雙適合自己的運動鞋是非常必要的。如果你每週參與某種運動三次或以上，你便需要購買適合該項運動的專業運動鞋。例如：經常跑步者，所穿的運動鞋要輕，吸震力強，前腳掌的位置要有彈性，有利於起跑動作；乒乓球和羽毛球運動，要求移動靈活，應選擇較輕較柔軟的運動鞋；籃球運動，由於跳躍、撞擊較多，應選擇防震功能較強的運動鞋，同時鞋幫要偏高，才能更好的保護關節，減少腳踝扭傷的機會。

## 鞋底：厚薄得當，有效緩衝

鞋底要有適當的厚度。最外層要堅固耐磨，鞋底的中央層要有一定的彈性和韌性，才能有效的達到緩衝作用。因為人在跑步時，足部要承受相當於三四倍自身體重的壓力，而在跳躍時承受的重量更大。鞋底內襯也要柔軟、有彈性，能讓腳輕鬆的做各種運動。鞋底堅實，必然會限制腳在運動中的靈活性，且易導致疲勞。反之，如果鞋底過軟、過薄，同樣會失去對腳的保護。

鞋後跟的形狀也很重要。寬闊、邊緣圓滑的鞋後跟具有較好的穩定性，而窄小且高的鞋跟，會降低足後跟的穩定性，容易使人在運動中扭傷踝部。像小敏那樣穿雙半高跟皮鞋去登山，是極易扭傷腳踝的。

## 鞋面：鬆緊有度，保護足趾

鞋面要柔軟，貼合腳面，並對足趾、足背產生均勻的壓力。在足趾彎曲活動時，足背沒有緊勒感。運動鞋鞋頭部的面料應加厚、加固，在運動中才能很好的保護足趾。進行足部扭轉較多、對抗性較強的運動時，例如足球、籃球等，前足部的鞋面宜略收緊，才能達到穩定作用，防止運動中因足趾過度活動而磨出水泡、血泡，或導致足趾受傷。在慢跑、做操等對抗性較小的運動中，鞋面可較為寬鬆。

此外，好的運動鞋一定要有很好的透氣性。用合成革材料製作的運動鞋，鞋面透氣性較差，穿久了會導致足部不適，而且容易染上足癬。所以，應選擇鞋面為真皮或帆布材料的運動鞋。

## 鞋幫：高低適中，減少扭傷

運動鞋的鞋幫應有合適的高度，既要有很強的堅固性，同時也要有一定的柔韌性，這樣可有效的減少踩扭傷等運動損傷。過軟的鞋幫會加大腳的左右向的活動度，易導致足扭傷。足跟部鞋幫需貼合足跟，使足後跟在運動中能與鞋跟成為一體。否則，足跟在鞋內滑動，容易導致水泡、血泡，甚至扭傷踝部。在對抗性較強的運動中，鞋幫的高度應該高於踝部，以增強踝部的穩定性。

順便提一下，運動襪也是運動鞋的重要輔助裝備，要選擇優質的全棉產品，還要鬆軟、有彈性，能充填足與鞋之間的空隙，防止足底磨傷，同時可以有效吸汗。

買鞋最好選擇在下午或運動後一小時內，這時腳部會因較長時間的站立、行走或運動而充血，變得稍微脹大，照這時的尺碼選購運動鞋，可以保證任何時候穿著都覺得舒適。

一雙合適的運動鞋，有助於你更舒適、更安全的運動，取得更好成績。

## 細節提示

### 腳型與鞋的選擇

一般人的腳有低或平足弓、正常足弓和高足弓三種類型。平足弓的人，應選一雙帶有堅硬的後幫，支撐力較強的鞋；高足弓的人，應選擇減震強、腳跟穩定性的鞋。

確定自己腳形的辦法很簡單：腳沾上水，踩在地面或紙板上。如果能看到大部分腳的形狀，可能是低足弓；如幾乎看不見，可能是高足弓。另外，舊鞋也能判斷，把鞋放在桌上，如果鞋是向外傾斜，可能是高足弓；而向內傾斜，則可能是低足弓。

# 戴帽戴出健康來

帽子是我們生活中最常見的生活用品，夏天遮陽帽具有遮面防塵，抵禦陽光、裝飾自我，冬天的棉帽可以達到禦寒保暖、安全防護等作用。

帽子種類多，不同的族群戴不同的帽子，不同的職業有不同的帽子。僅從款式與面料而言，難以道盡。如春秋季戴的帽子有前進帽、大簷帽、貝雷帽、晴雨帽及圓頂帽等；冬季戴的有絨線帽、棉帽、皮帽和羅宋帽等；夏季戴的有太陽帽、防暑

帽、草帽和斗笠等；在社交和公共場所戴的有圓頂禮帽、寬簷禮帽、高筒禮帽；各種工作安全帽、標示帽等。夏季，人們外出時常戴上透氣性良好的遮陽帽。有人愛戴時髦的旅遊帽，這種帽只有帽圈和帽舌而無帽頂，對烈日有一定的遮擋作用。

在嚴冬，外出時常要戴上一頂防寒帽，可預防感冒。中醫學有「頭為諸陽之匯」之說。因為頭部是全身陽氣彙集之處，「寒」邪是冬天的主氣，是一種陰邪，最容易傷人陽氣。特別是到了寒冬臘月，老年人由於受到冷空氣的刺激，血管收縮，心肌缺血，猝死也時有發生。所以，老弱病殘者和嬰幼兒尤其是患有心血管疾病，呼吸、消化道等慢性疾病的老年人。抵抗力較差，冬天出門還是戴頂帽子好。

## 細節提示

### 如何挑選帽子

如何選戴一頂合適的帽子還是相當有考究的，這裡面涉及到人體構造學、服裝衛生學及美學等多種學科。選戴帽子時，要與各人的膚色、體型、臉型、年齡、身材服裝相協調，才能充分展現美、風度、氣質和健康衛生的要求。尤其是年青的女士，切不可盲目模仿別人，因為同樣一頂帽子，有的人戴在頭上顯得特別華貴、嫵媚，婀娜多姿；而有的人戴上它，女性氣質不僅會隨頭髮一起躲進帽子，還顯得呆蠢、遲鈍。

青少年應選購大一點的帽子，不宜多年一帽。青壯年皮脂分泌旺盛，加上出汗與灰塵黏附，帽子應經常洗刷，保持清潔衛生。

冬天外出鍛鍊身體或勞動出汗後，不宜立即脫下帽子去浴室洗澡或理髮，因為此時頭部及全身微血管擴張，表皮溫度升高，身體的熱量迅速擴散，導致體表血管收縮，皮膚組織缺血，易患傷風感冒。高血壓患者戴的帽子不宜過於厚重，以免因頭部充血而引起頭昏。對皮毛等過敏的人，則應避免戴用此類帽子，患有黃癬病的人帽子應經常煮沸消毒。一般不宜常年戴帽，要適當讓日光中的紫外線對頭照射，有利於對頭皮癬菌的抑制作用。不能隨便戴用他人的帽子，特別是有皮膚病或傳染病人的帽子更不能戴，以免遭傳染。

# 哪些人不宜戴耳環

耳環已經成為了人們必備的一種裝飾品，現在，不僅僅是女性，有一部分男性也開始戴上了耳環，特別是一些老年人已經養成了戴耳環的習慣。

正常來講，戴耳環並沒有什麼壞處，但有些特殊族群是不適合戴耳環的，例如先天性心臟病患者。美國專家指出，穿刺耳環孔的身體創傷，也會增加先天性心臟病患者的發生致命感染的危險。

研究得出結論：無論何種身體創傷都會給各種致命病菌，乘虛而入侵襲人體創造機會，其中就包括在耳垂上戴耳環。一些專家也說，人體一旦受到創傷，就必然會破壞人體的第一道防線，也是最主要的保護組織 —— 皮膚，於是細菌侵入人體易如反掌。如果再加上手術操作不佳，那麼發生感染的危險就更大。

特別應當注意的是：那些簡易的、根本沒有無菌操作的所謂「無痛穿耳洞」，有可能透過穿耳洞的工具感染 B 型肝炎病毒。因為族群中有 10% 左右的人是 B 型肝炎表面抗原（HBsAg）帶原者，很容易在穿耳洞時傳染給其他正常人而患 B 型肝炎。故穿耳洞時，最好到醫療設施較好和衛生技術條件較高的醫院去進行。

除此之外，老年婦女穿耳洞戴耳環比年輕女性更容易引發久治不癒的炎症。因此，中老年人不管有沒有心臟病，都應該慎戴耳環。如果要穿耳洞，也要在穿耳孔手術前服用抗生素，並保證手術無菌。

## 細節提示

### 怎樣佩戴耳環

耳環美觀，能遮掩臉型或髮型上的缺陷。圓臉的女孩，應選戴長方形、葉型、「之」字形、水滴形垂線條耳環，以改變渾圓的視覺效果。方臉的女孩，切莫選擇使你的臉孔顯寬的款式，應選擇捲曲吊耳環、無穗式橢圓形耳環，心形臉的女孩相反，要選戴增加闊度感的耳環，如三角形、大圈形、大鈕形、長方形等。長橢圓臉的女孩，戴大方形、大圓形較適合。

戴耳環還要注意耳環與脖頸協調。垂掛形耳環用在長脖女孩身上很漂亮，短脖女孩配戴則不協調。

佩戴耳環還須和服裝配套。穿民族服裝時，要戴短穗式小圓形耳環；穿大衣時，

要戴無穗式大圓形耳環；穿連衣裙時，要戴無穗式小圓形耳環。耳環顏色也要考慮。金色耳環適用於任何女性，黑皮膚女孩宜選擇銀色耳環，白皙皮膚者適合戴淡粉紅色或暗紅色耳環。古銅色皮膚者可戴白色耳環。

此外，戴耳環時要避免使用太多其他時裝襯飾，以免繁亂而起反效果。

# 常戴玉石，健康相隨

古人視玉如寶，作為珍飾佩用。古醫書稱「玉乃石之美者，味甘性平無毒」，並稱玉是人體蓄養元氣最充沛的物質。認為吮含玉石，借助唾液與其協同作用，「生津止渴，除胃中之熱，平煩懣之所，滋心肺，潤聲喉，養毛髮。」因而玉石不僅作為首飾、擺飾、裝飾之用，還用於養生健體。自古各朝各代帝王嬪妃養生不離玉，而宋徽宗嗜玉成癖，楊貴妃含玉鎮暑。

玉的養生機理已經被現代科學所證實。據化學分析，玉石含有多種對人體有益的微量元素，如鋅、鎂、鐵、銅、硒、鉻、錳、鈷等，佩帶玉石可使微量元素被人體皮膚吸收，活化細胞組織，提高人體的免疫功能。故有中醫所說「有的病吃藥不能醫好，經常佩帶玉器卻治好病」，道理就在於此。倘若佩帶玉手鐲長期的良性按摩，不僅能被動除視力模糊之疾，而且可以蓄元氣，養精神。

## 細節提示

玉質不同其代表的含義不同：

· 白玉：有鎮靜，安神之功。
· 青玉：避邪惡，使人精力旺盛。
· 岫岩玉：對男性陽痿患者很有效，能提高人的生育能力。
· 翡翠：能緩解呼吸道系統的病痛，能幫助人克服憂鬱。
· 獨玉：潤心肺，清胃火，明目養顏。
· 瑪瑙：清熱明目。
· 老玉：解毒，清黃水，解鼠瘡，滋陰烏鬚，治痰迷驚，疳瘡。

玉石不但能美化人們的生活，陶冶性情，而且去病保平安。其產品直接用於健身保健的有：玉枕、玉墊、健身球、按摩器、手杖、玉梳，對人體具有養顏、鎮靜、

安神之療效，長期使用，會使你精神煥發，延年益壽。

# 熱天戴項鍊易過敏

　　不少人愛戴項鍊等飾品。飾品由各種不同的材料製成，如金、銀、珍珠以及鉻、鎳、鉛、錫和各類貝殼等。一些價格低廉、製作工藝粗糙的飾品，有的還含有某些放射性物質，佩戴後，容易引起皮膚損害。所以選購時要注意品質。另外，在勞動、洗澡、睡覺、做運動時，最好取下項鍊等飾品，防止汗液等對飾品的侵襲。如出現皮膚過敏反應，在飾品佩戴處出現丘疹、紅腫、搔癢等現象，應及時終止佩戴飾品，並去醫院就診，不要隨便自行用藥處理。另外，不要長時間佩戴過緊的耳夾式的耳環，以及體積過大過重的耳環，以免妨礙耳朵的血液循環。

## 細節提示

### 項鍊與脖子的完美搭配

　　項鍊是女性必不可少的裝飾品了，有些人擁有各式各樣的項鍊，卻並不一定清楚什麼款式是適合自己的。

### 脖子細長的女性如何選擇項鍊

　　脖子細長的人，不適合佩戴太長的項鍊，因為項鍊的縱向視覺拉伸作用，會使本來就長的脖子顯得更長，弄不好會變成「長頸鹿」。建議頸部比較長的女性選擇佩戴項圈或者小巧精緻的短項鍊，這樣的效果就會比較好。項鍊的顏色可以盡可能選擇淺色一些的，這樣既突出了脖子的秀麗，又不會讓脖子顯得很長。

### 脖子粗短的女性如何選擇項鍊

　　脖子較粗短的人，往往缺乏挺拔的感覺，佩戴上稍微長的項鍊或帶有長方形之類縱向延伸掛件的項鍊，就會使短粗的脖子有被拉長的視覺錯覺。因為項鍊的「V」型線條所引起的視線方向有向下垂掛的感覺，這樣就能達到拉長脖子的視覺效果了。

# 戒指最易藏汙納垢

　　戒指，一個被視為情定終生的愛情信物，一個奪人眼球的亮點。就是這樣一個彰顯男人個性，女人品味的飾品，如果打理不當，戴戒指的部位沒有及時清洗，那麼就會成為細菌的滋生之地。英國公共衛生中心實驗室的微生物學家霍夫曼（Hoffman）曾對長期戴金戒指的 50 名女士做了 5 個月的細菌學調查顯示，她們戴戒指部位的細菌數量比不戴戒指的部位高 9 倍。此外，戒指戴得過緊，影響手指的血液循環，還可能造成手指變形。

　　還有這樣一類人，用毛線將戒指纏繞一圈後，再配戴，且一戴就很少往下摘，這樣一來，被戒指箍緊的手指皮膚、肌肉、骨頭凹陷成環狀畸形，影響血液循環，手指會變得麻木、痠腫、疼痛，嚴重的甚至出現局部壞死。因此佩戴戒指不宜過緊，應該經常摘下活動手指。

　　專家提醒，佩戴珠寶首飾一定要經常卸下來清潔，這樣不僅可以保持首飾本身光潔如新，也對佩戴者的健康十分有益。

## 細節提示

### 戒指配手型的祕訣

　　有的人十指修長根根如蔥，有的則手指粗短胖嘟嘟的，還有的是不修築也不顯短的中等型手指，新娘應該根據自己的手指形狀來選擇首飾巧搭配，讓你的手指在婚禮上更加秀美無比。這裡我們給你介紹幾種利用戒指來改變、美化你的手型的技巧和祕訣。

### 短指型的祕訣：以直線款式修飾手型的缺陷

　　短的指型宜選擇直線形、橄欖形、梨形指環，避免圓形、方形及長方形寶石戒指。指環的設計最好是直線或斜線紋，它能使短的手指看起來較修長。

### 長指型祕訣：以橫線款式增添手型的魅力

　　較修長的手指，宜佩戴橫線條的指環，款式如高形、闊條、多層鑲嵌、圓形及方形寶石都會好看。避免梨形、欖尖形及直線形的指環，因它們會令你的手指看起來更瘦，不妨嘗試在同一手指上戴多隻細的指環，橫的條紋與修長的手指相配襯，

可增加手的魅力。

### 中等指型祕訣：根據個人風格塑造手型的嬌美

如你的手指屬中等，那你就可以根據愛好和個人風格佩戴任何形狀的指環。不過切記任何指環都不應長至指的上關節，也不可以闊過你手的闊度。這樣，你的手型的修飾就可達到婀娜多姿的完美境界。

# 內衣外衣分開洗

現代人的生活節奏是越來越緊湊了，每天回到家總是感到休息時間的不足，換下的衣服隨手往洗衣機裡一仍了事，那有管什麼內衣要和外衣分開洗的事！那麼內衣為什麼要和外衣分開洗呢？真有那麼重要嗎？

內衣和外衣在使用功能上的側重點不一樣，所受到的汙染也不一樣，特別是在梅雨天氣，沒有陽光照，尤其是內衣，分開洗可以避免交叉感染。

我們都知道，我們的外衣，每天要受到工作環境、生活環境、醫療場所、娛樂場所、或者意外環境的汙染。我們的外衣上因此沾滿了許多種種不知名的汙染物質和不知名的病毒！要清除外衣的汙漬，必須使用偏鹼性的清潔劑，所以，市面上所有的清潔劑，絕大部分偏鹼性。

我們也都知道，內衣是我們人體的第二層皮膚，我們的皮膚每天都必須與內衣直接接觸，內衣的髒汙大體是內分泌的汙漬及異味，下體分泌汙漬等等。要清除內衣的汙漬及異味，又要保證不傷害我們的皮膚，那就需要使用中性無磷及含蛋白分解因數的洗衣精。

因此，內衣外衣最好分開洗。

## 細節提示

### 內衣褲不宜反晒

讓內衣褲在太陽底下晒，有利於健康。晒過的內衣褲，殺菌效果很好！而認為晒衣服的最好方法是把衣服的反面露在外面，這樣能延長衣服的壽命和防止衣服褪色，有一定的道理，但卻不利於健康。

1. 大自然中有許多對人體有害的物質，如塵埃中有放射性元素、細菌、病毒、蟲卵和多種致癌物質。它們可隨空氣流動飄落，黏附在晒著的內衣內褲上。人們貼身穿著帶有這類有害物質的衣褲，很容易引起過敏性皮膚炎，使身上起皮疹，出現搔癢等。

2. 大自然的有害物質還可能使女性引發某些婦科疾病。

3. 特別要注意，內衣內褲也不宜反晒在工業區旁、道路旁。因為，工業區的有毒工業粉塵不利於人體健康。而道路旁彌漫的交通廢氣被吸附到衣服內，穿後會對健康產生危害。

4. 過敏症患者的內衣褲不宜反晒。如果將它們反晒，貼身的一面一旦吸附了引起過敏原，如某些花粉，過敏症患者發生過敏反應的風險就加大。

# 新衣要先洗再穿

生活中，人們通常在購買了新衣服之後，拆開包裝拿出來就穿在身上，沒有想到要用食鹽水浸泡後清洗一下。

新衣服必須用食鹽水浸泡後洗一洗再穿。因為新衣服上可能殘留防皺處理時的致癌性化學藥品 —— 甲醛。

我們有時發現在新衣服上面，有一股異味，就是這種化學物，它是用來處理棉布的易皺缺點的。在高壓、高溫環境下，讓甲醛分子與棉纖維分子交鏈結合，產生防皺效果。但是處理過程不夠嚴謹，或處理後清洗不淨，經常造成甲醛單體由布料中釋放出來，甚至本身就有甲醛。

據研究表明，甲醛除了引起急性眼睛症狀、咳嗽、流淚、視力障礙及發疹等，實驗也證明甲醛具有致癌作用。因食鹽能消毒、殺菌、防棉布褪色，所以在穿新衣服之前，須先用食鹽水浸泡乾淨。

## 細節提示

### 面試別穿新衣服

終於收到自己心儀公司的面試通知，期盼這個機會已久的你熱血沸騰，準備履歷和面談，拉開衣櫥找衣服。參照各種面試寶典，平時穿卡通或動漫 T 恤的，因此

換上了莊重的黑色套裝；一向舒適就好的邋遢大王，花重金購置了筆挺的西裝。其實，為了給面試官留下一個好印象而改頭換面，反而可能會影響你的心理狀況，增添焦慮、拘束，讓你發揮失常。

衣服不僅是自己的面子，更是人心理上自我形象的一部分。一般情況下，人喜歡穿著的衣服反映了他理想的自我、一種嚮往的生活狀態。比如那些喜歡把蠟筆小新穿在身上的成年人，可能內心裡希望自己是個淘氣而不用負責的孩子，那些哈韓哈日的年輕人，可能是嚮往街頭嘻哈青年們散漫的生活方式。從這一個層面上說，俗語裡的「以衣帽取人」也有一定的道理。

對自我形象的認同與人的尊嚴感、自豪感有密切關係。也就是說，當你穿的衣服反映了理想自我，人會更有尊嚴感和自豪感，心理更平衡和穩定，在行為處事上也就更為自信。

# 領帶過緊有損眼睛視力

領帶能使我們的著裝顯得莊重且不失雅致。但是，繫領帶也有需要我們注意的問題，如果領帶繫得不當，就會對人的視力產生不利的影響。

當領帶繫得過緊時，會對頸動脈和神經造成壓迫，阻礙人體血液的正常流通，造成腦部缺血、缺氧，導致正常營養供給受限，累及視神經和動眼神經，使眼內壓增高，從而使人出現眼睛腫脹、視物模糊等症。

其實，領帶繫得過緊，除了會引起視覺輕微模糊之外，還會因無意識的眨眼而導致眼疲勞，加重視神經的負擔。尤其是一些從事文案工作的辦公室人員，在低頭工作時，領帶會顯得更緊些，眼部不適症狀會更加的明顯。長時間處在這種情況下，人的心情也會煩躁不安。

把領帶繫得過緊，除了會造成頭昏腦脹、視力下降外，還有可能引發其他各種眼科疾病，如青光眼、白內障、頸椎病等。

## 細節提示

### 穿西服如何配領帶

穿黑色、棕色的西服，適宜配戴銀灰色、乳白色、藍色、白紅條紋或藍黑條紋的領帶，這樣會顯得更加莊重大方。

穿深藍、墨綠色西服，適宜佩帶橙黃、乳白、淺藍、玫瑰色的領帶，如此穿戴會給人一種深沉、含蓄的美感。

穿褐色、深綠色西服，適宜配戴天藍、乳黃、橙黃色的領帶，會顯示出一種秀氣飄逸的風度。

穿銀灰、乳白色西服，適宜配戴大紅、朱紅、墨綠、海藍、褐黑色的領帶，會給人以文靜、秀麗、蕭灑的感覺。

穿紅色、紫紅色西服，適宜配戴乳白、乳黃、銀灰、湖藍、翠綠色的領帶，以顯示出一種典雅華貴的效果。

# 分類存放衣服

## 衣服宜分類存放：

1. 套裝、大衣、正規西裝、皮衣、西裝褲、長裙等大部分需要乾洗的服裝都需要懸掛，可以分長短款，分季節掛起來。褲子和腰裙要用帶夾子的衣架。

2. 男式襯衫。男式襯衫要求領子挺拔成型，因此應疊好後單件存放，上面不宜壓別的衣服。放入衣櫃薄層的空格中最佳。

3. 針織類、純毛或純棉織物類。這類服裝不僅易變形，而且易縮水染色，易被蟲蛀。棉質內衣和外衣，牛仔褲等，可以疊放。毛衣、羊絨衫不可用衣架晾晒，存放時應深淺分開，可少件疊壓。

4. 家居服。外穿休閒款的家居服可以懸掛，大部分都應該折疊。

5. 真絲服裝。純真絲服裝宜折疊收藏，以防變形，可以少量疊放，不可重壓，必須深淺色分開。

6. 羽絨衣。宜折疊存放，可重壓，可擠壓出空氣封存。

## 零碎物品：

1. 胸罩。於小框或抽屜中平放或豎放，將繫扣兩側疊入，每件罩杯相疊整齊擺放，不可折疊罩杯。

2. 襪子。必須成對疊好，在框中整齊擺好。方式有兩種：一種是像買來時一樣，從腳跟部位對折。一種是從腳趾到腳面到襪筒平整後將腳跟處疊起，兩隻襪子捲成小方塊。

3. 手娟、絲巾、圍巾。整齊疊放於框中。也有人用窄長塑膠袋分別裝好每一塊絲巾，再匯總於一個較大塑膠袋中，取用時一目了然。

4. 內褲。疊成正方形整齊擺放於框中。

5. 領帶、皮帶。一種是集中掛於某一側壁上的掛桿上；另一種是輕輕捲起，整齊排列於抽屜或筐內。也可購買專用領帶皮帶架存放。

6. 手套。整齊擺放。長袖手套要折疊，皮手套保養後放在購買時的手套盒中最好。

## 細節提示

### 衣櫥衛生不容忽視

　　衣櫥一定要防塵、防潮、防蛀，經常打開使空氣流通利於衣物保養。所有衣物必須洗滌、保養後收藏，切勿混入不潔衣物用品。選購衣物要少而精，並經常清理衣櫥，將不用或過時的衣物用品毫不猶豫的清理或捐贈。

## 洗衣服有哪些學問

　　正確穿用和維護服裝是經久耐穿的一個關鍵，對於一些價值昂貴的真絲、毛呢服裝、毛絨服裝都須精心、小心穿用及維護。

　　真絲服裝需特別細心，須小心穿著，避免曝晒，慎防磨擦、損傷、汙染，洗滌時不能用洗衣機，一般用冷水手工輕柔洗滌，採用專用的絲毛清潔劑或絲綢清潔劑等中性優質清潔劑洗滌，汙漬部位只能用手或軟毛刷輕輕刷洗，過水時加入 3% 食用白醋浸泡 2～3 分鐘再清洗，並且在陰涼處滴乾（反面朝外），採取反面熨燙，中溫（150° C）熨燙，這樣可保持顏色鮮豔，減少褪色。

　　毛呢、毛絨服裝類彈性好，但承受強力較低，所以穿著時盡量避免粗糙、劇烈的磨擦，以防磨損布料和防止起毛球，表面有一些起球現象，要待毛球浮起離開布面時，小心進行手工修剪，使毛球脫落，千萬不能用力拉扯，一旦出現破損小洞應

及時修補，避免再度擴大。毛呢毛絨服裝產品按標注的洗滌方法洗滌，一般不宜水洗，最好選擇信譽好、洗滌品質好的乾洗店進行乾洗。

即使標注可機水洗或手工水洗的羊毛產品，洗滌時間也要短，洗滌速度處在緩和洗滌狀態。手洗時，冷水浸泡時間不超過 15 分鐘，清潔劑和清洗方法與絲綢服裝相同，洗後不能擰絞，只能擠壓，在陰涼通風處吹乾，待半乾狀態時需進行平整整形，並蒸汽熨燙，溫度不超過 200° C。

皮革服裝穿著時要注意防磨、防刮，以免出現刮痕而影響美觀；不能曝晒或火烤，因為高溫使皮革收縮變形；受到雨水淋溼後要及時用布擦乾，避免皮面板結發硬。皮革服裝只能專業乾洗和加脂、上光處理。純黏纖薄料服裝建議也用手工輕揉水洗，不要用機水洗，因為黏纖布料在水中強力下降較大，機洗時面料易受損壞。

其他棉、麻、各種化學纖維服裝都可以進行用機水洗，待清潔劑充分攪拌均勻後再放入衣服，並注意洗滌時深淺色衣服要分開，以防異色汙染，使用清潔劑時有顏色衣服盡量避免用增白、漂白作用明顯的清潔劑，以防洗後衣服明顯褪色。

所有服裝在收藏保管前一定要清洗乾淨（乾洗或水洗）、保持乾燥後再存放，深淺色服裝分別放置，絲綢、毛呢絨、皮革服裝最好懸掛在衣櫃中，並要放入防蛀劑，確保服裝安全存放。

## 細節提示

### 泡衣服時適當加點鹽

洗滌色彩鮮豔的衣服時多多少少會褪色，如選鹽水浸泡被洗衣物就不會了。在洗滌前，先將衣服泡在鹽水中約半小時，再撈起洗滌，便不致有褪色之虞，但鹽水不必太濃。

## 存放鞋子有哪些講究

當天穿過的鞋子最好先放在陽臺或陰涼處風乾，讓汗水及異味揮發後再放入鞋櫃。如果被雨水淋溼，最好能在鞋內塞些衛生紙，將鞋內的溼氣吸收，等鞋子完全

做了再放入鞋櫃。雖然這樣比較麻煩，但卻可以保護足部的健康，而且可以使鞋子更加耐穿

　　另外，需要我們注意的是，有足癬的人不要穿潮溼、發霉的鞋子，更不能把這樣的鞋到處亂放。這樣做不但不衛生，還會給別人造成不良影響。解決這一問題最簡單的方法，就是將鞋放在外面，既通風又透氣，還有助於治療腳病。

　　如果家裡有紫外線烘鞋機，就更方便了。

## 細節提示

　　密閉鞋櫃易傳染足癬

　　足癬一般都因真菌感染所致，這種病菌不僅不易徹底消滅，而且傳染性很強。因此，醫生總叮囑患者不要共用拖鞋、洗腳盆、擦腳巾等，其實，如果不注意鞋櫃的衛生，同樣會造成足癬反覆發作，甚至連累家庭其他成員傳染上足癬。

　　每個家庭至少都有八九雙鞋子，而鞋櫃往往扮演著「收容所」的角色，皮鞋、休閒鞋、拖鞋等統統收入其中。如果家中有人患足癬，被真菌汙染的鞋子在陰暗不通風的鞋櫃中，很容易使真菌大量繁殖。而且，散落在鞋櫃裡的皮屑也帶有很多真菌。本來很乾淨的鞋子如果放在這樣的鞋櫃裡，就可能沾染上帶菌的皮屑和被鄰近的「髒鞋」所汙染，感染真菌。如果穿了這樣的鞋子，就可能患上足癬或灰指（趾）甲。

　　因此，足癬治療不應只停留在用藥上，平時要注意清潔鞋襪，還要特別注意的是，鞋櫃也要經常通風、晾晒；如果鞋櫃不能移動，應定期用消毒液擦洗或是放入乾燥劑去除潮氣。

　　清潔鞋櫃的同時別忘用乾抹布把鞋子擦拭乾淨，並在鞋內塞入一些用香料、茶葉、竹炭做成的除臭包，以消除病菌、異味。另外，選擇鞋櫃時注意別挑選向裡斜放式的，因為這種設計很不利於清潔，而向外斜放式的鞋櫃易拿易清理。

　　鞋櫃裡存放的鞋，最好以家庭成員分出不同的鞋區，如男用、女用、兒童用等區域，也可以按常用和不太常用來區分，以避免相互間傳染。

# 第六篇

保健養生 ── 從細節著眼

# 梳頭防腦中風

梳頭，不僅是美容化妝的需要，而且對自我保健大有益處，尤其是對中風能達到很好的預防作用。

俗話說：「梳頭 10 分鐘，預防腦中風。」梳頭對保健大有益處，尤其是對腦中風（Ischemic stroke）能達到很好的預防作用。現代醫學認為，經常梳頭能加強對頭皮的摩擦，疏通血脈，改善頭部血液循環，促進大腦和腦神經的血液供應，預防腦中風的發生。

梳頭時要有耐心，梳具作用到頭皮，反覆進行，以頭表能產生微熱最好。一般來說，要梳頭達到保健的作用，最好每次梳理的時間在 10 分鐘左右，早晚各進行一次效果最為理想。

梳具最好選用玉質、牛角質或木質的，而不用塑膠製品。玉梳和多功能牛角梳最為理想。因為它們含有豐富的礦物質和微量元素，對人體的健康大有裨益。

## 細節提示

### 梳頭多用牛角梳少用塑膠梳

人們日常多數使用塑膠梳子，而其他材質的，如木製、角質的往往因為價格稍貴而未能普遍使用。其實，在專家的眼裡，木質、牛角的梳子才是最佳的選擇。

塑膠做成的梳子，在梳理的時候容易產生靜電，使本身易乾的頭髮更加乾燥、易折斷。同時，產生的靜電還會刺激頭部的皮膚，影響頭皮及髮根的健康。對於有頭皮屑和沾染塵埃較多的頭髮，用塑膠梳子會使髮垢越貼越緊，並且，帶靜電的頭髮還容易吸附空氣中的塵埃，更不利於保持頭髮的潔淨。而木質、牛角的梳子就不像塑膠、尼龍材料這樣容易產生靜電，從而可以避免靜電給頭髮及頭皮帶來的不利影響。

如果有條件選擇使用牛角梳，還會達到保健的效果。據了解，牛角清涼、無毒，是天然而寶貴的材料。使用牛角梳梳頭，可以去垢而不沾，解癢而不痛，溫潤而不掛髮，長期頻繁的用它梳理頭髮，同時按摩頭皮，還有加速頭部血液循環，增強免疫力，清炎涼血，鎮痛止癢，安神健腦，防止靜電，防止脫髮，去頭皮屑，促進頭髮生長等獨特的保健作用。另外，牛角梳背部不同的凹凸角度，吻合人體的自

然曲線，可直接用其按摩臉部和身體，對感冒、風溼、神經衰弱等病有較好的緩解作用，對美容、瘦身也有很好的效果。

# 揉耳健身法

　　人的耳朵是整個人體的縮影，其形狀頗像一個倒懸於母腹中的胎兒，代表著人體的各個部位。人若生了病，就會在耳朵的相應部位出現反應點，稱為耳穴。根據目前的資料表明，耳廓正面有穴位三百個左右，背面有穴位五十個左右。它像一面鏡子，反映著人體的健康狀況。

　　兩千多年前就有透過耳廓進行治病的記載。現在發展到透過耳廓觸、視等方法診斷疾病；用耳針或耳穴貼壓等方法治療疾病。

　　根據刺激耳廓有關部位可以治病的原理，可以進行耳廓按摩。這種方法不但簡便易行，而且還能增強抵抗疾病的能力，對治療疾病達到積極的作用。這種方法對老弱病人尤為適用。主要方法介紹如下：

1. 每天在早晚洗臉時，用毛巾上下左右揉搓耳廓，並用毛巾裹著手指在耳甲腔、耳甲艇、三角窩及耳孔中擦揉，以發熱為度。

2. 全耳廓比較硬的人（即膽固醇偏高，可能發展為冠心病者），可對全耳廓捏揉，開始可以捏揉得輕些、次數少些，以後逐漸增加捏揉次數和強度。一般每天五、六次，每次捏揉到耳廓發熱為好。

3. 當你打嗝不止時，可用手指同時按壓雙耳的嗝穴（在耳輪腳中部），這樣打嗝便會減輕或消失。

4. 當你扁桃腺發炎、喉嚨疼、牙疼時，捏揉耳輪和耳垂邊緣，可以達到消炎止痛的作用。

5. 耳輪腳及其周圍部分相當於人的消化道，經常按壓之，對食慾不振、消化不良、噁心嘔吐、胃痛的患者有效，對不愛吃東西，挑食的兒童，效果亦好。

6. 如果你經常大便不好，可按壓耳輪腳上相當於人的大腸、直腸部分，這樣不僅可以達到止瀉的作用，還可以緩解便秘。

7. 老年人精神不振，睜不開眼睛，可捏壓耳垂上眼穴及周圍區域，眼即可睜開。開始按摩時，不要用力過大、過猛，以免搓傷皮膚。要循序漸進，逐漸增加次

數和強度。一般每次做到耳廓發熱，全身舒服即可。

8. 當你脾氣大、愛生氣、愛發火，甚至不能自我控制時，一般是靠近耳根的肝、膽、腎區發硬，在該區可看到一至三條血管充血，耳背上部數條血管明顯充血。有的全耳廓都硬。如能設法把硬的部分捏軟，充血情況好轉，你的脾氣便會變得好些。一般有數月即可捏軟。

9. 當你肩部昏沉、畏冷怕風，甚至痠痛，活動受限，並有落枕的毛病時，一般會在耳廓正面的頸、頸椎、鎖骨及肩痛點區域軟骨增厚、增寬、變硬，對應著您的頸椎及胸椎上段有不同情況的骨質改變（如增生及排列不規則等）。如能在耳廓該區經常捏壓；則可緩解上述症狀。

10. 當你頭痛、頭昏時，可捏壓耳屏外側的枕、太陽、額穴數分鐘，頭痛，頭昏症狀即可緩解。

11. 當你腰痛、特別是急性腰痛時，可捏壓雙耳腰痛點穴、邊捏壓邊活動回部，腰疼便會好轉。

總之，揉耳健身法不受時間和條件的限制，如能持之以恆，定能獲得良好的效果。

## 細節提示

### 「耳鳴」患者的食療預防保健

1. 芹菜 100 克，槐花 20 克，車前子 20 克。將 3 味藥用水煎服。每日 2 次。

2. 白果 10 克，枸杞子 30 克。將 2 味藥用水煎服。每日 2 ～ 3 次。

3. 烏骨雄雞 1 隻，加入甜酒 1,200 毫升一起煮。煮好後，去酒吃雞肉，要吃 3 ～ 5 隻雞。

4. 豬皮、香蔥各 60 ～ 90 克，同剁爛，稍加鹽，蒸熟後 1 次吃完，連吃 3 天。

5. 雞蛋 2 顆，青豆 60 克，紅糖 60 克。加水煮熟，空腹吃，每日 1 劑。

# 頸部勻稱健美有技巧

　　頸部在人體曲線的構成中達到承上啟下的作用。勻稱健美的頸部是女性美的重要標誌。唯有保持挺胸拔頸，稍昂頭，微收下頷的姿態，才能顯出亭亭玉立、端莊秀美的風度。

　　頸部健美操有助於提高頸、肩、背部肌肉的力量和靈活性，能有效的預防頸部肌肉鬆弛、老化，避免過早出現皺裙「雙下巴」。同時，頸部健美操還能加速腦部血液循環，改善腦部血液供給，使人頭腦清醒、聰穎。

1. **頸部前、後、側屈 4×8 拍預備姿勢：站立，兩手插腰。**

　　第一個八拍：

　　1 —— 2 拍，頭前屈，還原。

　　3 —— 4 拍，頭後屈還原。

　　5 —— 8 拍同 1 —— 4 拍。

　　第二個八拍：

　　1 —— 2 拍，頭向左側屈，左耳部對準肩，還原。

　　3 —— 4 拍，頭向右側屈，右耳部對準肩，還原。

　　5 —— 8 拍同 1 —— 4 拍。

　　第三、四個八拍同第一、二個八拍。

　　要求：動作幅度大，使頸的各部分肌肉充分伸展。

2. **頸部左、右轉 2×8 拍預備姿勢：分腿站立，兩手插腰。**

　　第一個八拍：

　　1 —— 2 拍，頭向左轉 90 度，還原。

　　3 —— 4 拍，頭向右轉 90 度，還原。

　　5 —— 8 拍同 1 —— 4 拍。

　　第二個八拍同第一個八拍。

　　要求：頭要正，不要前傾和後仰。

## 細節提示

### 頸部姿勢與運動

正常人坐位時應是頸部直立、伸屈、轉動自如。它的姿勢與運動依賴於其中的七塊頸椎骨和周圍的肌肉與筋腱。頸部的姿態異常以及運動受限，往往與頸骨及肌肉筋腱關係密切。

如頭部不能自主抬起，主要見於嚴重消耗性疾病的晚期、重症肌無力、脊髓前角細胞炎、進行性肌萎縮。

如頭部向一側偏斜稱為斜頸，見於頸部肌肉外傷，疤痕收縮，先天性頸肌攣縮和斜頸。先天性的斜頸者並不少見，主要由於歪的一側胸鎖乳突肌短而造成。

頸部運動受限並伴有疼痛，多為軟組織炎症、扭傷、肥大性脊椎炎、頸椎結核或腫瘤。還有一種生活中常見的頸部活動受限，俗稱「落枕」，多因睡姿不當而致，按摩的效果最為顯著。

頸部僵硬而疼痛，多為感受風寒所致，在感冒受涼後多有這種體會。

還有一種頸部筆直而且抵抗力很強，從腦後搬動往往脖子不能打彎，這是腦膜刺激症（Meningeal irritation），見於各種腦膜炎（meningitis），蜘蛛網膜（Arachnoid mater）下腔出血等，病情多危重。

## 擦胸是提高免疫力的重要途徑

人的胸骨內膜有左右兩葉胸腺。人出生時，胸腺只有 14 ～ 16 克，到青春期，胸腺發育到高峰，約 35 ～ 45 克，以後隨著年齡的增長而逐漸加速萎縮，約到 50 歲左右，這些胸腺大部分被脂肪代替，成了人體生命力最弱的腺體。由於胸腺的過早萎縮，造成人的衰老，尤其老年期，胸腺萎縮更為嚴重。人體胸腺素濃度大大降低，免疫功能和抗病能力也就越來越差，就會導致諸病的發生，影響壽命。

中醫認為，胸為肺之「府」。即肺「主氣」的功能，會在胸這個「府」上表現出來。如果人因久站、久坐和過久勞作，會傷耗中氣，除有頭昏眼花，周身痠痛，精力渙散等疲勞現象，還會感到胸部壓悶，氣短難續，因此，對胸部進行摩擦，能使「休眠」的胸腺細胞處於活躍狀態，可增加胸腺素分泌，作用於各內臟組織，提高免疫功能，對抗老益壽極為有益。

擦胸的方法很簡便。取坐位或仰臥位均可。用右手掌按在右乳上方,手指斜向下,適度用力推擦至左下腹;然後再用左手掌從左乳上方,斜推擦至右下腹,如此左右交叉進行,一上一下為一次,共推擦 36 次。還可進行揉腹,以右手掌從心口窩左下方揉起,以肚臍為圓心(順時針方向)揉腹一圈為一次,共揉 50 次以上,如減肥可增至 200 次以上,用力適度。右手做完再換左手向反方向進行,次數同上。擦胸、揉腹通常每天起床和晚上睡前各做一次,亦可在中午餐後 1 小時加做一次。只要持之以恆,就會出現奇效。

## 細節提示

### 胸部保養運動

1. 把雙手放在腋下,沿著乳房外圍作圓形按摩。

2. 雙手從乳房下面分別向左右兩方往上提拉,直到鎖骨的位置。

3. 把手放在乳暈上方,往上作螺旋狀按摩。

成效:每個動作重複 8 ～ 10 次,緊實胸部肌肉,加強支撐力,讓您的胸部越來越挺。

# 捶背能提高身體免疫力

中醫認為,人體的背部有督脈和足太陽膀胱經循行,而且人體五臟六腑皆繫於背,心、肝、肺、脾、腎、胃、膽、大腸、小腸、膀胱、三焦、十二俞穴都集中在背部。適當捶打背部,可以振奮陽氣,疏通經絡,促進氣血運行,調和五臟六腑,達到消除疲勞、寧心安神的作用。

另外,捶背可以刺激背部皮膚和皮下組織,再透過神經系統和經絡傳導,促進局部乃至全身的血液循環,增強內分泌與神經系統的功能,提高身體免疫力和抗病能力,達到去病強身的目的。

因此,捶背是一種很有益的保健方法,特別是對體弱多病的老年人,捶背可以防治多種慢性疾病,有益健康。

捶背通常有拍法和擊法兩種,均沿脊椎兩側進行。前者用虛掌拍打,後者用虛

拳叩擊，手法均；宜輕不宜重，力求動作協調、節奏均勻和著力富有彈性。如此自上而下或自下向上輕拍輕叩，既可自我操作，也可請別人幫忙，每分鐘 60 ～ 100 下，每日 1 ～ 2 次，每次捶背時間以 30 分鐘為限。

　　長期堅持捶背至少有三個方面的好處：

1. 是改善局部營養狀態。透過捶背可促進局部血液循環，加速背部組織的新陳代謝，減少皮膚細胞的角化，有利於皮膚的清潔與健康。

2. 是舒筋活血，健身防病。人經過一天的工作和勞作，尤其是從事重體力勞動的中、老年人難免會出現腰痠背疼和肌肉緊張，此時如接受輕柔的捶背，不僅有利於肌肉放鬆，消除疲勞，還能防止慢性病及腰肌勞損的發生。

3. 是寧心安神，振奮精神，當人過度疲勞時，就會出現心煩意亂、坐臥不寧，透過捶背帶來的良性刺激會使其逐漸安定下來，從而感到全身舒適和精神倍增。

## 細節提示

### 捶背要注意以下幾點：

1. 是應握空心拳，不要把力量用在握拳上。

2. 是捶打速度要快慢適中，剛柔相濟，捶擊的力度以能使身體震動而不感到疼痛為宜。

3. 是如精神緊張、情緒激動，可用輕而緩的手法，此法能抑制肌肉和神經緊張。如精神不振、倦怠乏力，可用強而快的手法，此法能使肌肉緊張、神經興奮。

4. 是對於患有嚴重心臟病、尚未明確診斷的脊椎病變以及晚期腫瘤的患者，則不要捶背，以防加重病情或引起意外。

## 脊椎保健操

　　脊椎疼痛是困擾很多人的常見病。其實，有效的鍛鍊可以緩解脊椎疼痛，建議您有時間不妨在家裡做做脊椎保健操。下面是脊椎保健法：

1. 側臥轉體：取側臥位，下面的腿伸直，上面的腿屈曲，上面的手插腰。上身做前後轉體活動，幅度大為佳，使腰部充分轉動，左右各 3 ～ 6 下。

2.  仰臥推肩：取仰臥位，雙臂平放在床上，屈肘，雙手放於胸前。頭右轉時，右肩用力向前推動（右肘不離床）；頭左轉時，如法推動左肩，左右各 3 ～ 6 下（雙手有晨僵或麻木感者可多做）。有肩周炎（adhesive capsulitis）者，可加聳肩、搖肩動作，並在鎖骨上窩進行痛點按壓。

3.  拿捏後頸：取仰臥位，一手托頭後部，另一手掌放在頸後部，用 2、3、4 指與掌部用力捏拿後頸。手指觸及腫痛或隆突的椎關節時，可多拿捏幾次。左右兩側由上而下、由下而上反覆 2 ～ 3 遍，達到左右轉頸均感舒適為止。

4.  轉頭復正：取仰臥位，以右側為例，左手托頭後部，頭向右轉 30°C，右手托下頜部，右手各指指向右耳，用短促的力，向上推下頜部，使頭轉向左上方復正，每次 2 ～ 3 下。雙手換位，如法做左側。頭頸單側麻痛者，應先做健側，後做患側。

5.  引身舒脊：取仰臥位，雙手重疊托住後頸枕部，雙下肢屈曲，足跟盡可能向臀部靠近，臀部輕微抬起離床，雙下肢同時用力將雙膝向下按壓，足部向上蹬，使身體受牽引力而下移。由於雙手將頭頸部穩住，因此可使頸、胸、腰椎的椎間受到牽引，使各椎體間距增寬，對位良好。此法具有抗衰老和治療脊椎病的作用。如病痛較重，可先做單腿牽引法，左右側各牽拉 2 ～ 3 次後，再行雙下肢牽引法，2 ～ 3 次結束。

6.  仰臥挺胸：取仰臥位，雙手重疊托後頸部，雙下肢自然伸直，以頭、臀部作支點將背部抬起離床（同時吸氣），然後用力將背放回床上（同時呼氣）。動作要自然，可酌情做 10 ～ 100 下。初練者每 10 下停 1 次，呼吸順暢後繼續練習。此法能提高脊椎穩定性，減少發病。

以上六法可於每日晨起前練習 1 次，練熟後每次 8 ～ 10 分鐘即可完成。初期每天 1 次，3 個月後見效者可改為每週 2 ～ 3 次，需持之以恆。

## 細節提示

### 防頸椎病，從身邊小事做起

頸椎是整個脊椎中體積最小，但最靈活、活動頻率最高的節段，在運動、工

作、日常活動中都承擔著各種負荷，因此也是最容易發生勞損和退變的節段。頸椎病發生率與年齡呈正相關，一般 20 歲就開始有亞臨床階段，至 70 歲左右頸椎病發生率幾乎高達 100％。因此，頸椎病的預防應從年輕時開始，從日常生活的點點滴滴做起。

1. 糾正不良坐勢

    最早期的預防措施應該從糾正不良姿勢做起。長時間的伏案工作、打牌、打麻將、低頭操作、臥位看書、看電視等，均會改變頸椎的正常曲度，導致頸部組織的慢性勞損。因此應注意看書時正面注視，保持脊椎的正直，不要偏頭。在工作和學習時，每隔 10 分鐘應活動頸部，做仰頭或左右轉頭活動，每間隔 1～2 小時就應該自由伸展四肢 3～5 分鐘。

2. 糾正不良睡姿，科學用枕

    人在睡眠期間，頸肩部肌肉都處於較放鬆狀態，因此，不良的睡姿如俯臥位會使頸椎間韌帶緊張，長時間的不良睡姿會加速頸椎的勞損甚至發生關節錯位，如落枕，長期的慢性勞損會發展為頸椎病。因而正確的睡姿應該以仰臥為主，側臥為輔。另外，睡枕度以 10 公分左右為宜，枕芯柔軟，有良好的彈性，有符合頸椎弧度的外形。床鋪應該選用保持脊椎平衡的床墊，如以木板為底的較硬的席夢思。

3. 加強頸部鍛鍊，避免外傷

    加強頸部肌肉的鍛鍊，增強頸部的穩定性，避免遭受頭頸部外傷也是預防頸椎病的措施。頸部的肌肉、韌帶對頸椎有著重要的固定和保護作用，是天然的「圍領」。「圍領」的強壯是預防頸部外傷的先決條件，因此可以選擇一些全身及頸部運動的鍛鍊方法，如慢跑、瑜伽、頸部保健操等。正確的頸部及雙上肢的前屈、後伸和旋轉運動，既可緩解工作疲勞，又能使脊椎肌肉發達，韌帶加強，減少發生頭頸部外傷的機會。

4. 留意天氣變化，注意保暖

    受涼會引起頸部肌肉的痙攣或小關節的緊張，因此應避免潮溼和寒冷的環境，氣候變化時應注意保暖，防止受涼，避免長時間處在空調環境下或電風扇直接持續的吹向身體，尤其是頭頸部。

    另外，有研究表明，長期壓抑感情、遇事不外露、多愁善感的人易患神經衰

弱。神經衰弱會影響骨關節及肌肉休息，長此以往，頸肩部容易疼痛。所以，除了平時保持正確的頸椎姿勢、抬頭挺胸外，保持樂觀向上的好心情也是很重要的。

# 摩擦皮膚能健身

民間有不少人用乾布摩擦皮膚，或以冷水摩擦身體來預防感冒的健身方法。有資料顯示：用這樣的方法健身的 200 位老人，幾乎個個鶴髮童顏、精力充沛。他們比同年齡不做摩擦的人，平均年輕 6 ～ 7 歲，平時幾乎不感冒，甚至能顯示出一種令人羨慕的青春活力。其科學道理是：

1. 強烈的摩擦皮膚，可以使皮膚的微血管擴張，加速血液循環。
2. 摩擦可以與運動一樣能促進新陳代謝，使體內的廢物盡快排泄掉。人體是被皮膚嚴密的覆蓋著的，皮厚的一般 1 ～ 4 毫米，最薄的地方是眼皮 0.5 毫米，最厚的地方是腳底，大約 4 毫米左右，人體皮膚鋪展開來大約在 1.5 ～ 1.7 平方公尺之間（人的高低胖瘦不同）。這麼大的面積，運動時是很難都照顧到的。摩擦與運動不同，可以面面俱到，彌補其不足，照顧到每一塊皮膚的「要求」。這也是摩擦為什麼可以健身的一個根本原因。

另一個原因是，它提高了皮膚的外界適應力。皮膚是人體的壁壘，起著阻止病菌入侵和調節體溫的雙重作用，而摩擦正好可以達到潔淨皮膚，加強皮膚素養的效果。

## 細節提示

### 摩擦健身的種類

摩擦健身的方法很多，用乾毛巾摩擦全身，叫做「乾布摩擦」；用柔軟的刷子摩擦，稱為「刷子摩擦」；用擰乾的冷毛巾摩擦叫「冷水摩擦」；此外還可以採用「手擦法」等等。一般來說，「冷水摩擦」的效果比「乾布摩擦」要好。但無論採用哪種方法，都要循序漸進，在冬天還應注意避免著涼，而且每次做摩擦時，速度要快，應先輕後重，逐漸加力。摩擦鍛鍊也同其他鍛鍊方法一樣，需要毅力，要長期堅持，才能獲得健身的效果。

# 搖頭晃腦治麻木

有些中老年人，常會感到手臂麻木，這是由於頸椎部的骨節增生引起的。只要經常進行頸部活動，搖搖頭，晃晃腦，手臂麻木便可得到緩解或者治癒。

其具體做法是：取坐位或站位，讓頸部先向左轉幾圈，再向右轉幾圈，然後低頭抬頭活動幾下，再左右晃動幾下。開始時動作要輕柔些，速度要慢些，搖晃次數也應少些。

在活動時如感到頭暈，應停下來做幾次深呼吸，待頭腦恢復正常後再繼續做。

在初做的一至二週內，每次活動十分鐘左右就可以了，以後可逐漸增加到三十分鐘。在做搖頭晃腦動作時，有時會聽到頸椎部有響動，這是正常現象。每天早晚各做一次，一般經過一個月後，手臂麻木便可消失，但癒後仍應堅持活動，以鞏固療效。不過，患有重度高血壓者不適宜做此鍛鍊，以防引起不測。

## 細節提示

### 頸椎病不可一味搖頭晃腦

頸椎病易與其他頸疾病混淆，且頸椎病有不同的類型，即使是同一類型，病情也有輕重，故需對症治療。

發生頸痛之後，最好找骨科醫生檢查，做出明確診斷，根據不同病因採用不同的治療方法。自己不可輕易搖頭晃腦或找理髮師推拿按摩。每年都有因搖頭晃腦、推拿頸部致症狀加重或出現癱瘓的病人。

急性期的頸椎病不但不能搖頭晃腦，還應戴上頸領制動。對於慢性期的頸痛者，搖頭晃腦也不是治療頸椎病的根本方法，而應科學的鍛鍊頸部肌肉，盡量減少伏案低頭工作的時間。

# 養生須注意補氣

中醫學認為人身三寶，精、氣、神。氣是生命活動的根本和動力，它充滿全身，運行不息，關係著人體的健康與壽夭。因此，要養生必須注意補氣。

1. 補肺氣：肺氣虛主要表現為語言低微，呼吸微弱，易感冒，甚至咳聲無力。常用的補肺藥物如下：

   A. 黃芪：具有健體、強心、降壓、保肝、利尿、抗菌、抗病毒等作用。代表藥膳是黃芪蒸雞。

   B. 靈芝草：此藥即肺氣又補腎氣，適用於肺腎兩虛所致的咳嗽、氣喘、虛勞等。久服可防治冠心病、慢性支氣管炎、高血脂症、支氣管氣喘等病，從而達到延年益壽的作用。

2. 補脾氣：脾氣虛主要表現為食後脘腹脹滿，排氣（放屁）後則舒，四肢無力大便多有不消化之食物，有時脫肛或子宮下垂，脈虛。

## 細節提示

### 補氣食品

　　大米，又稱粳米，味甘性平，歸脾、胃經，有補中益氣，健脾和胃的功效，適用於老年人脾胃虛弱，體倦乏力，消化不良者，以煮粥食用最佳，可酌情少量加用人參、茯苓、黃芪、山藥、紅棗等中藥以增強補益功效。

　　糯米有黏性，味甘性溫，歸脾、胃、肺經，有補中益氣，健脾止瀉的功效，適用於老年人脾虛，消化不良，大便溏泄者。大米 100 克，糯米 100 克，山藥 50 克（切小塊），蓮子 10 克，芡實 10 克，共煮粥食用，有健脾止瀉的作用。

# 春季養生應注意什麼

　　春季是四時之首，一年之始，萬物更新的時候。春回大地，萬物經過了一個冬季的蟄伏之後重新獲得了生機，自然界又有了生命的活力。而春季老年人的養生也要順應春天的這個特點，在各方面加以注意。

1. 要注重精神上的養生：處在一年之始的春天，生活的各方面變化都比較大，情緒波動也比較大，容易憂鬱和煩躁。為了調養情緒，老年人要努力使自己心胸開闊，樂觀愉快。對於自然萬物，要有著美好的欣賞與珍惜的心態。《黃帝內經‧素問‧四氣調神大論》中主張，在春天要善待萬物，要「生而勿殺，予而

勿奪，賞而不罰」，在保護環境的同時也培養自己對自然和生命的熱愛與關愛，有利於心情舒暢。

同時，在陽光明媚，日麗風清，鶯歌燕舞，春意盎然的季節裡，應該攜伴出遊，踏青遠足，既可以舒解煩悶，又可以陶冶性情，使精神得到很大程度上的愉悅和滿足，讓自己的精神和春天的萬物相適應，同樣充滿生機。精神上的生機有利於激發身體上的活力。

2. 注意起居上的調養：春暖人間，人體內的陽氣開始轉盛，皮膚筋骨都開始舒展，氣血供應增多反而使身體容易睏倦，往往大白天就會想睡。但是過多睡眠又不利於陽氣的調養，也不利於身體抵抗力的增強，所以在起居方面還是要早睡早起，多多鍛鍊，防止身體的疲倦導致精神的倦怠。

春季氣候變化較大，有時往往會「乍暖還寒」，而且春季裡人對疾病的抵禦能力與冬季相比會有所減弱，所以不要過早的脫去棉衣，特別是老年人，更要注意保暖，因為老年人身體抵抗力更低而且病後不易恢復。

3. 在春季要多運動：冬季裡，人體系統的各項功能都有所減弱，到了春天應該加強鍛鍊，恢復系統功能的正常運作。到公園、廣場、河邊、樹林等綠化情況比較好的地方鍛鍊身體，多多活動，舒展筋骨，有助於身體的健康和抵抗力的增強。老年人如果行動不便，可以在園中散步，晒晒太陽，吹吹暖風，有利於順氣強身，頤養精神。

4. 注意飲食：飲食方面的養生也是春季養生的重要一項。春季陽氣開始生長，為了保護、增強陽氣，要多食用辛甘溫熱之食，如麥、棗、花生、蔥、薑、香菜等，少吃酸冷的食物，以免傷害脾胃。

5. 春季要小心防病：春天是萬物復甦的季節，包括病菌、病毒。很多致病的細菌、病毒也會隨著春天適宜的氣候而生長、繁殖。春天也是疾病、瘟疫多發的季節，包括流感、肺炎、流腦、猩紅熱等等。因此日常生活中老年人要注意採取措施，防禦疾病，如講究衛生，消滅傳染源，阻斷傳染管道。此外，室內要保持通風，要加強鍛鍊、增強體質和抵抗力。

## 細節提示

### 立春多甜少點酸

立春，是一年中的第一個節氣，標誌著寒冷的冬天即將過去，溫暖的春天已經到來。中醫理論認為，春季應該特別注意對肝臟進行保養，以順應天時，所以在飲食調養時要考慮到春季屬陽氣開始升發的特點，適合於多食用一些具有辛甘發散性質的食物，而少食用具有酸收作用的食物。傳統飲食養生學認為具有辛甘發散性質的蔬菜有：油菜、香菜、韭菜、洋蔥、芥菜、白蘿蔔、辣椒、生薑、蔥、大蒜、茼蒿、大頭菜、茴香、白菜、高麗菜、芹菜、菠菜、薺菜、茴香菜、金針菜、空心菜、蕨菜、萵苣、茭白、竹筍、小黃瓜、冬瓜、南瓜、絲瓜、茄子等。屬具有酸收性質的蔬菜有：馬齒莧、番茄、柑、柳丁、橘、柚、杏、木瓜、枇杷、山楂、橄欖、檸檬、石榴、烏梅等。

# 夏季養生「三字經」

夏季氣候由溫轉熱，是萬物茂盛秀麗的季節，豔陽普照，地氣蒸騰，天地之氣交合，這種氣候環境對生物的生長發育非常有利，如能適應夏季氣候，正確調養，就可使身體積蓄充足的陽氣，從而提高人的抵抗能力，以適應秋冬之季氣候的變化。

《養生論》上說：夏季稱作蕃秀，天地之氣相交，萬物開花結果，人們應夜臥早起，沐浴朝陽，使心情平靜，不要惱怒，使花成果，使氣得泄，這就順應夏季之氣候，符合養生的規律。否則就傷心，到秋季就發生疾病，由於夏季養生之氣儲備不足，冬天到了病就會加重。書中還說：夏季天氣炎熱，應當吃豆類消暑，不可一味的飲用熱食。不要飲溫湯，不要吃得太飽，不要在溼處睡覺，不要穿溼衣服。

農曆四月是夏季的第一個月，又稱孟夏。這個月是天地交泰、萬物開花的季節，應當晚臥早起，來接受天地之精氣。不要大怒大泄，憤怒與發洩都會傷元氣。衣服應當穿暖和。這個月肝臟功能漸漸減衰，心臟功能漸漸增生，應當增加酸味，減少苦味，來補腎助肝，調養胃氣。要節制房事來壯腎水，應當靜養來平息心火。

夏天喝水多，胃酸易被沖淡，從而降低了胃酸的殺菌能力，易使細菌進入腸道。溼熱的氣候環境適合細菌的生長繁殖，食物極易腐爛變質。因此，夏季更要把好病從口入關。夏季炎熱，不能只圖一時之快，過於避熱趨涼。《頤身集》指出：「夏

季心旺腎衰，雖大熱，但不宜吃冷淘冰雪、蜜水、涼粉、冷粥。」否則，飲冷無度會
使腹中受寒，導致腹痛、嘔吐、下痢等胃腸道疾病，這對中老年體弱者尤為重要。
此外，還應注意不在室外露宿；室內若使用空調，不要開得太久；睡眠時不要用電
扇直吹；避免在樹蔭下、水亭中及過堂風很大的過道久停，因老年人氣血虛弱，加
之夏天人體腠理開疏，如不注意防寒，很容易受風而患癱，手足麻木，甚則半身不
遂等。

　　從小暑至立秋，俗稱「伏夏」，是全年氣溫最高，陽氣最旺盛的時候。根據
「春夏養陽」的原則，中醫養生家發現，一些冬季常發生的慢性疾病及一些陽虛陰盛
的疾病，往往可以透過伏夏的調養，使病情好轉甚至痊癒。

# 細節提示

## 長夏時節防溼為先

　　「俗語說，長夏要防溼，入秋應防燥。暑溼交替的長夏，如果個人的肌體免疫力
比較低下，或者生活起居不加注意，容易出現伏暑症狀和腸胃疾病，平安度長夏首
先要防溼。

　　暑溼天氣最容易產生腸胃疾病。中醫認為溼為陰邪，好傷人陽氣，尤其是脾
陽。脾臟一旦受損，則導致脾氣不能正常運化。表現為消化吸收功能低下，臨床可
見脘腹脹滿、食慾不振、口淡無味、胸悶想吐、大便稀溏，甚至水腫。

　　長夏時節由於天氣悶熱，又常陰雨連綿，衣物和食品都容易返潮，甚至發霉、
長毛，人也會感到不適。若穿著返潮的衣物，容易感冒或誘發關節疼痛。吃了黴爛
變質的食品，就會引起胃腸炎，甚至導致中毒。

　　在長夏一定要注意飲食、起居的應時變化，以預防疾病的發生。我們要根據
氣候變化，適當增減衣服，以免身體受涼。需要強調的是，這個季節空調的溫度不
要調得過低，以免人為的感受到暑熱之邪，受到疾病侵襲。不要吃過於油膩或過甜
的東西，以防產生溼氣。應多吃清熱去溼、健脾和中的新鮮食物，例如冬瓜、綠豆
芽、小白菜、赤小豆等。

# 秋季養胃保健康

　　初秋時節溫度較高，容易傷肺，常常有咳嗽少痰、咽乾鼻燥、口渴頭疼、無汗發熱等症狀，飲食應以清熱、健脾、潤燥為主。秋季進補之前，脾胃應有一個調整適應的階段。可先補食一些既富有營養，又易消化的食物，以調理脾胃功能。

1. 防溼防寒：入秋以後不能像夏季這般生食大量瓜果，這樣會助溼邪，損傷脾胃，腹瀉、便溏等急慢性胃腸道疾病就容易發生。因此，入秋之後應少食生冷食物和瓜果，脾胃虛寒者尤應禁忌。

2. 補而不膩：秋天，天氣轉涼，人們往往食慾大振，容易攝取過多而導致體重大增。因此秋天食補要適量，虛則補之，否則很容易因飲食不當而導致肥胖，不利於身體健康。秋季食補以烏骨雞、豬肺、龜肉、蜂蜜、芝麻、核桃、秋梨、紅棗等為佳。

3. 調理脾胃：經歷了漫長的酷熱的夏季，人們由於頻飲冷飲，常吃冰凍食品，多有脾胃功能減弱的現象，特別是體虛者，此時驟用補藥或補品勢必難以消化吸收。所以，秋季進補之前，脾胃應有一個調整適應的階段。可先補食一些既富有營養，又易消化的食物，以調理脾胃功能，如魚、各種動物瘦肉、雞蛋，以及山藥、紅棗、蓮藕等。此外，乳製品、豆類及新鮮蔬菜、水果均宜多吃，藥食兼優的菱角、板栗也是調理脾胃的佳品，它們均含有碳水化合物、蛋白質及多種維生素，具有補中益氣、開胃止渴、固腎養精等功效。

4. 潤燥養肺：初秋時節溫度較高，容易傷肺，常常有咳嗽少痰、咽乾鼻燥、口渴頭疼、無汗發熱等症狀，飲食應以清熱、健脾、潤燥為主。而到晚秋，因晝熱夜涼，不小心就容易傷風感冒或舊病復發，症狀多表現為咳嗽痰稀、咽乾唇燥、鼻塞不通、無汗畏寒、頭痛微熱等，飲食應以防燥養陰為主。多吃銀耳、百合、鴨、藕、牡蠣肉、山藥等，可達到去燥潤肺之效。

## 細節提示

### 秋季養生保健茶療方

　　療方比較簡便，既可以養生又能夠治病。在秋季，如果能根據自身體質，選用適合的療方，對增進健康、增強體質一定會有益的。

比如：蘿蔔。先把 2 兩白蘿蔔洗乾淨切片煮爛，略加一點鹽調味，但是不能放味精。再把用開水沖泡 5 分鐘後倒入蘿蔔汁內服用，每天 2 次。白蘿蔔營養豐富，含鈣且有藥用價值，可清熱化痰，配飲用能清肺熱、化痰涇，少加一點鹽既可以調味，又可以清肺消炎。

比如：銀耳，先把半兩銀耳洗乾淨加水與半兩冰糖燉熟；再把 5 克泡 5 分鐘以後把水倒入銀耳湯，攪拌均勻服用。能滋陰降火，潤肺止咳，適用於陰虛咳嗽。銀耳內含蛋白質、碳水化合物、礦物質和維生素 D 以及多種礦物質。銀耳配冰糖可以幫助滋養潤肺、止咳化痰之力，配兼有消炎的功效。

再比如：生薑、蘇葉各 3 克（蘇葉到中藥行可以買到），把生薑切成細絲，蘇葉洗乾淨，用開水沖泡 10 分鐘代飲用。每日 2 劑，上下午各服 1 劑。能疏風散寒、理氣和胃，適用於風寒感冒、頭痛發熱，或有噁心、嘔吐、胃痛腹脹等。

# 老年人應注意秋季養生

秋季氣候是處於「陽消陰長」的過渡階段，立秋至處暑，秋陽肆虐，溫度較高，加之時有陰雨綿綿，涇氣較重，天氣以涇熱並重為特點，故有「秋老虎」之說。「白露」過後，雨水漸少，天氣乾燥，晝熱夜涼，氣候寒熱多變，稍有不慎，易傷風感冒，許多舊病也易復發，被稱為「多事之秋」。由於人體的生理活動與自然環境變化相適應，體內陰陽雙方也隨之發生改變，因此，秋季養生必須注意保養內守之陰氣，凡起居、飲食、精神、運動等方面調劑皆不能離開「養生」這一原則。

1. 起居調養：秋季，自然界的陽氣由疏泄趨向收斂、閉藏，起居作息要相應調整，《黃帝內經·素問·四氣調神大論》說：「秋三月，早臥早起，與雞俱興。」早臥，以順應陰精的收藏，以養「收」氣。早起，以順應陽氣的舒長，使肺氣得以舒展。有人對腦血栓等缺血性疾病發病時間講行過調查研究，發現這類疾病在秋季發生率較高，發病時間多在長時間睡眠的後期，而秋季適當早起，可減少或縮短小血栓形成的機會，這對於預防腦血栓發病有一定意義。

   秋燥，常會使人的皮膚和口角乾裂，皺紋增多，口乾咽燥。還可見毛髮脫落增多，大便亦易乾結。這時應注意保持室內一定的溫度和涇度，要適當多吃水果和補充水分。秋令氣溫多變，即使在同一地區也會出現「一天有四季，十里不同天」的情況。因而，應多備幾件秋裝，做到酌情增減。

2. 飲食攝養：秋屬肺金，主收。酸味收斂補肺，辛味發散瀉肺。秋天宜收不宜散，所以，要盡可能少食蔥、薑等辛味之品，適當多食一些酸味甘潤的蔬果。

   秋燥津液易傷，引起咽、鼻、唇乾燥及乾咳、聲嘶、皮膚乾裂、大便燥結等燥症。因此秋季在飲食上宜多選甘寒滋潤之品，如百合、銀耳、山藥、秋梨、藕、鴨肉、柿子、芝麻等，以潤肺生津、養陰清燥。秋季飲食除了以酸、潤為主之外，還須注意，夏季過後，暑氣消退，人們食慾普遍增加，加之秋收食物品種豐盛，此時不宜過多進補，以免「飲貪自信，腸胃及傷」。

3. 精神養生：秋季氣候漸轉乾燥，日照減少，氣溫漸降，尤其深秋之時，草葉枯落，花木凋零，一些人心中常會因此產生淒涼、垂暮之感和憂鬱、煩躁等情緒變化，故有「秋風秋雨愁煞人」之言。這時，人們應該保持神志安寧，減緩秋季肅殺之氣對人體的影響。收斂神氣，以適應秋天容平之氣。

4. 運動護養：金秋季節，天高氣爽，是發展各種運動鍛鍊的好時期。在鍛鍊時，一方面要根據個人具體情況選擇不同的鍛鍊項目，另一方面要針對季節特點進行自我鍛鍊。「春夏養陽，秋冬養陰」，秋季是收養的季節，運動也應遵循這一規律。運動量不宜太大，不宜劇烈。秋天氣候多變，天氣漸冷，此時可逐步進行一些耐寒鍛鍊。

5. 保健防病：秋季是腸炎、痢疾、乙型腦炎等病的多發季節，要做好預防工作。首先要做好環境衛生，消滅蚊蠅，注意飲食衛生，不喝生水，不吃腐敗變質和被汙染的食物，按時接種日本腦炎疫苗。

   秋季燥邪易傷人，除適當補充一些維生素外，對於確有陰傷之象，表現為口燥咽乾、乾咳痰少的人，可適當服用沙參、麥門冬、百合、杏仁、川貝等，對於緩解秋燥有良效。

## 細節提示

### 秋季養生給身體加油

秋季，是一個美麗的季節。金黃色的田野，紅黃綠相間的果園，漫山的紅葉，碧綠的河水映照在藍天白雲之下，是一幅多麼美麗的畫卷。進入秋季以後，天氣逐漸涼爽乾燥，一方面使人有「秋高氣爽」的舒適感覺，一方面乾燥的氣候對人體也

會產生一定的危害。中醫理論認為：「肺與秋氣相應」，「燥為秋季之主氣」，從傳統養生的角度講，秋季養生的重點是保養肺臟和注意防護「燥邪」對人體的侵害。

# 冬季宜「斂陽護陰」

　　傳統養生學認為，在冬季的三個月中，人體應順應自然界的變化規律而避寒就溫，斂陽護陰，以合「養藏之道」。具體可從精神、起居、飲食、運動和藥物養生保健五個方面來進行。

　　冬三月草木凋零、冰凍蟲伏，是自然界萬物閉藏的季節，人的陽氣也要潛藏於內。因此，冬季養生的基本原則也當講「藏」。中醫養生學認為，適應四季陰陽才能維持生命活動，並總結出「春天養肝，夏天養心，秋天養肺，冬天養腎」的理論，冬季是陰氣極盛、萬物收藏之季，生物處於冬眠階段，以養精蓄銳，適應明春之生機。故中醫素有「春夏養陽，秋冬養陰」之說。

　　由於人體陽氣閉藏後，人體新陳代謝相應較低，因而要依靠生命的原動力——「腎」來發揮作用，以保證生命活動適應自然界變化。冬季時節，腎臟機能正常，則可調節身體適應嚴冬的變化，否則，即會使新陳代謝失調而產生疾病。因此，冬季養生很重要的一點是「養腎防寒」，以下幾點是貫徹這一原則的要點：

1. 精神調養：除了重視保持精神上的安靜以外，在神藏於內時還要學會及時調養不良情緒，當處於緊張、激動、焦慮、憂鬱等狀態時，應盡快恢復心理平靜。同時，在冬季還要防止季節性情感失調症的發生。所謂季節性情感失調症，是指一些人在冬季易發生情緒憂鬱、懶散嗜睡、昏昏沉沉等現象，並且年復一年的出現。這種現象多見於青年，尤其是女性。預防的方法是多晒太陽以延長光照時間，這是調養情緒的天然療法。

2. 飲食調養：冬季飲食養生的基本原則應該是以「藏熱量」為主，因此，冬季宜多食的食物有羊肉、鵝肉、鴨肉、蘿蔔、核桃、栗子、白番薯等。同時，還要遵循「少食鹹，多食苦」的原則：冬季為腎經旺盛之時，而腎主鹹，心主苦，當鹹味吃多了，就會使本來就偏亢的腎水更亢，從而使心陽的力量減弱。所以，應多食些苦味的食物，以助心陽。冬季飲食切忌黏硬、生冷食物，因為此類食物屬「飲」，易使脾胃之陽氣受損。

3. 起居保健：《黃帝內經》裡指出：「早臥晚起，以待日光。」意思是，冬天要早睡、晚起，尤其對於老人而言，起床的時間最好在太陽出來後為宜。冬季起居養生應注意以下幾點：首先，穿衣要講「衣服氣候」，指衣服裡層與皮膚間的溫度應始終保持在 32°C ～ 33°C，這種理想的「衣服氣候」，可緩衝外界寒冷氣候對人體的侵襲。其次，要注重雙腳的保暖。由於腳離心臟最遠，血液供應少且慢，因此腳的皮溫最低。

中醫認為，足部受寒，勢必影響內臟，可引致腹瀉、月經失調、陽痿、腰腿痛等病症。其三，冬季定時開窗換氣有利於身體健康。其四，蒙頭睡覺不可取。冬天蒙頭睡覺極易造成缺氧而致胸悶氣短。其五，夜間忌憋尿。由於冬夜較長，長時間憋尿，會使有毒物質積存而引起膀胱炎、尿道炎等。

4. 鍛鍊強身：中醫素有「食補不如氣補」之說。「冬天動一動，少鬧一場病；冬天懶一懶，多喝藥一碗」。「氣補」或「動一動」就是運動。

簡便易行的方法是：晨起或睡前叩齒 50 下左右，舌在口內左右轉動各 5 圈，鼓漱 40 次左右，分二三次咽津液入丹田。調息入靜後，再練「吹」字功 40 次左右。吸氣時兩手經腰後上提至胸前、聳肩，呼氣時念「吹」茅（不出聲），提肛收腹，腳趾抓地，兩手由胸前落至膝，屈膝半蹲。然後，雙手攀足，站立或直腿，雙手下按足背或抓腳趾，稍停，反覆慢做 10 次左右。再搓腰 50 次～100 次，最後倒退走半小時左右。也可學打太極拳或拍打功、疏通經絡功等；或從事慢跑、散步、滑水、跳繩、球類等運動項目。

冬季晝短夜長，陽光微弱，應多在室外鍛鍊，以補陽光照射不足。在冷空氣中活動可增強神經調節機能，提高造血功能和抵抗力，但鍛鍊不宜出大汗，以防感冒。

避免在大風、大霧、雨雪等惡劣天氣中鍛鍊。

## 細節提示

## 冬季養生保健八宜

冬季寒冷乾燥，所以要多注意養生保健，這裡推薦養生「八大宜」，送給朋友們：

1. 宜保暖：冬屬陰，以固護陰精為本，宜少泄津液。故冬「去寒就溫」，預防寒

冷侵襲是必要的。但不可暴暖，尤忌厚衣重裘，向火醉酒，烘烤腹背，暴暖大汗。

2. 宜健腳：冬天必須經常保持腳的清潔乾燥，襪子勤洗勤換，每天堅持用溫熱水洗腳，同時按摩和刺激雙腳穴位。每天堅持步行半小時以上，活動雙腳。此外，選一雙舒適、暖和輕便、吸溼功能好的鞋子也非常重要。

3. 宜多飲：冬日雖排汗排尿減少，但大腦與身體各器官的細胞仍需水分滋養，以保證正常的新陳代謝。冬季一般每日補水不應少於 2,000 ～ 3,000 毫升。

4. 宜粥養：冬季飲食忌黏硬生冷。營養專家提倡，晨起服熱粥，晚餐宜節食，以養胃氣。特別是羊肉粥、糯米紅棗百合粥、八寶粥、小米牛奶冰糖粥等最適宜。

5. 宜早睡：冬日陽氣肅殺，夜間尤甚，要「早臥遲起」。早睡以養陽氣，遲起以固陰精。

6. 宜調神：冬天易使人身心處於低落狀態。改變情緒低落的最佳方法就是活動，如慢跑、跳舞、滑冰、打球等，都是消除冬季煩悶，保養精神的良藥。

7. 宜通風：冬季室內空氣汙染程度比室外嚴重數十倍，應注意常開門窗通風換氣，以清潔空氣，健腦提神。

8. 防犯病：寒冷會誘發心肌梗塞、中風的發生，使潰瘍病、風溼病、青光眼等症狀加劇。患者應注意防寒保暖，特別是預防大風降溫天氣對身體的不良刺激，備好急救藥品。同時還應重視耐寒鍛鍊，提高禦寒及抗病能力，預防呼吸道疾病發生。

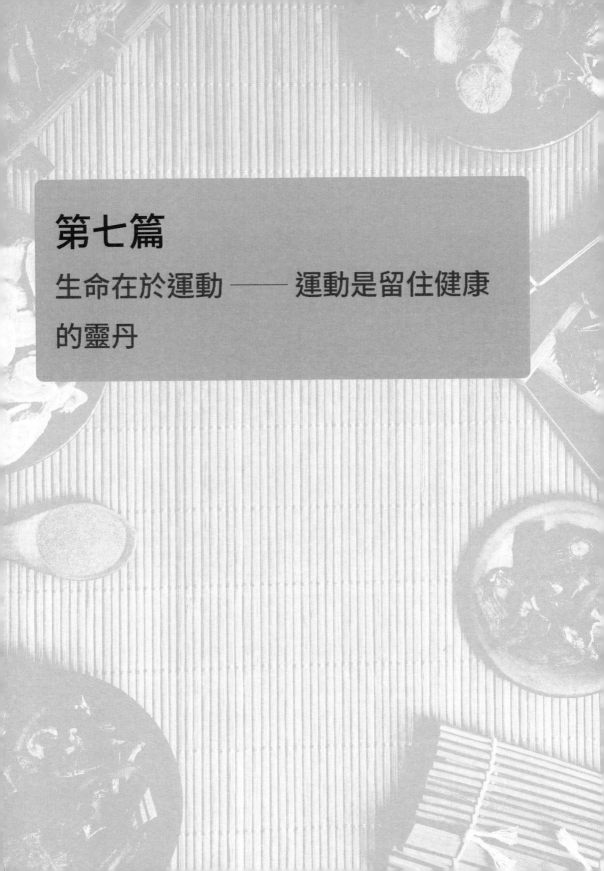

# 第七篇

## 生命在於運動 —— 運動是留住健康的靈丹

# 生命在於運動，但不是盲動

去病健身的跑步方式

跑步是一項方便簡單的健身形式。跑步對人體的作用比較全面，能鍛鍊人的心臟，增加肌體的最大攝氧量，使人體的活動能力增強。適當的跑步，尤其是慢跑，還能增進食慾，使消化吸收功能較差、體重不足的虛弱者改善和增強體質。

但是，跑步雖然簡單，其形式卻是多種多樣的，下面就來看看跑步健身的新花樣：

1. 水跑 ── 有助減肥

   在水中跑是一項非常有效的健身法，在水中跑 45 分鐘即相當於在陸地上跑 2 小時。因此，透過水中慢跑不僅可以有效的去除腹部多餘的脂肪，而且能夠使雙腿變得修長，這對於肥胖的人來說是個很好的鍛鍊方法。

   水跑時，身體應垂直慇浮於深水中，鼻孔稍高出水面一些，四肢猛划，像水中撲騰的鴨子一樣。但要注意循序漸進，在水中慢跑 4 ～ 5 分鐘後，心跳速度不應超過每分鐘 120 ～ 130 次，並以運動和休息兩種狀態交皆進行為宜。

2. 雨跑 ── 健腦強體

   一場細雨，能消除塵埃，讓空氣更乾淨、更清新。另外，細雨滴灑時產生的大量負離子，被譽為「空氣維生素」，能鬆弛神經，降低血壓，加強新陳代謝。因而，細雨中慢跑擁有許多晴天慢跑所無法比擬的保健作用。

   並且，除了強身健體外，雨中慢跑還是一種很好的健腦活動，有利於大腦由緊張趨於平靜，對心理和精神達到調節作用。

3. 手跑 ── 有益身心

   手跑，這是健身專家沒計的一種新型健身運動，就是以「手」為中心進行的健身活動。「手跑」不僅能達到與慢跑相同的健身效果，而且有助於防治肩周炎、網球肘、關節炎等疾患。

   健身者可躺在草地上、沙灘上或墊子上進行手跑，當然床上也行。仰臥身體，雙臂向上伸直，活動手指，甩動腕肘部，伸展手臂等，目的是促進血液循環，讓整條手臂的所有關節都能充分的活動開。

4. 倒走倒跑 ── 去病健身倒走和倒跑，是人體的一種反向運動，對腰臀、腿部肌

肉有明顯的鍛鍊效果。它不受年齡、性別和體質強弱的限制，不需任何器械，而且不受場地制約。

經常練習倒走和倒跑，不僅能提高腿部、臀部和腰部肌肉力量，而且這種方式比向前走或向前跑所消耗的熱量更多，因此能達到減肥的作用。此外，倒走還能使人體的潛能得以開發。由倒走發展到倒跑、倒扭、倒轉和倒跳，此為「例行四項全能」，多方受益。倒走是基礎，只有在倒走熟練的基礎上，方可練習倒跑——至於倒轉、倒跳更要慎重。熟能生巧，過則不技，最需要注意的事情就是切記防傷。

## 細節提示

### 跑步要「對速」

想要瘦身可不是跑的速度越快效果越好，相反速度和方法不當，反而會影響你的減脂效果，那最有效的跑步速度是什麼呢？

研究表明，人體運動的時候，能量的來源主要是糖和脂肪。如果運動速度快、運動量大、持續時間短，就會以消耗體內的糖分為主；相反如果運動速度慢、運動量適中、持續時間長，則以消耗脂肪為主。所以，我們在跑步時可以將快跑和慢跑交替進行，能同時達到消耗糖和脂肪的雙重作用。跑步者可以根據自身情況，調節速度和運動量，以最大限度發揮健身跑的作用。鍛鍊者還可利用自然環境，如田野、樹林、沙地等，將步行與跑步交替進行。

如果你連續進行 70 分鐘變速跑練習，在跑完後的 15 小時內，你體內的脂肪仍將持續燃燒，而透過均速跑健身，則無法達到這樣的效果。

# 清晨喊山別太拚

晨練時大聲的喊叫，有點類似於喊山。這種鍛鍊方式十分常見，從健身的角度來說，這種做法不值得提倡。如果掌握不好，很容易對身體造成傷害。

1. 大聲喊叫容易對聲帶造成傷害。經過一夜的睡眠，人的聲帶處於舒緩的狀態，大聲喊叫將導致聲帶極度充血，容易使人聲音嘶啞。

2. 根據人生理週期的特點，一天之中，鍛鍊的最佳時間，應該是離睡眠相對比較

遠的時段。理想的健身時間是上午的 10 點，下午的 3 點以後，或者傍晚的 7 點左右。早晨起床後，人的心率還比較低，血液循環的速度相對較慢，並不適宜馬上進入到劇烈的鍛鍊中去。如果一下子進入到劇烈運動，會導致心血管的負荷增大，誘發各種疾病。這時比較適宜的運動應該是散步、太極拳等相對比較舒緩的鍛鍊。早晨並不是公園空氣最好的時候，樹木也會有呼吸作用，夜晚的時候，由於沒有陽光的照射和光合作用，空氣中氧氣的數量會減少，二氧化碳增多。空氣狀況最好的時候，是白天 10 點左右。

3. 大喊或者劇烈的拍手運動會使人精神亢奮，血液循環加速，這樣容易導致中老年人血壓升高，對心臟也會有刺激作用。因此這一鍛鍊方式並不適合中老年人。

從鍛鍊的效果來說，大聲喊叫很難說它鍛鍊哪一部分的肌肉，或者說消耗多少能量。因此，它不適合作為一種單獨的鍛鍊方式。如果是在廣播體操或拳術運動中伴隨著喊叫，可以提高鍛鍊者的注意力，增強動作的節奏感。

當然，大聲喊叫也非一無是處。首先，它能緩解精神壓力。透過喊叫的方式，可以把心中的不良情緒一併發洩出來，對身心健康有一定的幫助。

其次，如果運動時很多人一起喊叫，能有效的激發人的團隊精神，使人精神振奮，增強鍛鍊的效果。對於那種需要整齊劃一的團體鍛鍊項目，能夠達到類似口令的作用。

最後，喊叫對心肺功能的提高也有一定的幫助，對肺活量有一定的鍛鍊。但這肯定不如其他的鍛鍊方式來得明顯。

## 細節提示

### 空腹時不宜進行晨練

日常生活中，不少人都喜歡晨練。專家提醒，適當晨練可使人全天充滿活力，但晨練一定要注意科學性。

1. 不要在空腹或飽腹狀態下晨練。可吃些食物，至半飽後稍事休息再到戶外進行晨練。

2. 「聞雞起舞」不宜提倡。有的人清晨三四點鐘即爬起來鍛鍊，然後再回去睡個「回籠覺」，這樣不但易吸入汙濁空氣，還會使生理時鐘錯亂，導致疲勞、早

衰。最好是等太陽出來後再開始晨練，因為日出前地面空氣汙染最重且此時氧氣也少，日出後綠色植物開始光合作用，吸入二氧化碳吐出氧氣，空氣方才清新。

3. 氣溫過低不宜晨練。秋、冬季早晨若氣溫過低或氣溫突降不宜晨練，尤其是老人、體弱者，由於體溫調節能力差，易受冷生病。

4. 雨霧天氣不宜晨練。現在的「霧」與過去的「水霧」不同，由於汙染嚴重，因此多為「汙染霧」，細小的霧滴含有大量汙染物質和致病菌，晨練時呼吸量增加，會吸入更多的汙染物，嚴重者會產生呼吸困難、胸悶、心悸等。辛化。

# 爬樓梯增強體質

爬樓梯是一種簡單易行的鍛鍊方式。它有四大益處：提高心肺功能、鍛鍊力量和耐力、減肥、增加柔韌性和關節的承受力。

爬樓梯讓缺乏運動的都市人，隨時隨地可以鍛鍊，「走出電梯，爬爬樓梯」如今在美國已受到很多人的推崇。但爬樓梯也存在一定的安全隱患。《今日美國報》5月分的一篇文章說，1990 年至 2005 年，美國和樓梯有關的受傷事件增加了 50%，每年約有 13.6 萬人被送到醫院急診，其中 10%需要住院治療。最常見的傷病是骨折，最容易受傷的部位是腿部和腳踝。這是因為爬樓梯對人體關節、韌帶的衝擊力很大，患有骨質疏鬆或心臟疾病的人爬樓梯容易加重病情。「爬樓梯運動」網站上也提示說，爬樓梯是項高強度運動，參加前需要諮詢專業人士，以預防可能發生的多種危險。

在爬樓梯前，膝蓋和腳踝要多做一些準備活動。爬樓梯時，運動量應該逐步增加，速度也應該從慢到快。下樓梯時速度、步頻都不宜太快，應前腳掌先著地，再過渡到全腳掌著地，以緩衝膝關節的壓力。爬完樓梯後，應注意放鬆。如果想要參加爬樓梯比賽，運動前，要進行身體檢查，包括心肺功能、柔韌性、力量和耐力等，由專業人士提供指導。

## 細節提示

### 爬樓梯鍛鍊時的注意事項

1. 爬樓梯是一項比較激烈的有氧鍛鍊形式，鍛鍊者須具備良好的健康狀況，並嚴格遵守循序漸進的原則。
2. 爬樓梯的速度與持續時間應掌握好，初始鍛鍊者，應採取慢速度、長持續時間的方式，隨著鍛鍊水準的提高，可以逐步加快速度或延長持續時間。
3. 鍛鍊中始終應以適中強度進行，以不感到吃力為度。
4. 爬樓梯鍛鍊應與步行、慢跑等健身鍛鍊相結合，不要以此取代其他鍛鍊。

# 辦公室健身術

　　辦公室內的職員，經常久坐工作，頭處於前屈位，頸部血管輕度屈曲或受壓，以致流向腦部的血流受到限制，造成大腦的氧和營養供應不足，易引起頭昏、乏力、失眠、記憶力減退等症狀。伏案久坐，胸部得不到充分擴展，心肺的正常功能得不到很好的發揮，使患心臟病和肺部疾病的機會增多，動脈粥狀硬化、高血壓、冠心病更易光顧。久坐不利於下肢靜脈血的回流，直腸附近的靜脈叢經常瘀血，是痔瘡形成的根源。久坐還使腹部肌肉鬆弛，腹腔血液供應減少，胃腸蠕動減慢，各種消化液的分泌減少，從而引起食慾不振、腹脹、便秘等。為了身體健康，更好的工作，辦公室的工作人員應因地制宜，加強健身運動。

1. 梳頭：用手指代替梳子，從前額髮際處向後梳到枕部，然後弧形梳到耳上及耳後。梳頭 10 ～ 20 次，可改善大腦血液供應，健腦爽神，可降低血壓。
2. 彈腦：端坐椅上，兩手掌心分別按兩側耳朵，用食指、中指、無名指輕輕彈擊腦部，自己可聽到咚咚聲響。每日彈 10 ～ 20 下，有解除疲勞，防頭暈、強聽力、治耳鳴的作用。
3. 扯耳：先左手繞過頭頂，以手指握住右耳尖，向上提拉 14 下，然後以右手繞過頭頂，以手指握住左耳尖，向上提拉 14 下，可達到清火益智、心舒氣暢、睡眠香甜的效果。

4. 練眼：在做視力集中工作時，每隔半小時，遠望窗外一分鐘，再以緊眨雙眼數次的方式休息片刻，也可作轉眼珠運動。這樣有利於放鬆眼部肌肉，促進眼部血液循環。

5. 臉部運動：工作間隙，將嘴巴最大限度的一張一合，帶動臉上全部肌肉以至頭皮，進行有節奏的運動。每次張合約一分鐘左右，持續 50 次，臉部運動可以加速血液循環，延緩局部各種組織器官的「老化」，使頭腦清醒。

6. 轉頸：先抬頭盡量後仰，再把下頷俯至胸前，使頸背肌肉拉緊和放鬆，並向左右兩旁側傾 10～15 次，再將腰背貼靠椅背，兩手在頸後抱攏片刻，能獲得提神的效果。

7. 伸懶腰：可加速血液循環，舒展全身肌肉，消除腰肌過度緊張，糾正脊椎過度向前彎曲，保持健美體型。

8. 揉腹：用右手按順時針方向繞臍揉腹 36 週，對防止便秘、消化不良等症有較好效果。

9. 攝谷道：即提肛運動，像忍大便一樣，將肛門上提，然後放鬆，接著再往上提，一提一鬆，反覆進行。站、坐、行均可進行，每次做提肛運動 50 次左右，持續 5～10 分鐘即可。提肛運動可以促進局部血液循環，預防痔瘡等疾病。

10. 軀幹運動：左右側身彎腰，扭動肩背部，並用拳輕捶後腰各 20 次左右，可緩解腰背佝僂、腰肌勞損等病症。

## 細節提示

### 健身記住四個「數字」

科學健身與合適的運動量是分不開的，掌握住以下數字，就如同掌握住健身的「密碼」，可讓你在健身運動中做到科學有效、事半功倍。

· 10 分鐘：每天只要 10 分鐘的靜坐，就能讓你解除沉重壓力，恢復活力。選一個安靜的角落，專注呼吸，慢慢的吸氣，用 10～15 秒的時間將氣吸進丹田（小腹下方），再以同樣的速度，慢慢將氣完全吐出。

· 130 次：請記得運動時每分鐘心跳至少達到 130 次。當你做完熱身進入運動狀態，你可以摸摸自己的脈搏，每 10 秒有沒有超過 21 下，到達此數才算是做了有氧

運動，且燃脂效果最好。

· 20％：大腦只占體重的 2％，卻要消耗攝取氧氣的 20％。這就是為什麼長時間坐辦公室用腦過度的人，會覺得特別容易疲倦的原因。要改善這種長期坐姿帶來的慢性疲倦，除每週至少 30 分鐘的運動之外，還可以試試下面的訣竅：每 15 ～ 20 分鐘做個小小的伸展 15 ～ 30 秒。你可以站起來轉轉腰，做幾個擴胸動作，或者讓眼睛離開電腦，全身放鬆，看著遠處做幾個深呼吸也很好。

· 3+1：在每 3 分鐘健步走後加上 1 分鐘跳繩。跳得不好別擔心！就算不帶繩子原地跳躍，效果也是一樣的。

# 慢跑能增強記憶力

美國一項醫學研究報告指出，經常慢跑或勤於走路的 60 歲以上老人，由於在行走中吸收了更多的氧分，比僅做肌肉訓練的人擁有更佳的記憶力與思考力。

研究人員將 124 名年齡在 60 歲至 75 歲的老人分成兩組，一組每天進行走路或慢跑訓練，另一組則是進行靜態的肌肉體能訓練，結果發現兩組老人的記憶力與思考力都有增強現象，但走路和慢跑的一組表現得更為明顯。這是因為隨著年齡增大，人體各器官開始衰老，血液循環減緩，但經常慢跑及走路，能夠吸取更多的氧分，補充腦細胞需求，增強細胞新陳代謝功能，進而增強思考力、分辨力以及記憶力。久坐易患糖尿病新的研究進一步表明，體力活動可減少 II 型糖尿病的發生，久坐的生活方式則會增加患糖尿病的危險性。哈佛大學的研究人員以問卷調查的形式分析了 38,000 名 40 歲至 75 歲，無糖尿病、心血管疾病、癌症病史的男性的鍛鍊情況，以及他們每週看電視累計的小時數。研究結果表明，看電視時間的長短（總計時間量）與糖尿病危險性相關。每週看電視 2 小時至 10 小時者比不看電視或每週看電視不超過 1 小時者患病的危險性增加 66％；每週看電視 21 小時至 24 小時者危險性增加兩倍；如果每週超過 40 小時則患 II 型糖尿病的危險性增加 3 倍。可以肯定，易患糖尿病的危險性與看電視時間太長，久坐缺乏鍛鍊導致肥胖、體重增加有關。研究還發現愛看電視的人健康食品吃得少，嗜好肥肉、愛吃高熱量零食及糖果，他們大多不愛吃蔬菜、水果。所以，預防 II 型糖尿病應少坐多動。

## 細節提示

### 跑步時不宜聽廣播

有不少人在早晨跑步鍛鍊時為了節省時間，喜歡邊跑邊聽廣播。殊不知，這樣鍛鍊事倍功半，不宜提倡。

因為大腦有若干神經中樞，分管各種機能的興奮與抑制。跑步時指揮肌肉、心、肺新陳代謝功能的有關神經中樞處於興奮狀態，而其他神經中樞處於抑制狀態。跑步結束後投入工作和學習時，原來指揮跑步的有關神經中樞處於抑制狀態，而在跑步時處於抑制狀態的神經中樞興奮性加強，從而提高了工作效率。如果邊跑邊聽廣播或思考問題，就會使主管思維的神經中樞得不到休息。同時，由於興奮的擴散作用，會使主管運動的神經中樞受到抑制，令鍛鍊時體內生理變化達不到較高水準，從而影響鍛鍊效果。

## 騎車鍛鍊延長壽命

英國有一項研究同時表明，經常騎自行車的人健康狀況相當於比自己年輕 10 歲的人，而那些到了 30 多歲仍堅持定期騎車的人，則可以使自己的預期壽命平均增加 2 歲。

騎自行車和跑步、游泳一樣，是一種能改善人們心肺功能的耐力性鍛鍊。它不僅能鍛鍊肌肉關節、減肥、勻稱身材，而且還能強化心臟，防止高血壓，同時可以達到預防大腦老化，提高神經系統敏捷性的作用。蹬自行車會使血液循環加速，讓大腦攝取更多的氧氣，保持清醒的思維。

騎車鍛鍊「三注意」：

1. 要掌握好時間，一般每次騎車時間應控制在 30 ～ 60 分鐘，速度可以根據各人體質來調節，但不宜過快過猛。
2. 騎車時注意保持正確姿勢，調整好把手和自行車座的高度；踩踏腳板時，腳的位置要恰當，用力均勻，注意一定的節奏，否則會使踝關節和膝關節發生疼痛。
3. 一些患有男性生殖系統疾病的人，癲癇病患者，嚴重心臟疾病患者以及處在生理週期中的女性，不適合長期騎車鍛鍊。

　　由於市區公路上的環境汙染較大，汽機車排氣及粉塵會對運動中的人產生很大危害，因此，騎車出行要盡量避開汙染嚴重的馬路，而選擇環境較好的路線。那些工作地點較遠，不方便騎自行車出行的人，也可以選擇室內固定自行車來鍛鍊。

## 細節提示

### 腳心騎車健腰益腎

　　用腳心蹬自行車，可以達到健腰益腎的目的。按照中醫經絡學原理，腳底心是湧泉穴的部位，有意按摩這個穴位，有健腎、理氣、益智這三重功能，並能增強人體的免疫力。假如改用腳掌心來蹬車，無形中就能達到按摩湧泉穴的神奇效果。倘若穿軟底鞋用腳心蹬車，按摩效果就更好。

# 跳繩的保健祕訣

　　跳繩是最為普及的健身運動。它不受時間地點的限制，也不需要特別的運動器材，是一種受歡迎的運動方式。

　　人在跳繩時，以下肢彈跳和後蹬動作為主，手臂同時擺動，腰部則配合上下肢活動而扭動，腹部肌肉收縮以幫助提腿。同時，跳繩時的呼吸加深，胸、背、膈、腹等所有與呼吸有關的肌肉都參加了活動。這是一項全身綜合控制的運動，它要求大腦必須不停的運動。因此，跳繩能鍛鍊大腦以及全身神經系統。

　　跳繩時，手握繩頭，不停的做旋轉運動，能刺激手掌與手指的穴位，從而疏通手部經絡，使分布於手和上肢的 6 條經絡氣血暢通，對大腦、腦垂體等組織發生作用，增加腦神經細胞的活力，提高思維能力。

　　跳繩對腳也是一種良性刺激。人體的另外 6 條經絡起止於腳部，跳繩能促進下肢 6 條經絡的氣血循環。因此，透過跳繩運動使經絡通暢，從而溫煦臟腑、通調氣血，達到醒腦、健腦的作用。

　　人在跳繩之後，會感到精神舒適、精力充沛，這也正是跳繩達到的健腦效果。

　　跳繩時要講究方法和掌握運動量。每分鐘彈跳達到 120 次，連續 5 分鐘，相當於 750 米的跑步活動量；持續跳繩 10 分鐘，與慢跑 30 分鐘或跳健身舞 20 分鐘消耗

的熱量相當。跳繩是消耗熱量大的運動，能達到活血醒腦的目的，但過量運動就會讓人產生疲勞感。

## 細節提示

### 跳繩的健康提醒

應穿材質軟、品質輕的鞋，避免腳踝受傷。選擇軟硬適中的草坪、木質地板和泥土地面的場地較好，切莫在水泥地上跳繩，以免損傷腳骨。

身體較胖的人和中年女性宜雙腳同時起落，上躍不要太高，以防止單腳跳時關節因過於負重而受傷。

# 有氧搏擊操，讓腰腹不再豐滿

有氧運動搏擊操結合拳擊、太極、跆拳道的基本動作，不但運動量大，也可紓解身心壓力，很適合現代人。

這種配合音樂節奏揮拳、踢腿的有氧運動，由於瞬間爆發力強、肢體伸展幅度大，運動量比傳統的健美操更大，跳個十五至二十分鐘，約相當於三十分鐘的有氧舞蹈，至少可消耗二三百卡熱量，對於想減肥的年輕人而言，堪稱是效果十足的「瘦身」運動。但運動時人體一定要處在有氧代謝狀態，簡單的人體反映是呼吸正常、不頭暈，也可以透過脈搏測量：每分鐘心率在220減去實際年齡再乘以60%到80%之間為最佳有氧訓練狀態。

另外，搏擊操的揮拳、踢腿動作，也有助於紓解壓力。現代人普遍工作壓力大，有時難免有想「揍人」的念頭，這種有氧運動出拳時，要求腹肌收縮、大吼一聲，不但可鍛鍊到平時不易使用的腰腹肌，用力出拳、大吼大叫都是紓解情緒的好方法。透過這種方法宣洩情緒，讓體力適度消耗，難怪許多跳過「搏擊操」的人都說，實在令人暢快不已。上班族若想嘗試，一定要注意手肘、膝蓋、腳踝等關節處使用護套，保護肌腱及韌帶，避免拉傷。另外運動前先做10分鐘熱身，讓關節、肌肉放鬆後再開始揮拳。運動後若發現有肌肉痠痛的現象，最好立即冰敷。所以如果有暴力傾向的朋友最適合這一動動。

## 細節提示

### 有氧搏擊操的注意事項

1. 雖然在做搏擊操時，可以想像出一個假想敵，可是也別因為太忿恨，而全身繃得緊緊的，或是出拳、踢腿太用力。運動時身體放輕鬆，即使是手出拳，也會帶動腰部的動作。

2. 運動時，手肘、關節不可鎖緊，踢腿時也是一樣，膝蓋也不要繃得太緊，這樣才能健身沒傷害。

3. 搏擊操運動強度較大，如出現低血糖，請先休息片刻後再決定是否繼續。

4. 若發生以下情況，可停止練習：腿部疲勞、人體局部出現痛狀不適、眩暈、心率過快。好了，從現在起就開始你的下一輪美麗運動吧！

# 跳舞是一項有益身心的健康運動

跳舞可謂是一種適宜的體能鍛鍊。有人專門做過試驗，跳 1 小時的華爾滋舞，相當於人們步行 2 公里的路程。

跳舞能促進全身的血液循環，使身體各器官及各部位肌肉得到充分的滋養，加快新陳代謝。事實證明，在緊張的勞動之餘或晚餐後安排適當的時間跳舞，可以減少消化不良、肥胖、痔瘡、高血壓和動脈硬化等病症的發生。能夠促進大腦更好的休息，有益於夜間睡眠。某些代謝性疾病患者透過跳舞可以得到防治。如跳舞可使糖尿病患者的血糖降低。

跳舞不是單一的運動，它總是伴隨著音樂，是運動揉於音樂，音樂調配運動的綜合活動。優美的輕音樂使人感到心曠神怡、悠然自得，不但使你的精神愉快、增加食慾、恢復體力、消除疲勞、有助睡眠，而且還能治療許多疾病（如精神憂鬱症等），並有明顯的降低血壓及減輕或治癒臨床症狀的作用。科學家研究證明，優美、健康的音樂能使人的大腦皮質出現新的興奮灶，振奮精神；悅耳的旋律和節拍，

能促使大腦發育，引起胸部肌肉弛張，加大肺活量。當你隨著悠揚動聽的音樂舞蹈時，身體已分泌了一些有益於健康的激素，可調節血流量，興奮神經細胞，並能使腸胃的蠕動有規律。因此，在高血壓患者的調養與防治中，跳舞具有積極的作用。對過度肥胖者則能達到減肥的目的。美國一位學者認為：「舞蹈運動是世界上最好的安定劑。」這是因為適量跳舞能緩和神經肌肉的緊張，從而獲得安神定志的效果。

## 細節提示

### 跳舞的注意事項

跳舞是一種美好的享受，是有益健康的運動。但跳舞要根據自身的生理特點，應注意以下幾個特殊問題：

1. 老年人不宜到人多擁擠的地方跳舞：應該選擇空氣流暢、人員較少的舞場。

2. 不宜跳過於劇烈的舞：老年人心血管彈性較差，狂舞使交感神經過度興奮，導致呼吸加劇，心跳加快，血壓驟升，可誘發或加劇心血管疾病。

3. 不要飽腹起舞：老年人消化機能差，飽腹跳舞會影響消化功能，導致胃腸道疾病的發生。

4. 不要驟然降溫：跳舞可能使身體冒汗、口渴，所以老人在早晚跳舞時，不要隨意脫衣，以防感冒並引發其他疾病；也不要過多吃冷飲，以免因低溫的刺激引發呼吸道疾病。

5. 切忌酒後起舞：酒能刺激大腦，使心跳加速、血管擴張，酒後起舞還會誘發心絞痛及腦意外。

6. 不要穿硬底鞋：舞場地面平滑，穿硬底鞋跳舞容易滑倒，要當心扭傷或發生骨折。同時硬底鞋彈性差，地面反作用力也大，有損於小腿肌腱和關節組織。

7. 有病切勿跳舞：對於患有心血管疾病者，跳舞易導致血壓升高，發生心血管疾病；疝氣、胃下垂、脫肛者可能因跳舞加劇症狀；患有耳源性眩暈、頸椎症候群等頭暈的老人常易摔倒，嚴重者可發生骨折，患有傳染性病的老人更不要跳舞，以免傳染他人，同時也影響自身康復。

# 游泳是最健康的運動

游泳時，兩臂划水同時兩腿打水或蹬水，全身肌肉都參加了活動，身體得到了良好的鍛鍊。尤其是與上肢擺動划水有關的胸大肌、三角肌、肱三頭肌和上半身的背部肌群，會變得比較發達。同時，游泳是一種週期性運動，划水和打水都是緊張和放鬆性交替的，長時間的鍛鍊會使肌肉變得柔軟而富於彈性。正因為如此，女游泳運動員往往擁有豐滿而結實的胸脯，富於彈性的肌肉，全身勻稱又富有曲線美。

游泳時消耗的能量比在陸地上多，這些能量的供應要靠消耗體內的糖和脂肪來補充。經常游泳，可以逐漸去掉體內過多的脂肪，而不會長得肥胖，因此，游泳是減輕體重的有效方法之一。經常游泳的人，呼吸肌強壯有力，肺活量可達 5,000 毫升～ 7,000 毫升，而一般人只有 3,000 毫升～ 4,000 毫升。同時，心臟亦能得到鍛鍊，可使心肌發達，收縮能力增強。經常游泳的人平時脈搏較慢而有力，安靜時僅為 42 次 / 分～ 60 次 / 分，而一般人卻為 70 次 / 分～ 80 次 / 分。

## 細節提示

### 游泳注意事項

值得強調的是，游泳必須注意兩點：

1. 飯前飯後忌游泳：空腹游泳影響食慾和消化功能，也會在游泳中發生頭昏乏力等意外情況；飽腹游泳會影響消化功能，還會發生胃痙攣甚至嘔吐、腹痛現象。

2. 劇烈運動後忌游泳：劇烈運動後馬上游泳，會使心臟負擔加重。體溫的急劇下降，還會導致抵抗力減弱，引起感冒、咽喉炎等。

總之，無論什麼運動，都要因人而異，循序漸進，達到健身防病的作用。據國外一些生理學家研究發現，過度運動會使人體內各器官供血供氧失去平衡，導致大腦早衰，內分泌系統紊亂，免疫機制受損。因此，運動千萬不可過量。

# 選擇適合自己的運動方式

運動有益健康，這是每一個人都知道的常識，人們解釋運動少的原因可能有很

多，但更多的人不知道如何選擇適合自己的運動方式。有的人因為運動方式不適合未能堅持，或因沒有效果最終放棄，也有人因運動不當而造成損傷。所以，要想讓運動達到促進健康的作用，選擇適合自己的運動方式很重要。

如何選擇運動方式？

1. 因人而異：運動鍛鍊應因人而異，一張處方不會適合所有的病人。①年齡不同。便要採用不同強度的運動量進行鍛鍊。②性別不同。一般來說，男性體力比女性要好一些，運動量也應該大一些。③健康情況不同。老年人體質有強有弱，即使相同年齡的人，身體狀況也有差異，且不說有些人還患有慢性疾病。因此，在選擇運動項目、鍛鍊方法、控制運動量等方面，也不應完全相同。④工作性質不同。腦力勞動者應比體力勞動者多參加體能鍛鍊。體力勞動者由於工種的不同，造成身體各個部位發展不平衡，應該採取有針對性的鍛鍊項目。⑤鍛鍊的基礎不同。有的老年人從少年或中年時就堅持鍛鍊。這些人所選擇的運動項目、鍛鍊方法及運動量等也要有所不同。

2. 因形（體型）而異：梨形體型這種體型的人，其脂肪主要堆積在臀部和大腿。他們可選擇高強度、低阻力練習和耐力練習，如跳繩、在平臺跑步機上慢走等；應避免大阻力運動如上坡、爬高、跳踏板操等。

   棗核形體型這種體型的人手臂和腿很細，而腹部、腰部和臀部較粗，可選擇體操、游泳、跑步等全身運動，著重四肢力量的練習；也可進行啞鈴操、仰臥起坐、仰臥舉腿、俯臥抬頭等局部運動。

   V形體型的人上身較大，腰部有點臃腫而臀部較瘦小。他們可進行爬高、踏板、有氧操和跑步等鍛鍊，避免做諸如伏地挺身、舉重等使上身強壯的運動，可透過蹲起或跨步來強壯下肢，使身體上下部分的比例變得協調。

   如果您的體型比較勻稱，可以選擇各種運動方式。

3. 因病而異：有的中老年人患有慢性病，選擇運動方式時就要因病而異，同時運動前應進行體檢，並請專業保健醫生或復健科醫師開好運動處方，控制好運動量，最好有人陪同以防發生意外。

   糖尿病糖尿病患者應避免早上空腹時運動，或者參與激烈的運動，以防低血糖發生，最好是飯後1小時再運動，並在有人陪伴下運動。運動前注射胰島素時，必須注意注射部位，最好避開活動量大的肌肉，以免因運動使胰島素吸收

速度過快產生低血糖。適宜糖尿病患者的運動有散步、快步走、慢跑、游泳等。高血壓病人待血壓較穩定後，可以進行快走、慢跑、騎腳踏車、游泳等強度稍大的運動；血壓控制不穩定者，適合散步、體操等較溫和的運動。

心臟病心臟病患者運動量應循序漸進，以運動 ── 休息 ── 再運動的間斷方式，慢慢增加運動量。此外，避免冷天運動，若因心臟病做過手術者，須經醫師評估，再參與運動。

骨質疏鬆症骨質疏鬆症患者適合進行較溫和的運動，如散步、快走、慢跑等，最好在平地上運動，以防跌倒造成骨折。

骨關節炎有膝關節關節炎的患者，不適合爬山或上長距離階梯，可選擇無負重狀態的運動，如游泳、騎腳踏車等。

視網膜病變有視網膜病變的患者，應避免跑步、舉重等劇烈運動。進行過雷射治療的病人，需要得到眼科醫師的許可後才可進行運動。

4. 因「時」而異：古人做事情講究要應「天時」，運動也不例外，不同的季節、不同的天氣狀況甚至一天中不同的時段，選擇的運動方式也應有所不同。

不同季節春、秋季相對來說是比較適合進行運動鍛鍊的季節，可選擇各種運動方式，但春季是開花的季節，所以空氣中花粉濃度較高，有過敏體質或疾病者，應注意戶外活動時做好抗過敏準備或減少戶外活動。夏季由於天氣較熱，不適宜進行較劇烈的跑、跳運動，以防中暑或脫水，選擇游泳則是最佳的運動方式。冬季由於室內外溫差較大，不宜長時間進行室外運動，可選擇一些室內運動方式如跑步機、功率自行車、健身操等。

不同天氣狀況天氣不好如颱風、大霧、下雨、下雪時不宜進行室外運動，以防發生意外造成運動損傷，應選擇室內運動或到健身房運動。

一天中不同的時段人在早上基礎血壓和體溫較高、血液濃稠度高、腎上腺素分泌比傍晚高 4 倍，所以最好不要進行大強度的運動。特別是有心臟病的人，早晨鍛鍊很容易出問題，最好在下午進行鍛鍊。這樣不僅安全性高，且並不影響鍛鍊效果。高血壓患者冬天運動時由於清晨氣溫較低，所以要避免太早出門運動，而且要注意保暖。喜歡晨練的人，也大可不必「聞雞起舞」。做到「日出而作，日落而息」就可以了。

## 細節提示

### 運動要持之以恆

　　室外不能運動時，可以進行室內運動，比如進行原地跑、高抬腿跑、後踢跑等，既可增加運動的樂趣及新鮮感，又易於堅持鍛鍊。特別是那些肥胖者，最好不要找各種藉口不運動。假如晚上飽餐一頓後就想睡覺，把運動推到明天，那就完了。因為身體可沒閒著，它可乘機把多餘的熱量變成脂肪儲存起來，您若想把這多餘的脂肪去掉，就不那麼容易了。

　　讓適合自己的運動方式無時不在，無處不在。儘管人人皆知生命在於運動，但又都感到堅持下來很難。所以，大家一定要選擇自己喜歡的運動，這樣才容易堅持，如有夥伴一起鍛鍊則更易堅持。另外，我們應注意把運動融合在日常生活當中，成為生活中不可缺少的一部分。如不坐電梯，路途不遠時多走路少坐車，經常到戶外散步，多參加家事勞動。

　　運動不一定只可在運動場地上，也可隨時隨地進行，所以它不是一種額外的負擔。只要能消耗一定能量、強身健體，就是有效運動。因此，種菜、養花、買菜、掃地等家務勞動，以及體力勞動，甚至與子孫相戲等，雖然不能與體能鍛鍊相提並論，但也都是運動的一部分。可謂運動無時不在，運動無處不在。

## 科學的確定運動量

　　適度才是最好的，任何不足的或過量的運動都對身體沒好處，過度的運動還可能給身體造成傷害。選擇適度的運動量是合理運動的一個重要環節。

　　只有適量的運動才是健康的。在適宜的負荷下運動對健康才能達到良好作用。運動負荷是人體在運動活動中所承受的生理刺激。運動負荷過小，刺激不能引起肌體效能反應，達不到強身健體的作用；運動負荷過大，肌體負荷超載，就會傷害身體。因此，適量運動是體能鍛鍊的首要原則。

　　適量運動的標準很難界定，不同體質的人和不同的運動項目其標準各不相同，即使同一個人、同一項運動在不同的季節、不同的場所，其標準也不一致。因此，適量運動的標準應以個人感到不疲勞為宜。

1. 確定適宜的鍛鍊強度：對不同年齡的健康者來說，在中等強度範圍內選擇運動時的心率區間比較適宜。若身體虛弱或患有疾病，則應在小強度範圍內選擇。身體強壯或有訓練要求者，可在大強度範圍內選擇鍛鍊心率指標。恰當的確定鍛鍊強度應經過幾次試驗性練習，依據身體反應等情況，慎重決定。患有心血管疾病的人更應謹慎確定鍛鍊強度，以免造成對身體的傷害。

2. 適度選擇鍛鍊時間：鍛鍊時間長短應視強度大小而定。5 分鐘以上的鍛鍊都可獲得一定效果。如果時間允許，最好練習 30 ～ 60 分鐘。鍛鍊時間與強度的配合要恰當，鍛鍊時間短時強度可大一些，反之，鍛鍊時間長則可以讓強度小一些。

3. 合理確定鍛鍊次數：鍛鍊的頻度應視具體恢復程度而定。一般情況下，上次鍛鍊的疲勞基本消除，即可進行下次鍛鍊。正常情況下，1 日 1 次或隔日 1 次是比較科學的。如若鍛鍊時間間隔為 1 週，就失去強身健體的作用和效果了。

## 細節提示

### 跑步運動量的測定

　　以鍛鍊身體為目的地跑步：時間不應少於 5 分鐘，否則對心肺功能的提高沒有好處。超過 5 分鐘的跑步，持續的時間越長，對心肺功能的鍛鍊也就越好。跑步的速度是次要的，可按照自己的體力來調整。

　　以減肥健美為目的的跑步：時間不應少於 20 分鐘，速度要慢些，以保持均勻呼吸。20 分鐘的慢速長跑不但能大量消耗體內的肝糖，而且要消耗體內的脂肪。由於慢速長跑不是很劇烈，不會使肌體過度缺氧，故有助於脂肪的消耗，從而達到減肥的目的。

# 黃昏運動比晨練有益

　　許多人認為清晨的空氣最新鮮，其實不然，由於晝夜的溫差導致清晨的空氣中的灰塵比例大大提高，而空氣中灰塵量最小的時候是在黃昏時段，具體時間根據季節的不同有所改變。

　　科學家發現，15：00 ～ 18：00 是人體生理週期最適宜運動的黃金時間，因為受腦部生理週期規律的指揮，此時的人體體溫處於高峰，肌肉最暖和且最有彈性，

人的反應快、力氣大、不易受傷，而脈搏跳動與血壓則最低。一般人的體溫 14：00～16：00 相對較高，之後就開始下降，反之，體溫在早晨起床前是最低的，此時如果運動，將達不到最好效果。

所以最佳運動時段不是清晨而是黃昏。不過健康專家們認為，用不著斤斤計較體溫的差別，更重要的是把握你能調配的時間去運動。

美國運動協會提出如下建議：

喜歡晨練的人，最好繼續堅持下去，而不是改成下班後再去鍛鍊。

晨練的人需要注意，運動前應做足伸展與暖身運動，因為早上體溫還在低點，易受傷且對心臟血管不利。

已經習慣早起的人，可先在室內做不太消耗腦力和體力的活動。經過一夜的休息，人體各內臟的功能尚處在較低水準，需要一段時間去恢復正常。

專家建議，在太陽出來之後進行晨練，應盡量選擇太陽可以直射和有草有水的地方。早晨的太陽並不灼人，反而會使人體有溫暖的感覺。晨練過後，特別是有心腦血管疾病的人，應在心跳等恢復正常之後再洗澡。如果過早洗熱水澡，會造成體表微血管擴張，用血量增大，從而影響到心、腦以及其他重要內臟的正常血液供應，容易發生危險。

## 細節提示

### 冠心病人忌冬季晨練

寒冬早晨最冷，冠心病者外出鍛鍊，在強冷空氣的刺激下，會使本已狹窄的冠狀動脈管腔進一步收縮，導致血流不暢或形成血栓，容易誘發心絞痛或心肌梗塞。

有統計資料顯示：早晨 9 點左右是冠心病患者發病的高峰期。因此患有冠心病的人進行冬季鍛鍊應避開「清晨患病高峰期」，最好選在晚上 7 點到 8 點進行鍛鍊。

# 運動中如何正確補水

在運動和健身過程中人會大量出汗，造成身體缺水，於是就會感到口渴難耐。有人因口渴喝水過量，結果引起腹脹、胃痛等不適，造成肌肉力量下降；也有人雖口渴難忍，卻不敢喝水，害怕身體不舒服，等到運動結束後 30 分鐘才喝水，結果導

致身體脫水，危害健康。顯然，這兩種方法都不可取，那麼，我們在運動中應如何補水呢？

研究表明，長時間的運動會使身體大量排汗，血液量可下降 16%，如果能夠及時補水，則可以增加血液量，減少血流阻力，提高心臟的工作效率和運動的持續時間。而且，運動中適量喝水非但不會使胃的排空能力下降，反而還會使其加強。因此，在運動中身體失去的水分應及時給予補充。

一般來說，在運動前 30 分鐘左右補足水分最好。如果運動過程中口渴難忍，則可以少量補水。如果是進行超大強度的訓練，除訓練前補足水外，最好在訓練後再補水。

至於補什麼樣的水，我們推薦，首選白開水，或者綠豆湯，或1%的淡鹽水等，以去熱除暑，及時補充體內由於大量出汗而遺失的鈉。

至於飲用量，每次不多於 200 毫升，分多次飲用，兩次喝水至少間隔 15 分鐘。另外喝水速度要慢，不可過快。

## 細節提示

### 劇烈運動後的「四戒」

1. 戒「冷」：運動後大汗淋漓，體表微血管擴張，體內熱量大量散發。此時若遇冷水則導致微血管驟然收縮，體內熱量反而不易散發。

   運動中大量出汗，補水、補鈉、補碳水化合物勢在必行。但運動後人體消化系統仍處於抑制狀態，貪吃大量冷飲，極易引起胃腸痙攣、腹瀉、嘔吐，並易誘發胃腸道疾病。

   如果室外溫度較高，運動後立即走進空調房間小憩，會打破正常生理的調節功能，易引發感冒，腹瀉，氣喘等症狀。

2. 戒「食」：在運動時，全身血液重新分配，使得胃腸道蠕動減弱，各種消化腺的分泌也大為減少。在籃球、足球、跆拳道等稍劇烈的運動後立即吃飯，容易引起人體消化系統的紊亂和功能失調，建議休息 30 分鐘後再進食。

3. 戒「菸」：為了保證足夠的氧氣攝取量，運動時人體呼吸會加速。運動後立即抽菸，可能使肺內含氧量減少，誘發頭暈、胸悶、氣喘、呼吸困難等症狀。

4. 戒「浴」：一般強度的運動後，體內大量血液分布在四肢及體表，可等 30 分鐘後再洗熱水澡，以免增加體表血流量，引起心臟、大腦供血不足。

5. 戒「靜」：許多人在劇烈運動後，因為很累就立即躺下或坐下，其實，這樣對身體是十分有害的。肌肉突然停止運動會妨礙血液回流心臟，從而造成大腦短暫的缺血，而出現頭暈，甚至失去知覺。所以，運動後應該進行三五分鐘的放鬆調整，正確的做法是放慢速度，繼續慢跑，同時做些上肢活動，使心率、呼吸逐漸恢復到正常，再停下休息。

# 中老年健身運動注意三忌

人處在不同的年齡階段，有其不同的生理特點。中老年階段的人，新陳代謝功能比青年階段減弱許多，身體日趨衰退，行動也逐漸滯緩。患有某些慢性病的老年人就更為明顯。因此，在進行體能鍛鍊時應注意「三忌」。

1. 忌競賽運動：老年人的心肌收縮力量減弱，血管壁的彈性降低，管腔變窄，血流阻力增大，本來心臟的負擔已經很重，若再從事快速度的運動，將使心臟更加不堪承受；同時，由於呼吸系統的功能減弱，肺活量和肺通氣量相應減少，會造成對心臟和腦部的供氧不足，加之快速度運動時耗氧驟然加大，極易產生缺氧暈倒現場。如果原來患有高血壓和心臟病，此時更易促使脈搏率和血壓驟然猛升以致造成死亡事故。

   同時，由於運動器官的肌肉已開始萎縮，韌帶的彈性減弱，骨質開始鬆脆，關節活動範圍減小。若進行較重的力量性運動，往往容易造成骨骼變形，輕則損傷關節的肌肉和韌帶，重則骨折成疾。

   因此，老年人一般不宜參加體能競賽，避免情緒過度激動，以保證安全；少數有鍛鍊基礎的老人，經醫生檢查同意後，才能參加一些同年齡組的友誼賽。

2. 忌爭強好勝：因為在比賽或爭勝的過程中，會促使當事者神經中樞劇烈興奮，引起血壓和心率激增，以至於發生嚴重的後果。特別是老年人就是在平時也須注意切勿好勝逞能。

3. 忌閉氣運動：老年人由於呼吸肌的力量減弱，肺的纖維結締組織增多，肺泡的彈性相應降低。若鍛鍊時用力閉氣，就容易損壞呼吸肌和導致肺泡破裂，引起

肺支氣管咳血現象。因此，不宜做較長時間的低頭，憋氣、下蹲、彎腰等動作；千萬不能屏氣用力，以免使心臟血液輸出量驟增，血壓上升，腦子供血猛然增加，發生腦血管意外。進行任何體能鍛鍊時都必須配合以有節奏的自然呼吸。尤其要注意，在游泳活動時切忌做潛水等閉氣的動作。

## 細節提示

### 感冒時切勿鍛鍊

有些人認為得了感冒應該加強鍛鍊：跑跑步、踢踢腿、打打球，活動活動身體，出一身汗，病就會很快好轉。事實上這是沒有科學根據的，而且是錯誤的觀點。感冒時身體正處在虛弱的狀態，過多的運動，會令身體瞬間產生許多熱量，體溫升高，加之運動時身體代謝加速，因此加大了氧氣和營養的消耗，這一系列的失調狀態，不但會加重心肺負擔，還會使抗病能力下降。所以感冒時應好好休息，並注意營養的補充。

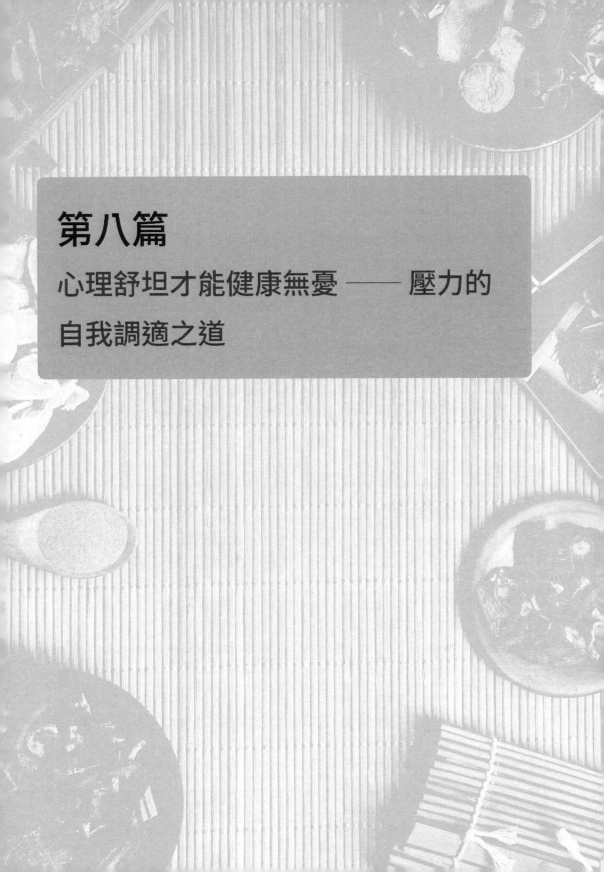

# 第八篇

## 心理舒坦才能健康無憂 —— 壓力的自我調適之道

# 緊張情緒對身體不利

精神緊張一般分為弱的、適度的和加強的三種。人們需要適度的精神緊張，因為這是人們解決問題的必要條件。但是過度的精神緊張，卻不利於問題的解決。

過度精神緊張還容易造成情緒消沉、悲觀、厭世、自我封閉。一個人如果長時間處於這種心理狀態，發展下去就會導致一系列心因性疾病的發生，嚴重的可導致性格變態，少數人還會自殺。

心理緊張通常表現為身體和行為兩方面的變化，具體反應因人而異。以下幾條是一些常見的心理壓力徵兆，可以自我識別：沒有食慾或食慾過盛，心跳過快，頭痛或頸背部肌肉緊張，難以入睡或半夜醒來噩夢頻頻，不能深呼吸，皮膚過敏或溼疹，抽菸或飲酒過量，注意力難以集中，為瑣碎小事而與家人、同事爭吵。如果你有其中兩條以上的徵兆，就意味著你可能處於心理緊張狀態了。

應對這種緊張心態，短期內最好的辦法是患者自己緩解緊張。具體怎麼做，看細節裡如何為您提示。

## 細節提示

### 應對緊張情緒的幾種對策

1.  提出合理期望：俗語說，人貴有自知之明。每個人都應對自我有一個客觀的評價，正確的分析自己的優勢與不足，據此提出適合自己的合理期望，不要事事想成，也不要每一事都要求完美。你的一生可能不很偉大，但卻活得有價值。各行各業的能手之所以能成功，就因為他們認識到了自我的優勢，根據優勢提出合理期望。我們每個人都可以做到這一點。

2.  養成寬容習慣：只有心胸似海的中老年人，才能有效的控制自己，特別是在挫折面前表現出大度。不應一遇挫折就自怨自艾，或在別人身上泄憤。學會寬容，這樣，你會生活得比以前更輕鬆、愉快。

3.  建立支持系統：生活中每個人都會遇到各式各樣的麻煩，每個人在困境中的人都希望得到別人的幫助，這要求我們必須建立相互支持系統。親友、戰友、同事、鄰里都可成為你的支持者，它可為你在挫折時提供良好的情感支援，而減少孤獨或緊張。

4. 走出自我封閉：自我封閉有兩種，一是以自己為圓心，多是自卑心重或曾受到大的挫折，這只要加強自信，正視現實，就會逐步邁出自己編織的小圈子。二是以別人為圓心的自我封閉。老年人最能忍辱負重，有些人是為別人而活著，有的為兒女，有的為家庭，有的為事業等等。走出去，做你喜歡的一切，你將發現外面的世界的確很精彩，你的緊張、煩惱也將隨風消散。

# 憂慮是導致疾病的元凶

很多人總是生活在憂鬱中，他們看不到生活的陽光，體會不到生活的快樂。大部分人所患的憂鬱並不嚴重。他們仍和正常人一樣從事各種活動，只是能力較差，動作較慢。「積憂不已則魂傷矣，憤怒不已則魂神散也」，充分說明了憂鬱對健康的損害很大。

患上憂鬱症會使人覺得疲憊、無力、人生沒有意義、絕望，甚至放棄生命。但是，這些負面的想法只是疾病的一部分，它會隨著治療逐漸消失，如果你想要盡快脫離或避免加入憂鬱症患者的行列，請牢記以下要點。

1. 不要定下難以達到的目標或承擔太多責任：把巨大的任務區分成幾個小項目，分優先順序，盡力而為。

2. 不要對自己期望太高，這將會增加挫折感：如果對自己有太高的期望，目標就難以實現，這樣容易導致對自己能力的懷疑，容易產生憂鬱情緒。

   參與能夠使你歡愉的活動，例如：輕鬆的運動、打球、看電影、參加宗教活動或社交活動，但不要太勞累。

3. 不要做重大的決定：重大決定，例如轉行、轉業或離婚等容易導致人的憂鬱情緒。專家建議把重大的決定延遲。

4. 不要接受負面的想法：憂鬱只是病情的一部分，而且會隨著治療而消失。當你自己覺得憂鬱的現象日趨嚴重時，不必害臊，要立刻去找心理醫生或精神科醫生。

   如果出現輕微的憂鬱，通常可以透過休假、享受自己的嗜好、從事劇烈運動等方式得到改善。

## 細節提示

### 憂鬱症的患病原因

對於真正意義上的憂鬱症患者來說，患病的原因通常有以下幾種情況。

遺傳是憂鬱症的一個重要因素 50%患憂鬱症的人，他們的父親或母親也曾患有此病。

大腦中的神經傳導物質失去平衡，憂鬱症起因於腦部管制情緒的區域受干擾。大部分人都能處理日常的緊張情緒，但是當壓力太大，超過其調節機能所能應付的範疇時，憂鬱症可能由此而生。

性格物質自卑、悲觀、完美主義者及依賴性強者較易得憂鬱症。

環境或社會因素一連串的挫折、失落、慢性病，也會引發憂鬱症。

飲食習慣匱飲食是最常見的憂鬱原因，例如：飲食習慣差及常吃零食。大腦中負責管理我們行為的神經傳導物質，會受我們所吃的食物影響，如果經常改變飲食習慣，會導致憂鬱情緒的產生。

# 嫉妒無益健康

嫉妒是對別人的優勢以心懷不滿為特徵的一種不悅、自慚、怨恨的負感情。在現代快節奏、大壓力的工作和生活中，嫉妒已經成了無處不在的心理感受，嚴重的甚至導致人的心理失去了健康的保證。客觀的說，生活在社會群體中的每個人都有嫉妒心理，老年人也不例外。

嫉妒根據心理狀態可分為三種：

1. 較輕的嫉妒：它往往深藏於人的潛意識中，大多數情況下表現出對對方的羨慕，是較為隱蔽的嫉妒心理。

2. 較重的嫉妒：當事人不再完全壓抑嫉妒心理，而是自覺或不自覺的顯露出來。開始表現為不滿，進而出現工作上故意不去配合比較優秀的合作夥伴的工作，甚至對其挑剔、誣陷等。

3. 強烈的嫉妒：此時嫉妒者已失去理智，向對方作正面的直接的攻擊，甚至發生暴力行為，如毀容、傷人、殺人等極端行為，甚至導致其他犯罪行為。

嫉妒對健康的危害是不言而喻的

嫉妒能造成人體內分泌紊亂、消化腺活動下降、腸胃功能失調、夜間失眠、血壓升高、脾氣暴躁、性格多疑、情緒低沉等，甚至會患有高血壓、冠心病、神經衰弱、憂鬱症、胃及十二指腸潰瘍等不同程度的身心疾病。

另外，嫉妒還是一種人格缺陷，一種陰暗心理，也是一種破壞性因素，對生活、人生、工作、事業都會產生消極的影響。一個懷有嫉妒心理的人，總是難以獲得好的情緒，總會缺乏積極奮進的精神，而且，嫉妒心理對一個人的危害是多方面的。

嫉妒容易使人產生偏見。嫉妒，從某種程度上說，是與偏見相伴而生、相伴而長的。嫉妒程度有多大，偏見也就有多大。

嫉妒壓制和摧殘人才。在現實社會生活中，在對人才的評價和使用的過程中，時常受到嫉妒心理的干擾，使得有些人才得不到及時、合理的使用。

總之，嫉妒是一種不健康的心理。如果你想改變它，不是不可能，只要你努力客觀的評價自己，學會調整自己的心態，不追求虛榮，不去計較一些小事情，就能克服這種不良心態。

## 細節提示

### 如何避免嫉妒心理的產生

嫉妒是人際社交中的心理障礙，它會限制人的交往範圍，影響人際關係，壓抑人的交往熱情，甚至能反友為敵。但只要有一個較好的意志心態，有一心向善的自覺行為，嫉妒這種不良的心理也能轉化為積極的動力。那麼，應該怎樣做呢？

1. 要有自知之明，客觀評價自己：當嫉妒心理萌發時，或是有一定表現時，就需要冷靜的分析自己的想法和行為，同時客觀的評價一下自己，找出一定的差距和問題。

2. 調整心態：一旦有了嫉妒的心態，只要能對自己看問題的視角作必要的調整，從另一個角度全面審視，便會發現自己對別人的嫉妒是完全沒有必要的，也是毫無意義的。

3. 不要追求虛榮：虛榮心是一種扭曲了的自尊心。對於嫉妒心理來說，要面子、不願意別人超過自己、以貶低別人來抬高自己，正是一種虛榮、空虛心理的需要。

4. 要開闊心胸：一個心胸寬廣的人，是不會嫉妒別人的。要使自己有一個比較開闊的心胸，必須不斷的加強自身修養，使自己從經常產生嫉妒的心理中解脫出來。要多向身邊那些性情開朗、心胸開闊的人學習，要不斷的在心裡告誡自己，不能小心眼。有一個人自知他經常出現嫉妒心理，便向一個性情開朗的朋友求教。那個朋友說，辦法十分簡單，只要你不去計較，便立即見效。後來，這個人只要碰上對別人心生不滿的時候，就想起朋友的話，便覺得自己不會嫉妒別人了。

# 偏激固執會害了你

　　性格和情緒上的偏激，是為人處世的一個不可小覷的缺陷。性格和情緒上的偏激是一種心理疾病，在生活中我們要學會控制自己的情緒。

　　偏激的人以絕對的、片面的眼光看問題，總是戴著「有色眼鏡」，以偏概全，固執己見，鑽牛角尖，對人家善意的規勸和平等的商討一概不聽不理。偏激的人怨天尤人，牢騷太多，成天抱怨生不逢時、懷才不遇，只問別人給他提供了什麼，不問他為別人貢獻了什麼。偏激的人缺少朋友，人們交朋友喜歡「同聲相應，意氣相投」，都喜歡結交飽學而又謙和的人，老是以為自己比對方高明，開口就硬著脖子和人家抬槓，明明無理也要狡辯，試想，誰願意和這樣的人打交道？

　　偏激在情緒上的表現，是按照個人的好惡和一時的心血來潮去論人論事，缺乏理性的態度和客觀的標準，易受他人的暗示和引誘。如果對某人產生了好感，就認為他一切都好，明明知道是錯誤、缺點，也不願意承認。

　　喜歡走極端，與其頭腦裡的非理性觀念相關聯，這是具有偏執心理的人的一大特色。因此，要改變偏執行為，首先必須分析自己的非理性觀念。

　　怎樣才能改變偏執呢？每當故態復萌時，要仔細考慮自己原來做過的總結，並以此來阻止自己的偏激行為。有時自己不知不覺的表現出了偏激行為，事後應重新分析當時的想法，找出當時的非理性觀念，認真思考，以防下次再犯。

　　如果你發現到平日裡自己的行為有些固執，那麼，要提醒自己別陷於「敵對心理」的漩渦中，要懂得只有尊重別人，才能得到別人尊重的基本道理。要學會對那些幫助過你的人說感謝的話，而不要不痛不癢的說一聲「謝謝」，更不能不理不睬。要學會向你認識的所有人微笑，要在生活中學會忍讓和有耐心。生活在複雜的

大千世界中，衝突、糾紛和摩擦是難免的，這時必須忍讓和克制，不能讓敵對的怒火燒得自己暈頭轉向。

## 細節提示

### 偏激性格的心理調節

1. 從書籍中獲得撫慰：法國數學家、哲學家笛卡爾（René Descartes）說過：「讀一些好書，就是和許多高尚的人談活。」實驗表明，經常閱讀偉大人物的傳記，更能使那些固執的人得到心靈上的慰藉。豐富的知識使人聰慧，使人思想開闊，使人不至於拘泥於教條的陳規陋習。但是應該注意的是，越有知識越要謙虛，這是做人的美德。為人處事要尊敬和信任他人，多培養寬容的態度。不要過於欣賞自己的成績，議論別人的不足。不要去計較那些微不足道的事情。要和勤奮好學、謙虛謹慎、品德優良的人多交往，養成虛心向別人求教的習慣。

2. 克服虛榮心，培養高尚的情趣：人無完人，誰都會有缺點和錯誤，這用不著掩飾。我們要以真誠的態度來對待生活，要樹立遠大的目標，追求美好、崇高的東西。不要整天把心思放在比較和較量上。更不要誇誇其談，不懂裝懂。

3. 加強自我調控：要善於克制自己的不滿，以及無禮的言語和行為。對自己的錯誤，要主動承認，善於應用幽默，自我解嘲的找個臺階下來，不要頑固的堅持自己的觀點。

4. 養成善於接受新事物的習慣：固執常和思維狹隘、不喜歡接受新東西，對未曾經歷過的東西感到擔心。為此我們要養成渴求新知識，樂於接觸新事物，並學習其新穎和精華之處的習慣。

# 未老先衰有原因

我們在生活中常常可以見到這樣的現象，相同年齡和相同工作環境的人，從外表上看可以相差十歲甚至更多。有些人出現未老先衰的現象。這種未老先衰的徵象緣於不同的因素，其中包括某些易催人早衰的習慣和食品。

許多人意識到不良的生活習慣如抽菸和酗酒能導致加速衰老，但是，大家往往忽視了營養不良與巨大的工作和生活壓力，對於加速衰老的作用，所以，要想擁有

健康的體魄，除了改變不良生活方式外，還要學會自我調節和注意飲食均衡。

1. 促進人體未老先衰的食品

　　當你正在享用那些油炸食品、加工食品和單醣類食品的時候，你正用化學添加物和反式脂肪（Trans fats）剝奪身體必須的營養成分來給身體加壓，進而加速身體的衰老。一般來說，你的飲食內容應當包含各種各樣顏色（食品）和各種有機精益蛋白質來源的平衡，如混合型碳水化合物、全穀類、豆類、水果和蔬菜。許多研究表明，水果和蔬菜表皮中各式各樣的天然色素是強效抗氧化劑，那是保持健康、防癌和使身體免受環境毒素侵害的重要營養成分。

　　避免攝取油膩食品，加工和油炸食品。少吃含糖量大的食品，過量的糖會轉化為你體內的脂肪而使你體重增加，從而導致心血管疾病、高血壓和糖尿病。

　　目前認為，促進人早衰的食品或物質有：

A. 含鉛食品：鉛會使腦內正腎上腺素（Norepinephrine）、多巴胺（dopamine）和血清素（Serotonin）的含量明顯降低，造成神經質傳導阻滯，引起記憶力衰退、痴呆症、智力發育障礙等症。不僅如此，人體攝取鉛過多，還會直接破壞神經細胞內遺傳物質去氧核糖核酸（deoxyribonucleic acid, DNA）的功能，在導致痴呆症可能性增加的同時，使臉色灰暗，呈現過早衰老表象。含鉛量高的食品主要有松花蛋、蠔、薯條、油條、罐裝食品或啤酒等，某些兒童類保健食品含鉛量也很高。

B. 醃製食品：在醃製魚、肉、菜等食物時，容易使加入的食鹽轉化成亞硝酸鹽，它在體內酶的催化作用下，易與體內的各類物質作用生成亞胺類的致癌物質，人吃多了易患癌症，並促使人體早衰。

C. 發霉食物：糧食、油類、花生、豆類、肉類、魚類等發生發霉時，會產生大量的病菌和黃麴毒素（Aflatoxin）。這些發霉物一旦被人食用後，輕則發生腹瀉、嘔吐、頭昏、眼花、煩躁、腸炎、聽力下降和全身無力等症狀，重則可致癌，並促使人早衰。

D. 水垢：茶具或水具用久以後會產生水垢，如不及時清除乾淨，經常飲用會引起消化、神經、泌尿、造血、循環等系統的病變而引起衰

老，這是由於水垢中含有較多的有害金屬元素如鎘、汞、砷、鋁等造成的。科學家曾對使用過 98 天的熱水瓶中的水垢進行過化學分析，發現有害金屬元素較多：鎘為 0.034 毫克、汞為 0.44 毫克、砷為 0.21 毫克、鋁為 0.012 毫克。這些有害金屬元素對人體危害極大，往往是人體未老先衰的罪魁禍首。

E. 過氧化脂質：過氧化脂質（Lipid peroxidation）是一種不飽和脂肪酸的過氧化物。例如：炸過魚、蝦、肉等的食用油，放置久後即會生成過氧化脂質；長期晒在陽光下的魚乾、醃肉等；長期存放的餅乾、糕點、油脂等，特別是容易產生酸敗的油脂，油脂酸敗後會產生過氧化脂質。研究人員發現，過氧化脂質進入人體後，會對人體內的系統以及維生素等產生極大破壞作用，並加速人體的衰老。

F. 高溫油煙：國外研究機構經指出，通常，食用油在高溫的催化下，會釋放出含有丁二烯（butadiene）成分的煙霧，而長期大量吸入這種物質不僅會改變人的遺傳免疫功能，而且，易患肺癌。研究報告表明，菜籽油比花生油的致癌危險性更大，因在高溫下的菜籽油比花生油釋放的丁二烯成分要高出 22 倍。為避免這種危害，製作菜餚時食油加熱最好不要超過油的沸點，以熱油為宜，這樣可避免引起煙燻損害健康和促使臉部皺紋的出現。

G. 煙霧：當爐火、煤煙、香菸、灰塵中的有害氣體，經呼吸道吸入肺部，滲透到血液中後，就會給人帶來極大的危害。尤其是吸菸者，將菸吸入肺部，尼古丁（Nicotine）、焦油及一氧化碳等為膽固醇的沉積提供了條件，會造成動脈硬化，促人衰老。

H. 酒精飲料：生活中大量或經常飲酒，會使肝臟發生酒精中毒導致慢性炎症和肝臟腫大，造成男性精子畸形，性功能衰退、陽痿等；女子則會出現月經失調，停止排卵，性慾減退甚至性冷感（frigidity）等早衰現象。

2. 促進人體未老先衰的心情

憂慮不僅讓人心情沮喪，也損害人的健康。實際上，憂鬱和不快的人得心臟病的機率是正常人的兩倍。研究顯示，那些有憂鬱、消沉和過度擔心的人更容易

得癌症。事實上，情緒對許多生理機能有重大的影響，包括免疫系統。有人發現，在經歷 20 天每天半小時捧腹大笑後，癌症患者體內攻擊癌細胞的 K 細胞數量有所增長。笑也會釋放體內的安多芬（Endorphin），又稱腦內啡，這是一種能給你幸福感的化學物質。毋庸置疑，快樂的人活得更久更健康。

3. 促進人體未老先衰的惰性

鍛鍊對人體新陳代謝、正常的能量循環和體內廢物的排除是必不可少的。超重和缺乏運動是加速衰老和滿身疾病的必然原因。心肺功能運動是加速新陳代謝、燃燒多餘熱量和減肥的關鍵。經常性的鍛鍊也可以防止第二型糖尿病（Type 2 diabetes）。

你能透過擴展你的關節活動度鍛鍊來避免肌肉、關節和肌腱的加速衰老，同樣，適當的負重鍛鍊對骨密度和肌肉力量也是必須的。別忘了鍛鍊時必須進行合理的熱身和冷卻以避免受傷。

4. 促進人體未老先衰的壓力

壓力會導致我們的健康遭受極大損害。當你遭受壓力時，你的身體進入了「戰鬥或逃跑」模式，這種狀態需要大量的能量。腎上腺素被釋放出來，它告訴身體把儲存的糖透過肝臟轉化成葡萄糖。那些永遠不會被消耗的血糖最終作為脂肪存儲在體內 —— 不可避免的造成體重增加。更為嚴重的是，所有這些壓力會持續消耗你身體的能量資源，直到身體由於負荷過重而垮掉，這將導致腎上腺疲勞，神經失常或免疫系統故障。

為了保持輕鬆，別忘了每天不斷深呼吸。試著在午休期間小睡 15 分鐘。如果你只有 5 分鐘的多餘時間，就只好閉上眼睛來緩解壓力了。冥想或許是更好的選擇，這是個消解壓力的好方法。

5. 促進人體未老先衰的缺眠

成年人平均每個晚上需要 7 到 8 個小時的高品質睡眠以保持健康。記住，只要 3 個晚上睡眠不足免疫系統就平均降低 60％的功效。沒有每晚足夠的「恢復時間」，你的身體將每況愈下而精疲力竭，走向身體失衡和患病的道路，衰老也就在所難免了。

## 細節提示

### 「老來俏」助你健康長壽

「老來俏」是指人老而好打扮，是一種的健康心態，它有利於增加樂觀情緒，抵禦未老先衰，對提高免疫力和延年益壽大有裨益。醫學研究更從科學的層面進一步發現：人在心情舒暢時，身體會隨時調節分泌某些激素、酶等生化物質，促使血液流暢，使內臟功能和身體的代謝處於最佳狀態，從而有利於整個身心的穩定與和諧。由此可見，「老來俏」堪稱是老年人健康長壽的「祕密武器」。

# 不良情緒會誘發癌症

有人把不良情緒比作裝滿子彈的槍，任何微小的刺激就像扣動了它的扳機。的確「不良情緒是癌細胞的活化劑」。

正如一位哲人說的：「一切對人不利的影響中，最能使人短命夭亡的就要算是不好的情緒和惡劣的心境，如煩惱、頹廢、恐懼、貪求、怯懦……」就拿乳癌來說，兩千多年前，古羅馬的蓋倫醫生就知道患乳癌的婦女常患有憂鬱症。

現代醫學已經證明了這點，憂鬱消極的情緒可使催乳素分泌過多，而致乳癌。中醫在《外科正宗》中對乳癌的病因分析，認為「憂鬱傷肝，思慮傷脾，積想在心，所願不得，致經絡痞澀，聚結成核。」

肝癌患者大多有「大怒」傷肝的經歷，胃癌患者則常生「悶氣」。俗話說：「百病皆生於氣」，「萬病源於心」。臨床統計數字顯示：90%以上的腫瘤患者均與精神、情緒有直接或間接的關係。精神創傷、不良情緒，可能成為罹患癌症的先兆。

精神憂鬱等消極情緒作用於中樞神經系統，引起自律神經功能和內分泌功能的失調，使身體的免疫功能受到了抑制。

由於身體間的平穩被打破，使細胞失去正常的狀態和功能，不斷變異，產生了癌細胞。另一方面，減少體內抗體的產生，阻礙了淋巴細胞對癌細胞的識別和消滅，使癌細胞突破免疫系統的防禦，過度的增殖，無限制的生長，形成癌腫。

研究結果也表明：現代生活中，工作和學習上的長期緊張、工作和家庭中的人際關係的不協調、生活中的重大不幸是致癌的三個重要因素。

精神因素與人體免疫功能密切相關。我們知道，人體免疫系統受神經和內分泌

的雙重調控，可以這樣認為：刺激是由人的情緒影響大腦邊緣系統、自律神經系統、內分泌系統、內臟器官而起作用。

精神因素對癌的發生、發展、擴散，起著非常重要的作用。這點已被美國的弗農‧賴利博士的動物實驗所證實。用聲光刺激動物，使之產生緊張、焦慮，結果動物的免疫系統的防禦能力大大減弱，並誘發了以前潛伏在胸內的癌瘤。他的另一個實驗是：在受到同樣刺激的老鼠臀部種植的腫瘤細胞，很快就擴散到肺部和腸道。

究其原因，正是這些惡劣的精神因素達到了「喚醒」沉睡的「獅子」（癌細胞）的作用，使它得以「瘋」長，肆無忌憚的吞噬著身體。治病要治心，惡劣的情緒，憂鬱的精神，對人健康的損害，甚至比病菌、病毒更厲害得多。情緒可以殺人，亦可以救人。

良好的情緒，如一劑心藥，對癌細胞有強大殺傷力，是任何藥物無法代替的。馬克思曾經說過：「一種美好的心情，比十副良藥更能解除生理上的疲憊和痛楚。」

## 細節提示

### 調節不良情緒，保證心態健康

1. 寫─昇華的宣洩

   把心中的不快訴諸筆端，甚至昇華情緒，把不良情緒與頭腦中的負面想法，使它轉化為積極有益的行動。

2. 哭─在適當的場合哭一場

   從科學的觀點看，哭是自我心理保護的一種措施，它可以釋放不良情緒產生出的能量，調節身體的平衡，促進新陳代謝。哭是解除緊張、煩惱、痛苦的好方法。許多人哭一場過後，痛苦、悲傷的心情就會減少許多。雖說「男兒有淚不輕彈」，但醫學角度來講，哭是人類的一種本能，是不愉快情緒的直接的外在流露，短時間的痛哭是釋放不良情緒最好的方法，是心理保健的有效措施。當然，哭這種宣洩方式也不能使用過度，當今時代我們要做堅強的人，遇到困難不要過度悲傷，更不要為一點小事而哭。

3. 訴─向親朋好友傾訴衷腸

   把不愉快的事情隱藏在心中，會增加心理負擔。向朋友訴說是一種良好的宣洩方法，不僅可以使自己的心情感到舒暢，而且還能得到別人的安慰、開導甚至

找到解決問題的方法，有時朋友是最好的心理醫生。

4. 喊—痛快的喊一回

當你內心壓抑，心有不平時，會感到心中悶著一股氣，不發洩出來便不舒服，這時，你可以參考某些電視或電影鏡頭，到曠野、海邊、山上向著大自然發出內心的呼喊。透過急促、強烈的、無拘無束的喊叫，將內心的積鬱發洩出來，吐出胸中的穢氣。這種方法可以使身心處於良好狀態，心理達到平衡。

放聲歌唱也是一種解除緊張、激憤情緒的有效手段，當你心情不好時，展開歌喉，來一段表達此刻心情的歌曲，也是不錯的宣洩。例如：遇到挫折時來一首張韶涵《隱形的翅膀》、許美靜《陽光總在風雨後》等，這些大家比我更熟悉。

5. 動—進行劇烈的運動

當一個人情緒低落時，往往不愛動，越不動注意力就越不易轉移，情緒就越低落，容易形成惡性循環。可以進行跑步、急走，或到運動場上打球等劇烈活動，低落的情緒很快會被競技的興奮所取代。

喜歡跳舞的同學可以透過跳舞來宣洩。舞蹈的造型感和節奏感，會激發人深刻的審美意識和豐富的情感體驗，對身心健康大有益處。同學們可以透過組織社團等方式進行。

注意：宣洩的方法不同於放縱自己的感情，更不同於任性和胡鬧。如果不分時間、場合、而隨意宣洩，既不會調控好不良的情緒，還會造成不良的後果。

# 用幽默來調劑生活的喜怒哀樂

幽默是一種特殊的情緒表現。它是人們適應環境的工具，是人類面臨困境時減輕精神和心理壓力的方法之一。俄國文學家契訶夫（Anton Palovich Chekhov）說過：「不懂得開玩笑的人，是沒有希望的人。」可見，生活中的每個人都應當學會幽默。多一點幽默感，少一點氣急敗壞，少一點固執極端，少一點你死我活。

幽默可以淡化人的消極情緒，消除沮喪與痛苦。具有幽默感的人，生活充滿情趣，許多看來令人痛苦煩惱之事，他們卻應付得輕鬆自如。用幽默來處理煩惱與矛盾，會使人感到和諧愉快、相融友好。

現代心理學研究表明，人的大腦皮質有個「快樂中樞」，幽默正是其最佳的刺

激源之一。「快樂中樞」接受幽默的刺激之後，便呈現興奮狀態，在人的身體內產生一場「生物化學暴風雨」，能夠緩解緊張的精神狀態和心理重負，洗刷生理疲勞和精神倦怠，進而達到平衡心態和改善人際關係的目的。

19世紀英國著名作家拉布說：「幽默是生活波濤中的救生圈。」生活中多一分幽默就多一分歡樂，人際關係中多一分幽默就多一分親切。凡是有幽默的地方就氣氛和諧，情趣盎然，妙趣橫生。

幽默能淡化家庭矛盾，緩和家庭氣氛，融洽家庭關係，甚至使人破涕為笑，轉怒為喜，化「干戈」為「玉帛」。

幽默是現代家庭的一種「調味品」，是密切家庭成員關係的「潤滑劑」，它能幫助人擺脫窘境，創造出和諧的家庭氣氛。

## 細節提示

### 如何培養幽默感

1. 開闊心胸：不要對自己有不切實際的過高要求，不要過於在意別人對自己的看法，學會善意的理解別人。正確的認識自我，不論在什麼樣的環境中總是保持一份愉悅向上的好心情。

2. 主動交際，緩解壓力：交往是人的本能行為，主動擴大交際面，有利於緩解工作壓力。在人際社交中，要使自己的交際方式大眾化，與人為善，主動幫助他人，從中獲得人生樂趣。

3. 擴大知識面：幽默是一種智慧的表現，它必須建立在豐富知識的基礎上。一個人只有審時度勢的能力，廣博的知識，才能做到談笑風生，妙言成趣，從而做出恰當的比喻。因此，要培養幽默感必須廣泛涉獵，充實自我，不斷從浩如煙海的書籍中收集幽默的浪花，從名人趣事的精華中擷取幽默的寶石。

4. 陶冶情操，樂觀對待現實：幽默是一種寬容精神的展現。要善於體諒他人，要使自己學會幽默，就要學會雍容大度，克服斤斤計較，同時還要樂觀。樂觀與幽默是親密的朋友，生活中如果多一點趣味和輕鬆，多一點笑容和遊戲，多一份樂觀與幽默，那麼就沒有克服不了的困難，也不會出現整天愁眉苦臉，憂心忡忡的痛苦著。

# 笑口常開才能健康常在

　　笑聲一般都是人們所喜歡的，每個人都不願意看到朋友愁眉苦臉。醫學研究發現，笑口常開可防止傳染病、頭痛、高血壓，可減輕過度的精神壓力，因為歡笑可以增加血液中的氧分，刺激體內免疫物質分泌，對抵禦病菌的侵襲大有幫助。而不笑的人，患病機率較高，而且一旦生病之後，也常是重病。美國醫學界將歡笑稱為「靜態的慢地」。笑能使肌肉鬆弛，對心臟和肝臟都有好處。如果生活中沒有時間去慢跑，我們可以每天多笑一笑，甚至哈哈大笑幾十次，以調節身體狀態，增進健康。

　　耶魯大學心理學教授列文博士說：「笑表達了人類征服憂慮的能力。」笑又往往是人歡樂的一種表達，之所以歡樂，是人體在生理上產生了某種愉悅的緣故。

　　據說現在每天早上，在印度孟買的大小公園裡，可以看見許多男女老少站成一圈，一遍又一遍的哈哈大笑，這是在進行「歡笑晨練」。印度的馬丹・卡塔里亞醫生開設了 150 家「歡笑診所」，人們可以在診所裡學到各種各樣的笑：「哈哈」開懷大笑；「吃吃」抿嘴偷笑；抱著胳膊會心微笑……以此來治療心情壓抑等心理疾病。

　　多年來，心理學家都認為，除非人們能改變自己的情緒，否則通常不會改變行為。當然，情緒、行為的改變也不是說變就變、想變就變的「瞬間」現象，而是有一個心理變化的內在過程。

　　一個人老是想像自己進入了某種情境，並感受某種情緒時，結果這種情緒十之八九果真會到來。需要注意的是：隨著年齡、性別、職業、性格等因素的不同，情緒變化的程度和時間也不一樣。情緒有了變化之後，伴隨每一種情緒的外在表現，生理反應也會出現變化。師範大學心理學系孔教授研究後認為：一個故意裝作憤怒的實驗者，由於「角色」行為的潛移默化影響，他真的也會憤怒起來，表現在待人接物、言談舉止等方面；同時，他的心率和體溫（心率和體溫都是憤怒的生理反應指標）也會上升。為了調控好情緒，不妨偶爾對自己的心情進行一番「喬裝打扮」。

## 細節提示

### 笑口常開的祕訣

　　俗話說的好「笑口常開、青春常在」。一種美好的心情，比十副良藥更能解除生理上的疲憊和痛楚。醫生提醒，當前危害最嚴重的疾病是高血壓、冠心病、糖尿病、腦中風及惡性腫瘤等，這類疾病的發生與心理因素有關。

1. 愉快的情緒：情緒是人對客觀事物所持的態度，或產生好感，或產生反感。前者為積極情緒，後者為消極情緒。兩者對身體的作用迥然不同，前者可保持和促進健康；後者可導致疾病。情緒愉快時，神經系統能保持協調狀態，大腦皮質、內分泌都配合得很好，全身各內臟保持著正常的、協調的生理功能，整個身體處於健康、精神飽滿的狀態。

2. 生活豐富多彩：在工作學習之餘，腦子缺乏文創活動的調節，是容易疲勞的，應根據生活習慣從事多種多樣的富有興趣的活動。因為興趣對於調節神經系統的正常活動是重要的，對產生愉快的情緒也是重要的，對覺得生活有意義更是重要的。例如聽音樂，唱歌等不僅可以豐富人們的生活，得到美的享受，還可陶冶性情，增強身體抗病能力，使身體的生理功能處於最佳狀態。

3. 堅持有氧運動：生命在於運動，有氧運動是要訓練高級神經中樞對一切器官的機能起調節作用，中老年人保持經常性活動是提高樂觀情緒，增加身體血氧飽和度、推遲衰老過程的有效措施。因此，學習保健基礎知識，增強保健意識，養成良好的生活習慣和科學的生活方式，也是身體健康、延年益壽的重要措施。

# 眼淚是緩解壓力的良方

大多數人都有過這種體會：當你著急的時候，胃就開始一陣陣痙攣性的疼痛。如果你去看醫生，他便會給你一些胃藥，還會告訴你得的是神經性胃炎，是胃在「消化」你的緊張情緒。同時建議你與其白白的緊張一陣，還不如回家去哭一場，把委屈連同眼淚一起揮灑掉。果然，這種辦法還真有效。

據俄羅斯家庭心理醫生納傑日達‧舒爾曼說，眼淚經證實是緩解精神負擔最有效的「良方」。

很可能就是因為這個道理，女人比男人少得因神經緊張而誘發的梗塞和中風。

有不少心理學家認為，哭一哭是有好處的。不過只宜輕聲啜泣，不宜大哭，同時要想像痛苦和委屈連同眼淚一起流出的情景。

但是有人乾脆就不會哭，這是一些不幸的人。心理學家把這種不會哭的現象看成是情感障礙，有必要去就診。醫生認為這些人易患精神分裂症或腫瘤。因為淚液的分泌會促進細胞正常的新陳代謝，不讓其形成腫瘤。

此外，我們在哭的時候，會不斷的吸一口口短氣和長氣，這大大有助於呼吸系

統和血液循環系統的工作。這種「帶哭的呼吸」已經被運用到一些治療氣喘和支氣管火的非常有效的呼吸運動當中。

## 細節提示

### 勿讓心理超負荷

1. 學會調節情緒：喜怒哀樂，人之常情。但長期處於「極端情緒」之中，對生理和心理健康都極為不利。遇到失敗或不順心，不妨設法轉移或宣洩不良情緒。同時，如果遇到高興之事，也不要「大喜」、「大樂」，而最好以平和的心境對待之。

2. 學會量力而行：使用精力必須堅持量力而行，要知道，工作計畫應訂得留有餘地，切莫把目標定得太高，以免長期心緒緊張。

3. 培養業餘愛好：不少人由於工作忙、時間緊而對業餘愛好不屑一顧，有的甚至還認定業餘愛好會導致玩物喪志。實際上，適當、健康的業餘愛好不僅可豐富原本較為單調的生活，而且還達到放鬆緊張情緒的積極作用。

4. 學會協調人際關係：人是群居動物，學會協調人際關係不僅有助於事業的發展，也有助於心理健康。

5. 科學攝取營養：人體攝取營養物不僅影響著身體，而且也影響著情緒。為了保證身心兩方面的健康，中年知識分子應注意根據各自情況科學的攝取營養，特別須注意補充足夠的蛋白質、維生素和種種微量元素，但要避免攝取高脂食品、因為過度攝取脂肪可能會引起憂鬱、沮喪急躁等不良情緒。

6. 堅持參加運動：堅持參加運動不僅增強了體質，還可幫助驅逐不良情緒。

# 愉悅心情是健康的源泉

健康是人生最重要的法寶，是所有人生要義的基礎，擁有健康的身心，應該是人類最重要的課題和追求。

健康的身心，除了有一部分來自遺傳的原因，後天的東西也是很重要的。適度而持久的鍛鍊，合理而科學的飲食結構，良好的睡眠等，當中維持身心健康最重

要的一個因素，是時刻保持愉悅的情緒，拒絕憂愁和悲傷的侵襲，保持一種陽光心態，讓自己成為生活的主宰而不是讓它來左右自己！擁有了健康的身心，才能有旺盛的精力和積極的思維方式去應對一切難題。

　　時刻保持愉悅的情緒，真正做到的確有點難，尤其是多愁善感型的人。可是，我們應該有意識的去培養自己，不縱容自己去傷心，要知道，浪費很多時間在傷感的情緒裡面，不僅對身心健康無益，有時也往往給人「沒有剛性，懦弱等等」的錯覺，最主要的，很多東西並不是你傷心就能挽回的哦。水到渠成，瓜熟蒂落，這些老話還是很有道理的，所以適度控制一下自己的情緒還是很有必要的。

　　樂觀的生活態度和積極的心態是保持愉悅心情的根本。樂觀就容易鎮靜，鎮靜才能正確的去分析和尋找解決問題的辦法，一味的傷心和著急只能添麻煩 ……

　　當然，樂觀並不是盲目的，而是理性的，因為一切都有把握和信心，所有的困難都在預料之中；對於那些預料之外的，除了樂觀，還有一點運氣在裡面了，要做好充分的心理準備去迎接那些預料之外的困難！

## 細節提示

## 培養愉快心情的十種方法

　　當你不順心或遇到挫折時，悲傷、憤怒、憂鬱、憂愁等惡性情緒便會紛至沓來。如何盡快盡早積極化解？心理學家推薦如下措施，不妨一試。

1. 晒太陽。著名精神病專家繆勒指出陽光可改善憂鬱病人的病情。

2. 多做跑步、轉圈圈、疾走、游泳等體能活動。這些活動是化解不良情緒的行之有效的措施之一。

3. 吃香蕉。德國營養心理學家帕德爾教授發現，香蕉含有一種能幫助人腦產生血清素的物質，它可減少不良激素的分泌，使人安靜、快活。

4. 大聲哭喊。找個僻靜的所在，盡情的大聲哭喊。日本心理專家研究發現，這種哭喊可使壓抑心理得到盡情宣洩，同時，由不良情緒產生的毒素，也可「哭喊」出來。

5. 睡好覺。睡眠有助於克服惡劣情緒，穩心定神。一覺醒來，心情就會好多了。

6. 賞花草。花草的顏色和氣味，有調解人情緒的作用。

7. 聽音樂。音樂可使大腦產生一種鎮靜安神的物質，但要注意選擇適合的音樂。

8. 觀山水。青山綠水，鶯歌燕舞，置於美好的情境中，心情便會被「快活化」。

9. 淋浴。在浴池中淋浴，能產生一種安神的活性分子，不快時，不妨淋浴，過後定會一身輕鬆。

10. 打小人。將布偶貼上讓自己不順心者的名字或事件名稱，然後拼命擊打。過後，人不再煩悶，心情自然就會好起來。

# 心態平和，身心安康

隨著物質生活的不斷提高，人們現在很注意心理養生，據資料介紹，心理健康的重要因素就是情緒穩定，情緒穩定可以保持心理上的平衡，有益於身體健康。因為人的心理活動與人的生理功能之間存在著密切的內在連繫，心態平和這種良好的情緒可以使生理上處於最佳狀態。反之，如果經常煩躁纏身，氣惱填胸，就會使身體內生理功能發生紊亂，引發疾病。

怎樣才能保持一種平和的心態呢？

1. 要淡薄名利，在進退留轉等方面一切順其自然為好，求名心切必作偽，求利心重必趨邪，這些人不可能有穩定的心態。

2. 要在物質享受上常懷知足之心，不要與人比較。大千世界，人海茫茫，貧富差別懸殊很大，常言說「山外青山樓外樓，強人背後有強人」，人的欲望是無止境的，永遠無法滿足，關鍵要在精神上保持樂觀，不嫉妒他人，不羨慕他人，抗得住各種誘惑，以一種平和的心態去面對生活。

3. 要心胸開闊。只有心胸寬廣，遇事才有想得開，不要糾纏於雞毛蒜皮小事，不去計較那些蠅頭小利，不為隻言片語而耿耿於懷，不因瑣碎之事常惱怒不休。要生活的瀟瀟灑灑、愉愉快快。

4. 要多做些事務多讀書。因為人在做事務和讀書時，能夠心神集中，精誠專一，可以將一切雜念、愁苦等不愉快的事情忘卻，使情緒保持穩定。

人生之路艱辛跋涉，生活中充滿著矛盾，人們都希望自己沒有浮躁，沒有煩亂，沒有煩悶，沒有惆悵，保持心態平和，這裡主要靠個人對自己心態的把握。心靈的成熟是擁有平和心態的關鍵。在生活中要能夠做到拎得起，放得下，想得開，

看得清。顯示出不驕不躁、不卑不亢、不迷不餒、不偏不激的人生態度，方能在處理各種問題面前從容自如，心態平和，只有在心態平和的狀態下，才能達到平衡陰陽，理順氣血，調節情緒的作用。促進身心健康。

## 細節提示

### 心理平衡操

1. 不苛求自己：每個人都應該有自己的理想和抱負、對自己有所要求。但是這種要求應該建立在實際的、力所能及的基礎上。否則，過高的期望值會使人誤以為自己總是倒楣而終日憂鬱。

2. 不苛求別人：每個人都有各自的性情、品格、和所長所短，別人不會都迎合你的意思，就像你自己也未必符合別人的要求一樣。對別人的要求越高，自己的不滿情緒就會越大。但如果對別人的要求降得低一點的話，那麼稍符合你的願望，你就容易得到滿足。

3. 疏導自己的憤怒情緒：在所有的情緒中，憤怒不僅是一種最容易傷人的不良情緒，而且最容易引發人們的失智行為。因此有人說，發怒是以別人的錯誤來懲罰自己。「應知天地寬，處處有不平」。

4. 暫時逃避：生活中，我們常常無法預料世事的變化，也無法左右事物的發生發展，那麼我們就不妨以柔克剛 —— 暫時躲避。當遇到暫時無法化解的問題時，我們可以去做自己喜歡做而平時沒有時間去做的事，包括外出旅遊、看一場電影、買一樣自己一直想買而沒有買的東西，甚至美美的睡一覺。待心情平靜時再考慮怎樣解決問題，會比衝動時對付難題要少許多後悔。

# 寄情山水是最好的養生之道

孔子說：「智者樂山，仁者樂水。」即便你不是仁者，也非智者，但你一樣可以如同范仲淹一樣，「只在乎山水之間也」，像陶淵明一樣，脫離官場，回歸自然。

當你實實在在的置身於這山水之中時，恍然感覺從繁雜的社會現實生活中解脫出來，這時你的心靈融入到最清明的世界中，是最寧靜的時刻，心在自然中也感覺到了偉大和力量，讓疲憊的心靈體驗到的是一種深邃的寧靜，一種自然的養分，一

種人文的薰陶，一種景觀的美感，獲得的是淡泊清靜的心境。我想，真正深受人文山水洗禮過的人，他的心靈一定是安然和諧的。

找一個時間，遠離鋼筋混凝土的都市，遠離現代文明和舒適的度假地、賓館和餐館。寄情於山水，或坐下來，或悠閒的散步，全力的接受你所看、所嗅、所感和所聽到的東西。你會意識到你正在開始體驗自己是其中一部分的宇宙的寧靜、智慧和秩序。看看天空，想一想你可能看不到，但卻知道它們存在的星星和所有其他星球。像它們一樣，你在這個廣闊的宇宙中有自己的位置。你開始有一種將此處當做家的歸屬感。相信你一定會從中得到無與倫比的樂趣。

莊子說得好：「與天地合，其合婚婚」「天地與我並生，萬物與我為一。」進入這種自然水乳交融和諧完美的境界，會獲得各種生命的體驗和感受，實觀對現實的超越和自我昇華，超我達觀的心境無疑對健康長壽大有裨益。

## 細節提示

### 有助於放鬆心情的生活細節

注意生活中的一些細節，對緩解緊張情緒、減輕心理壓力和焦慮不安的心情有意想不到的幫助。

1. 帶去新鮮空氣，帶走汙濁空氣。一天中多進行幾次深呼吸，最好是呼吸一下新鮮空氣，可以使你放鬆大腦，防止壓力情緒的形成。在呼吸過程中，感受將壓力排出的暢快，放鬆原本緊張的心情，體會新鮮空氣進入體內時所帶來的愉悅。

2. 適當的放慢呼吸。放慢呼吸 5 分鐘，每分鐘用 5 秒鐘吸氣，5 秒鐘呼氣。由於 5 秒吸 5 秒呼這個節奏和血壓波動的 10 秒自然循環相一致，所以十分有效。通常緊張時呼吸既快又淺，幾次這樣的呼吸可以放鬆肌肉、減緩壓力。

3. 多想一些美好的事情。找點時間，哪怕是 30 秒鐘或 1 分鐘，集中精神想想那些值得回憶的事情，也可以構思一幅「安靜休假」的畫面。我們經常感覺有精神負擔，是因為無法擺脫不滿、委屈和擔心等負面情緒。如果多想一想讓你喜歡的人和讓你高興的事，在某種程度上可以平復心理上的壓力。

4. 會心一笑。在感覺有心理壓力的時候，可以回憶一些喜劇場景或令你發笑的畫面。當你發出發自內心的笑時，體內引起緊張的激素就會下降，免疫力也會得到增強。

5. 靜坐休息。一天裡用 5 ～ 10 分鐘安靜的坐一坐，把精神集中到自己的感覺上。當你靜坐時，心跳會放慢，血壓會下降，精神緊張的症狀會明顯改善。

6. 輕輕鬆鬆的入睡。晚上入睡前，躺在床上用 5 分鐘放鬆全身。盡量不要想白天發生的事情，以免影響睡眠。放鬆的具體方法是：先繃緊腳趾，漸漸放鬆，接下來腳掌、小腿肚子、大腿、臀部，直到上身、臉部。隨後你會發現，全身放鬆後，精神也會隨之放鬆。

# 第九篇

## 藥膳食療 ── 恢復體內的青山綠水

# 藥粥為你除秋燥

中醫學認為，燥為秋季的主氣。燥邪乾澀，易傷津液，從而出現陰液虧虛的病變，損傷肺陰，導致秋燥的發生。臨床表現為口鼻乾燥、咽乾口渴、乾咳痰少或痰中帶血、咽癢不適、皮膚皸裂、毛髮不榮、大便秘結、小便短少等。當以生津潤燥、養陰益肺為治。下面介紹幾款在秋季益肺潤燥的藥膳。

1. 梨子粥：用梨子兩個，洗淨後連皮帶核切碎，加粳米 100 克煮粥。有生津潤燥、清熱化痰的功效，亦可用作秋季保健食品。

2. 沙參銀耳粥：沙參 50 克，銀耳 50 克，粟米 50 克，冰糖 10 克。沙參洗淨，放入陶鍋內，放入清水，先煮 30 ～ 40 分鐘，去沙參，放入銀耳、粟米，再煮 1 小時放入冰糖，再熬 10 ～ 15 分鐘，即可食用。

3. 芝麻粥：芝麻 50 克，粳米 100 克。將芝麻炒熟後拌入粳米粥內同食。具有潤肺養肝、益精生髮、潤腸通便的作用，適用於肺燥咳嗽，習慣性便秘者。

4. 杏仁川貝百合粥：杏仁 30 克，川貝母 15 克，百合 30 克，粳米 50 克。先將杏仁、川貝母、百合洗淨，裝入紗布袋內，先煮 1 小時，撈去布袋放入粳米，再煮 20 ～ 30 分鐘，即可食用。

5. 生地麥冬粥：生地黃 50 克，麥冬（去心）40 克，粳米 50 克。將生地黃、麥冬洗淨，切成碎片，裝入紗布袋內，放入陶鍋內，放入清水，先煮 1 小時，撈去布袋，放入粳米熬粥 30 分鐘，即可食用。

6. 黃芪山藥粥：黃芪 30 克，懷山藥 40 克，粳米 50 克。將黃芪洗淨，切成片，與懷山藥裝入紗布袋內，放入陶鍋內，注入清水，先煮 1 小時，將藥渣袋撈去，放入洗淨的粳米，煮 20 ～ 30 分鐘，即可食用。

7. 桑菊粥：霜桑葉 30 克，菊花 30 克，川貝 15 克，粳米 50 克。將桑葉、菊花、川貝母洗淨，裝進紗布袋內，放入陶鍋內，注入清水，先煮 30 分鐘，撈去藥渣，放入粳米，煮 30 分鐘，粥成即可食用。

8. 芝麻花生豬肝山楂粥：芝麻 50 克，花生 50 克，豬肝 40 克，山楂 40 克，粳米 50 克。將花生去殼，將芝麻放入陶鍋內，注入清水，先煮 1 小時，花生熟後，放入粳米煮 30 分鐘後，再放入豬肝、山楂，煮 5 ～ 10 分鐘，即可食用。

9. 木耳粥：將白木耳 5 ～ 10 克浸泡發漲，加粳米 100 克，紅棗 3 ～ 5 枚一起煮粥，有滋陰潤肺、養胃生津的作用。

10. 山楂紅棗蓮子粥：山楂肉 50 克，紅棗 30 克，蓮子 30 克，粳米 50 克。先將山楂肉、紅棗、蓮子放入陶鍋內，注入清水，先煮至蓮子熟爛後，放入粳米，待成粥後，即可食用。

## 細節提示

### 服用藥粥的禁忌

1. 喝粥不宜太燙：粥太燙對食道有很大的刺激性，不僅會損傷食道黏膜，引起食道發炎，造成黏膜壞死。久而久之，還會誘發食道癌。醫學研究表明，人的口腔、食道和胃的黏膜，耐熱溫度為 50° C ～ 60° C。長期受滾燙食物的刺激，可能促進癌變。因此不能喝太燙的粥。

2. 有異味的藥粥要加作料：有些藥粥為糧食、蔬菜、果類，無甚異味。但有些藥粥就有異味，不易被接受，為了減少異味，可以適當的加入一些作料。如一些粥底的用料，由於有大地魚、烘乾的蝦殼粉等，難免不產生腥氣。這時如果在粥中適當加點胡椒粉，不僅可以去掉腥味，而且可以使粥的味道更加香鮮可口。

3. 胃腸功能不好者不宜常食稀粥：有些胃腸功能不好者經常吃稀粥，以為稀粥容易消化，殊不知適得其反。這是因為稀粥中水分較多，進入胃腸後，容易把胃酸稀釋，從而影響胃腸的消化功能。同時，胃腸一下子容納這麼多的稀粥，使人感到腹部膨脹而難受。因此，胃腸功能不好的人不宜常吃很稀的粥。

## 保健抗癌症無花果最好

　　無花果屬漿果樹種，可食率高達 92% 以上，果實皮薄無核，肉質鬆軟，風味甘甜，具有很高的營養價值和藥用價值，栽培無花果具有很高的經濟、生態和社會效益。首先，無花果具有很高的營養價值，它的果實富含糖、蛋白質、胺基酸、維生素和礦物質。據專家測定，成熟無花果的可溶性固形物含量高達 24%，大多數品種含糖量在 15% ～ 22% 之間，超過許多一、二代水果品種的一倍。果實中含有 18 種胺基酸，其中有 8 種是人體必需胺基酸。

　　其次，無花果具有極高的藥用價值。果實中含有大量果膠和維生素，吸水膨脹後，能吸附多種化學物質。所以食用無花果後，能使腸道中各種有害物質被吸附，然後排出體外，淨化腸道，促進有益菌類增殖，抑制血糖上升，維持正常膽固醇含量，迅速排出有毒物質。無花果含有豐富的蛋白質分解酶、脂酶、澱粉酶和氧化酶等酶類，能促進蛋白質的分解。所以當人吃多了富含蛋白質的葷食後，以無花果做飯後的水果，有幫助消化的良好作用。無花果的果實、葉片、枝幹乃至全株均可入藥。果實除了開胃、助消化之外，還能止腹瀉、治咽喉痛。在浴盆中放入乾燥無花果葉片，有暖身和防治神經痛與痔漏、腫痛的效果，同時具有潤滑皮膚的美容作用。所以在日本的無花果產品包裝上，均印有「健康食品」、「美容」的宣傳字樣。

　　無花果中維生素含量很豐富。其中維生素 C、胺基酸和天門冬胺基酸的含量居各類水果之首，素有「水果皇后」和「生命之果」之美譽。維生素 C 含量為橘子的 2.3 倍，桃子的 8 倍。葡萄的 20 倍，梨子的 27 倍。含量較高的還有菸鹼酸、泛酸、吡哆醇（Pyridoxine）、維生素 A 等，而且還有一定數量的維生素 E；尤其是值得一提的是無花果果實和葉片中含有豐富的礦物質，由此，可以看出無花果是一種天然的保健食品。另外，無花果中還含有 30 多種脂類物質，且大部為中性脂和糖脂；所含脂肪酸中 68% 為不飽和脂肪酸以及少量人體必需的亞麻油酸。無花果還是富硒果樹，其含硒量是食用菌的 100 倍，是大蒜的 400 倍。硒被營養學專家譽為「生命的奇效」元素，有延緩衰老、增強身體免疫力、抵抗疾病的特殊功能。硒也是人體內抵抗有毒物質的保護劑，可降低有毒物質的危害，對患有愛滋病、肝炎、氣喘、冠心病、腦溢血、腦血栓、克山病（Keshan disease）、大骨節病、白內障等缺少硒元素的病症具有一定療效。

## 細節提示

### 無花果藥用小方

1.　產後體虛，乳汁不足：無花果 20 克，和豬腳 500 克燉湯服食。每日 1～2 次。
2.　腸燥便秘：無花果 60 克，生食，每日 3 次。無花果 20 克，豬大腸 250 克，一起煮食，每日 1～2 次。
3.　胃與十二指腸球部潰瘍：無花果 500 克，洗淨焙乾，研細末，每次空腹服 5 克，每日 3 次。

4. 痔瘡：無花果 10～20 枚，加水 2,000 毫升，水煎湯，睡前 30 分鐘燻洗肛門。連續 7 天為 1 個療程。

5. 痢疾：無花果 5～7 枚，洗淨切塊，水煎服。每日 1 劑，連服，至癒。

6. 咳嗽，慢性咽炎：鮮無花果 5 個，切片，麥冬 12 克，金銀花 20 克，用開水浸泡半小時後代茶飲。每日 1 劑，連用 5～7 劑。

7. 帶狀皰疹：鮮無花果葉適量，洗淨切碎搗爛，置瓷碗中，加適量食醋調成泥狀，敷患處，藥乾再換。2 天左右可癒。

8. 頸淋巴結核：鮮無花果根 50 克，洗淨切片，水煎服。每日 1 劑。連服 7 天，可癒。

9. 經年腹瀉不癒：無花果鮮葉 60 克切碎，加入紅糖同炒研末，開水送服，一次用服完。

10. 食道癌的食療簡介：鮮無花 500 克，瘦肉 100 克，加水煮 30 分鐘，飲湯食肉。

# 選擇適合自己的進補方法

進補的種類雖然很多，但是在進補的時候，應該根據具體情況選擇進補方法。所謂具體情況主要有以下幾個方面：

1. 根據服食方法是否方便而定：家屬工作之餘，若有空餘時間，製作方便，可以用各種補虛食品作為點心食用，或佐餐服食；若工作繁忙，則可給予補虛科學中藥比較方便。

2. 根據體質狀況進補：老年痴呆患者消化功能低下，可選用粥補；陽虛畏寒的痴呆患者可選用補酒；精血虧虛者，可服食滋膩厚味的食物，如雞、鴨、肉等等。

3. 根據虛弱程度進補：虛證症狀明確的宜選用藥補。因為藥補功效肯定，補力較強，見效相對較快。對於沒有明確虛證，希望透過進補強身者，補藥終究是藥，此時選用食補更為合適。

## 細節提示

### 進補的注意事項

1. **顧護脾胃**：進補必須要注意保護脾胃的正常功能，脾胃功能是指人的食慾和消化吸收等功能。

   顧護脾胃並不難掌握。清代名醫葉天士提出了「胃喜為補」的原則，這個原則既實在又容易掌握。

   補品和補藥的選擇應適合進補者的口味，吃下去感覺舒服就是「胃喜」，原則上講對進補者是有益的，反之就叫做「胃惡」，對脾胃是沒有好處的。補品補藥除了要適合人的胃口以外，還要注意服用的量。如果服用的量超過了脾胃的承受能力，則有損脾胃功能。要做到顧護脾胃，還要對進補的食物和藥物作適當的加工，以使之達到軟、暖、細等要求，這樣更容易為胃腸道所吸收。

2. **進補忌口**：服用補品補藥忌口的問題，是進補者普遍關心的問題。進補需不需要忌口，回答是肯定的。因為各種補品和補藥所含的化學成分不一樣，某些補品和補藥在一起服用時，一些化學成分會相互作用形成不被人體所吸收的物質，甚至對人體有害。比如在進食一些富含蛋白質的食物，如魚、蝦、海參等的同時，又服用柿子、葡萄、山楂、石榴、青果等。因為魚、蝦、海參中所含的蛋白質和鈣質會與這些水果當中的糅酸相結合，形成不能吸收的化合物，對胃腸道有刺激作用，嚴重的還會出現腹痛、腹瀉、嘔吐等症狀，危害人體健康。

3. **關於食補**：進補特別是食補，可以查過試補的方法來確定某些進補的方法是否適用於自己。其方法是在進服補品補藥時，先從小劑量開始，然後觀察有無不適，如無不適，再逐漸增加劑量。

   除了上述進補的禁忌和注意事項以外，進補者還要注意不要盲目追求補品補藥的名貴，而是要注重實效，同時要注意克服從眾心理，適合於別人的並不一定適合於你自己，要盡可能根據進補的原則和自己的實際情況，選擇適合於自己的補品和補藥。

# 虛什麼補什麼

進補要分清體質，每個人的體質不一樣，但是藥物的效果是一樣的。只有分清人的體質，針對性的服用補充藥，缺什麼補什麼，進補才有效。

中醫理論一般把需要進補的人分為四種體質：陰虛、陽虛、氣虛、血虛，除此之外，一些人還兼有氣虛、血虛，或陰虛中有陽虛等綜合體質。

陰虛體質表現為：形體消瘦，口燥咽乾，潮熱顴紅，手足心熱，心煩少眠，小便短黃，大便乾結，舌紅少津（唾液）少苔（舌苔），易躁易怒等。

陽虛體質表現為：經常畏冷，四肢不溫（涼），口淡不渴或渴喜熱飲，臉色白，食慾不振，虛喘，五更泄（清早腹瀉），大便清稀，尿清長，陽痿，早洩，腰痠腿疼，舌苔淡白等。

血虛體質表現為：臉色淡白或萎黃，口唇、眼瞼、爪甲色淡白，頭暈眼花，心悸多夢、手足發麻，婦女經血後期量少色淡，或停經。

氣虛體質表現為：少氣懶言，聲音低微，呼吸氣短，動則氣喘，神疲少力，或有頭暈目眩，自汗，活動後諸症加重，多見久病或重病或過度勞累使元氣耗損。

我們在進補前最好找有經驗的中醫判斷一下體質，自己判斷不準確，進補不但效果小，甚至有可能傷害身體。

分清體質後還要分清食物和藥物的性質、功用，對症服用補藥和食物。

補陽的食物有：雞肉、羊肉、韭菜、核桃等，補陽的藥物有巴戟天、補骨脂、海馬、冬蟲夏草、蛤蚧、益智仁、杜仲等。陽虛的人可以多吃一點羊肉、韭菜、核桃、海馬、杜仲，這些食物和藥物相對便宜，有很好的效果。

補陰的食物有：鴨、甲魚、海參、魚、銀耳、燕窩、牛奶、雞蛋、鴨蛋、芝麻、蜂蜜、豆腐及新鮮的瓜果蔬菜等，補陰的藥物有枸杞子、百合、石斛、黃精、何首烏、玉竹、五味子、女貞子、生地、元參、沙參、黑芝麻、山茱萸、龜板等。陰虛的人可以多吃一些海參、魚、銀耳、蜂蜜、豆腐、牛奶和石斛、黃精、何首烏等價廉物美的食物和藥物。

補血的食物有：動物瘦肉、血、紫菜、海帶、蝦米、蛋黃、毛蟹、黑木耳、香菇、黃豆、黑豆、芥菜、葡萄乾以及新鮮蔬菜水果，中藥常用當歸、何首烏、白芍、阿膠、龍眼肉、紅棗等。血虛的人可多吃一點紫菜、海帶、鮮香菇和豆類，中藥中可以就近選擇龍眼肉和紅棗。

補氣的食物有：家禽肉、牛肉、魚、糯米、黑米、燕麥、大豆、胡蘿蔔、香菇等，常用中藥有人參、西洋參、黨參、太子參、黃芪、山藥（淮山）、紅棗、麥芽糖、蜂蜜等。老人吃黃芪粥，即黃芪60克切片煎湯，用藥汁與100克大米煮稀飯，可以大補元氣。

並不是補藥越多越好，量越大越好。特別在使用中藥時一定要注意控制份量，不確定時最好諮詢一下醫生，以免鑄成大錯。

## 細節提示

### 分清人參與與西洋參

市面上有很多種參，究竟哪種參好，莫衷一是。

高麗參、西洋參都能補氣，但是適用症狀有很大差別。高麗參（人參）適於氣虛陰虛體質（偏虛寒），西洋參適於氣虛陽虛體質（偏虛熱）。所以，如果用高麗參補氣虛陽虛者，效果可能不大，有可能還會造成副作用，如前面講到的流鼻血等。

小孩是純陽體質，家長在使用補陽的食物和藥物時一定要慎重。

# 「虛不受補」的調理方法

老年人「虛不受補」是較常見的現象。身體虛弱的人，稍為吃了一點補品，就口舌生瘡，徹夜不眠，腹脹泄瀉。這叫「虛不受補」。其原因是多方面的，有的是補不得法，有的因補不合時令。有的卻因素來體虛，不能承受峻補之品。如由於消化不良影響吸收功能，而導致身體缺乏營養，形成氣虛血弱，反過來又會影響消化功能，於是稍吃補品就會引起不良反應。

「虛不受補」的人應怎樣調理呢？根本之法是調理脾胃。因中醫認為「脾為後天之本，腎為先天之本」。調理脾胃的藥物中，黃耆較為安全有效。

利用黃耆調理「虛不受補」，不妨用下列方法：開始時用少量黃耆每日煎水，代茶作為日常飲料。可用黃耆20～30克煎水飲用。春夏之日，可配合適量炒米一起煎水；秋冬之日則加紅棗3～5枚、水800克煎至500克，當茶飲。連飲3～5天，待胃腸適應了，可將黃耆量逐漸增加，直至60克。此後，可以用黃耆燉肉、煲肉，以增強體質。用黃耆作為調理品，脾胃自然日漸健旺。脾胃健旺後，消化能力自然

增強，「虛不受補」的問題也就會迎刃而解。

調理身體的藥物，配伍很重要。有人訴說，服用燉人參後，會心煩，難於入睡。若在燉人參時加入麥門冬 10 粒，便可減少人參的燥性。因麥門冬具有清心養心之功。

## 細節提示

### 進補要細水長流

除在病危或病重的情況下，應採用較大劑量的補益藥（如大劑量人參）搶救外，進補務須注意目積月累、細水長流。例如血虛體弱者最好選用阿膠進補，但因阿膠的膠質黏膩濃稠，如果脾胃偏弱，就不易消化，故應慎補。

鳳梨食療方

鳳梨為鳳梨科草本植物鳳梨的成熟果實。夏季採收，除去外皮用。性味甘、微酸，性微寒。有清熱解暑、生津止渴、利小便之功效。多用於傷暑、身熱煩渴、腹中痞悶、消化不良、消渴、小便不利、頭昏眼花等。

鳳梨驗方大全：

1. 鳳梨治慢性腎炎
   【配方】鳳梨 60 克，鮮茅根 30 克。
   【製法】將鳳梨，鮮茅根分別洗淨，放入砂鍋內，加適量水，先武火煮沸，再用文水慢熬至鳳梨爛熟，去渣取藥汁。
   【服法】飲藥汁，每日 2 次，連服 15 日為 1 個療程。
   【功效】滋陰清熱，涼血止血。

2. 鳳梨蜂蜜治支氣管炎
   【配方】鳳梨 120 克，蜂蜜 30 克。
   【製法】將上兩味入鍋，加適量水，文火煎汁。
   【服法】吃鳳梨，飲汁。每日 2 次。

3. 鳳梨治水腫
   【配方】鳳梨 250 克。
   【製法】將鳳梨切成小塊吃。

【服法】每日 2 ～ 3 次。

注：皮膚有溼疹或瘡癤者忌服。

4. 鳳梨罐頭治慢性肝炎

【配方】鳳梨罐頭 250 克，白醋少許，凍粉（泡發好的）200 克，白糖 250 克。

【製法】將鳳梨切成片，分擺在 10 個小茶碗內，將白糖、醋、水、鹽、凍粉和罐頭水上籠蒸溶化，稍涼，分倒茶碗內，然後入冰箱冷凍。

【服法】食時扣出，每次服食 10 ～ 15 克，每日 2 ～ 3 次。

5. 鳳梨治虛熱煩渴

【配方】鳳梨 250 克，食鹽少許。

【製法】將上味搗爛取汁，然後加冷開水 1 杯入鹽，拌勻即可。

【服法】每日 2 次。

6. 鳳梨治消化不良

【配方】鳳梨 1 個。

【製法】將鳳梨去皮，切碎，搗汁，即可。

【服法】每次服 1 盅。

7. 鳳梨治小便不利

【配方】鳳梨若干。

【製法】鳳梨去皮，切塊，入鍋，加適量水，煮熟，即成。

【服法】每次 25 克。

8. 鳳梨加蜂蜜治脾腎氣虛

【配方】鳳梨、蜂蜜各適量。

【製法】將鳳梨去皮，切碎，加蜂蜜調均勻，然後加適量水，文火熬成膏。

【服法】分早晚服食。

9. 鳳梨治糖尿病口渴

【配方】鳳梨 1 個。

【製法】將鳳梨去皮，切碎，榨汁，即可。

【服法】代茶飲。

10. 鳳梨葉治腸炎腹瀉

【配方】鳳梨葉 30 克。

【製法】將鳳梨葉入鍋，加適量水煎湯。

【服法】飲湯。

11. 鳳梨解熱止渴消暑方

【配方】鳳梨 1 個。

【製法】鳳梨剝皮，搗爛絞汁，以涼開水沖服。

【服法】每次 1 杯，冰鎮後飲用更佳。

12. 鳳梨治支氣管炎

【配方】鳳梨 120 克，蜂蜜 30 克，枇杷 30 克。

【製法】先將枇杷洗淨，然後將鳳梨和蜂蜜一起入鍋，加水煎湯。

【服法】飲湯服用。

13. 鳳梨治中暑暈厥

【配方】鮮鳳梨 1 ～ 2 個。

【製法】將鳳梨去殼皮，切碎，搗如漿，即成。

【服法】隨意灌服。

## 細節提示

## 食物相剋

1. 不宜與白蘿蔔一起吃，兩者一起吃，易引起甲狀腺腫大。

2. 不宜與牛奶一起吃，兩者一起吃，鳳梨中的果酸會使牛奶中的蛋白質凝固，影響蛋白質消化吸收。

3. 不宜與雞蛋一起吃，波蘿中的果酸與雞蛋中的蛋白質結合，是蛋白質凝固，不利消化。

4. 此外，民間還有一種說法，就是鳳梨和蜂蜜不能同時食用，據說這樣吃會中毒。

# 肥胖病的茶療

　　各種茶均有一定的減肥作用，其中尤以名種烏龍茶、綠茶最為突出。這裡我們給網友們介紹幾例減肥小處方，大家可以根據各自的喜好和口味擇方而試。只要您能持之以恆，就會獲得滿意的效果。

1. 消肥健身茶：山綠茶製成茶劑，3.5 克一袋，每日 2 次，每次一袋，開水沖泡飲服。

   功能：有生津潤肺、舒通血脈、穩定血壓、調節身體代謝之功效。

   主治：肥胖病。

2. 飛燕減肥茶：茉莉花茶、荷葉、檳榔、決明子、青皮、絲瓜絡、木香等為沖劑，每晚服 1 袋。

   功能：消積導滯、行氣通絡、利尿通便。

   主治：肥胖病、冠心病、高血壓等。

3. 健身益壽茶：烏龍茶 3 克、槐角 18 克、何首烏 30 克、冬瓜皮 18 克、山楂肉 15 克。先將槐角、何首烏、冬瓜皮、山楂肉四味加水煎沸 20 分鐘，取藥汁沖泡烏龍茶，不拘時飲服。

   功能：消脂減肥、健身益壽。

   主治：肥胖病及高脂血症。

4. 七珠健美茶：珠茶、山楂、夏枯草、菊花、萊菔子、陳皮、三七穀芽、黨參、人參葉、決明子。製成茶劑，每包 9 克，每次 1 包，日 2～3 次，開水沖泡或水煎。

   功能：行氣健脾、消積導滯、清熱利溼。

   主治：肥胖、消化不良、精神疲倦。

   對高血壓、高血脂有輔助治療作用。

## 細節提示

### 肥胖的人應如何控制飲食？

1. 控制主食、限制純糖和甜食：食量較大者，主食也應採用遞減法。一日三餐減去 50～100 克，逐步將主食控制在 200～250 克左右。細嚼慢嚥，養成吃七八分飽的習慣，對含澱粉過多和極甜的食物，如馬鈴薯、地瓜、果醬、糖果、蜜餞等盡量少用或不用。主食最好粗雜糧混用，如小米、玉米、燕麥片、黑米和雜豆等。

2. 減少熱量的供給要採取遞減的方法：正常的減肥速度是一個月內體重下降 2～3 公斤，不應速度過快，以免引起生理上的不良反應。

3. 適當提高蛋白質的攝取量：蛋白質是人體組織的主要組成成分，為保護體內組織器官的蛋白質不被消耗，維持正常生理功能，食物中的蛋白質要充分些，每日要適當提高。可採用含蛋白質高脂肪少的肉類食品，如魚、蝦、雞肉、牛肉等，牠們所含熱量比豬肉低 3～6 倍。

4. 脂肪的攝取過多往往是肥胖者熱能攝取過高的原因之一，因此要嚴格加以限制動物脂肪，烹調用植物油，但要在規定的數量之內。不吃含脂肪高的食物，如奶油、油酥點心、花生、核桃、瓜籽，油煎炸食物，減肥階段應禁用。體重恢復後也要節制。高脂血症者應限制含膽固醇高的食物，如肝臟、內臟等。

5. 改變烹調方法、宜少用鹽：在限制脂肪的同時烹調方法盡量採用蒸、煮、燉、熬、拌等少油的製備方法。可以減少熱量的攝取。同時也要少放鹽，以清淡為好。防止太鹹喝水過多。

6. 多食用新鮮蔬菜水果蒟蒻和藻類食品，以增加維生素、礦物質和膳食纖維。為減少飲食控制帶來的飢餓感，可在正餐中增加蔬菜量，或者兩餐之間加含水分多糖分少的水果或生菜（如番茄、小黃瓜），這樣可以增加飽足感。

7. 戒酒，限食含嘌呤高的食物：酒精熱量高（7 千卡／克）能促進脂肪在體內沉積。另外，嘌呤可加重肝腎代謝負擔，對胖的人不利。

肥胖對健康的危害可直接引起許多疾病，甚至是減壽的一個危險因素，其防治措施重點是飲食性防治。如能早期引起重視，及時控制飲食，加強鍛鍊，有信心、有毅力，持之以恆定能取得減肥效果。

# 電腦族飲食調養方

如今，人人都用電腦了，而且在電腦前操作時間也很長，一些疾病也久隨之而來，如何來飲食調養，已經是很多人關心的問題。以下羅列了電腦族飲食調養的一些菜單。

1. 動物肝臟和新鮮蔬果：護眼

   經常看電腦容易損傷眼睛，飲食上要有意識的多選保護眼睛的食物，防止近視和其他眼疾。健眼的食物有各種動物肝臟、紅棗、牛奶、奶油、小米、胡蘿蔔、青菜、菠菜、大白菜、番茄、金針菜、空心菜、枸杞子和各種新鮮水果。工作 1 至 2 個小時後，活動一下身體，做做眼保健操。

2. 高蛋白食品：抗輻射

   中餐多吃蛋白質高的東西，如瘦肉、牛肉、雞鴨、動物內臟、魚和豆製品等，晚餐就要多吃維生素高的食物，各種新鮮蔬菜，新鮮水果，還有含磷高的小食如蝦、魚、蛋黃、核桃、花生。此外，多喝水可以保證電腦操作者身體內不缺水，茶葉中含有茶多酚等活性物質，有吸收及抵抗放射性物質的作用。

3. 富含鉀、胺基酸、維生素 B 群的食品：健腦

   因為精神集中大腦高度緊張而造成的腦疲勞，平時可以加強三種元素的食物。

   一種是含鉀元素的食品：鉀元素可直接連通大腦神經，可使大腦神經介質正常有序的工作，確保大腦輕鬆，粗糧、馬鈴薯、堅果、香蕉、荸薺、杏、柑橘、牛奶等富含鉀元素。

   另一種是含胺基酸的食品：全麥麵包、蜂蜜、葵花子、銀耳、奶類、羊肉、雞肉被人體吸收後，蛋白質中的胺基酸進入大腦，有鎮靜劑的功效。

   第三種就是含維生素 B 和鈣的食品：人在焦慮不安、鬱鬱寡歡、情緒不穩時，體內缺乏維生素 B，含維生素 B 高的食物是魚，多吃魚對調節情緒大有益處，其次是馬鈴薯和牛肉。含鈣的食物有大豆、菠菜、花生、芝麻、冬莧菜、海帶、蝦、奶類，也要多吃一些。

## 細節提示

### 電腦族如何護膚

電腦使用後，臉上會吸附不少電磁波的顆粒，要及時用清水洗臉，這樣將使所受輻射減輕 70%以上。

仙人掌除了可以攻擊壞人，還有一項好處喔！據說在電腦桌前放置一仙人掌有助於減少輻射。

1. 臉部防護：螢幕輻射產生靜電，最易吸附灰塵，長時間面對面，更容易導致斑點與皺紋。因此上網前不妨塗上護膚乳液，再加一層淡粉，以增加皮膚的抵抗力。

2. 徹底潔膚：上網結束後，第一項任務就是潔膚，用溫水加上潔面液徹底清洗臉龐，將靜電吸附的塵垢通通洗掉，然後塗上溫和的護膚品。久之可減少傷害，潤膚養顏。這對上網的女性而言真可謂點滴功夫，收穫多多。

3. 養護明眸：如果你不希望第二天見人時雙目紅腫，面容憔悴，一副黑眼圈，那麼切勿長時間連續作戰，尤其不要熬夜上網。平時準備一瓶眼藥水，以備不時之需。上網之後敷一片小黃瓜片、馬鈴薯洋芋片或凍奶、涼菜也不錯。方法是：將小黃瓜或馬鈴薯切片，敷在雙眼皮上，閉眼養神幾分鐘；或將凍奶涼茶用紗布浸溼敷眼，可緩解眼部疲勞，營養眼周皮膚。

4. 增加營養：對經常上網的人，增加營養很重要。維生素 B 對腦力勞動者很有益，如果睡得晚，睡覺的品質也不好，應多吃動物肝臟、新鮮蔬果，它們含有豐富的維他命 B 群物質。此外，肉類、魚類、乳製品也有助於增加記憶力；巧克力、小麥麵圈、海鮮、乾果可以增強神經系統的協調性，是上網時的最佳小零食。不定時的喝些枸杞汁和胡蘿蔔汁，對養目、護膚功效也很顯著。如果你十分在意自己的容貌，那就飲胡蘿蔔汁或新鮮果汁吧。

5. 常做體操，消除疲勞：長時間上網，你可能會感到頭暈、手指僵硬、腰背痠痛，甚至出現下肢水腫、靜脈曲張。所以，平時要多做體操，以保持旺盛精力。如睡前平躺在床上，全身放鬆，將頭仰放在床沿以下，緩解用腦後大腦供血供氧的不足；墊高雙足，平躺在床上或沙發上，以減輕雙足的水腫，並幫助血液回流，預防下肢靜脈曲張；在上網過程中時不時伸伸懶腰，舒展筋骨或仰靠在

椅子上，雙手用力向後，以伸展緊張疲憊的腰肌；還可做抖手指運動，這是完全放鬆手指的最簡單方法。記住，此類體操運動量不大，但遠比睡個懶覺來的效果顯著。

# 便血食療方

便血是指血從肛門而出，或隨大便挾雜而下，或下純血。一般認為消化道出血量在 50 毫升以上即可出現黑便。由於血紅素中的鐵在腸道內與硫化物相結合而生成硫化鐵，故大便呈柏油樣黑色。嘔血者多有黑便。

便血的原因較多，幾乎全消化道出血均可引起便血，但常見原因有：

1. 上消化道出血。
2. 小腸出血，如腸結核、局限性腸炎、急性出血性壞死性腸炎、小腸腫瘤、腸套疊（Intussusception）等。
3. 結腸出血，如痢疾、潰瘍性結腸炎、局限性腸炎、結腸癌等。
4. 直腸出血，如直腸癌、直腸損害、痔、肛裂等。
5. 其他疾病，如各種血液病、流行性出血熱、傷寒與副傷寒、鉤蟲病、維生素缺乏症等。

以下是便血的一些食療方，希望對便血患者有一定幫助。

1. 側柏葉 500 克洗淨切碎，榨取汁液備用，粳米如常法熬粥，粥成加入側柏葉汁，加適量紅糖，乘溫徐服。
2. 鯉魚 1 條（約 250 克），去鱗和內臟，與大蒜 3 頭，白芨 5 克煮湯服食，每天 1 劑・連服數天。用於痔瘡而至便血。
3. 蔥葉適量，輕刮葉內取涎，入蜜調勻，先以木鱉子煎湯燻洗，然後敷藥。治療外痔出血。
4. 蚌肉 250 克，用花生油炒後加入生薑 10 克（切碎）及適量水煮爛，約 1 碗，加少量食鹽調味，空腹 1 次食完。隔天 1 次，7 天為一療程。用於痔瘡而致便血。

5. 鰻魚 500 克去腮、內臟，洗淨放入鍋內，加黃酒 500 克，鹽、醋、清水適量，用武火煮沸後，改用文火燉熬至鰻魚熟即成。

6. 羊血 500 毫升煮熟後，加醋 250 毫升拌勻食之，每日分 3 次服。

7. 火炭母茶：火炭母 30 克，綠茶 10 克，共煎湯，加白糖調味服。適用於腸道溼熱便血。

8. 綠豆芽 120 克，紅糖 120 克，椿樹根白皮 120 克，加水 800 毫升，煎成 150 ～ 200 毫升，早晚分服，每日 1 劑。

9. 生山藥 100 克打碎，桂圓肉 20 克，炮薑炭 6 克，三七粉 10 克，先將桂圓肉，炮薑炭煮 30 分鐘，去薑渣，人山藥粉，三七粉，文火共煮成粥，加紅糖適量，調味食用。

10. 齒莧綠豆湯：鮮馬齒莧 120 克（乾 30 克），綠豆 60 克，共煎湯加適量紅糖服食。適用於腸道溼熱便血。

11. 黃芪三七煲瘦肉：黃芪 30 克，三七 10 克，紅棗 5 枚，豬瘦肉 150 克，共煲湯加鹽調味服食。適用於脾胃虛寒便血。

12. 黑木耳 30 克，用溫水浸泡約 1 小時，用粳米 100 克，紅棗 5 枚，

13. 加入浸泡木耳及冰糖適量，一起煮為粥，早晚服食。

## 細節提示

### 便血禁忌食品

1. 忌辛辣刺激食物：辣椒、胡椒、蒜、蔥、薑、蒜苗、韭菜、花椒等食品，加重出血，而進一步加重病情。

2. 忌食酒類：白酒、黃酒、米酒、葡萄酒、啤酒及含酒食品如醉蟹、醉蚶、醉肉、醉雞、酒釀和各種藥酒如人參酒、木瓜酒、冬蟲夏草補酒、參茸補酒、虎骨酒等，各種含酒飲料如施格蘭琴酒等，均有活血作用，飲食後會擴張血管，加快血行，導致出血量增加。

3. 忌生冷瓜果：生冷瓜果食後會加重腸道負擔，易致腹瀉，使便血加重。

4. 忌堅硬油膩食品：堅硬油膩食品食後不利胃腸道消化吸收，而使便血魚增多。

5. 茄子：脾不統血便血者不宜食用。本品寒涼清熱所治腸風下血為溼熱鬱滯或熱邪所致者，脾不統血便血宜補脾氣攝血，兼以收澀，食用本品清熱活血，則便血反會加重。

6. 忌變質不潔食物：被汙染變質的食物中含有大量的細菌和細菌毒素，對胃黏膜有破壞作用。常見的沙門氏桿菌存在於變質的肉、魚、蛋、雞、鴨、鵝等食品中；嗜鹽菌存在於蟹、螺、海蜇及鹽漬食品中，故這類食品一定要洗淨煮透，以醋為作料（醋有消滅嗜鹽菌的作用）；金黃色葡萄球菌及其毒素存在於擱置較久的粥飯、奶及其製品之中，故久置的上述食物一定要燒熟煮透，一旦變質，絕對禁食。

7. 血熱患者忌食熱性之物：除了上述辛辣刺激食品之外，牛肉、羊肉；鹿肉、公雞肉麻雀、海馬、蝦、香菜、荔枝、李子、杏子等，均屬熱性食物，食用後會加重血分之熱，有礙於疾病的康復。

8. 豬腸：溼熱下注便血者不宜食用。豬腸甘寒潤燥補腸，血熱腸燥所致便血食用適宜，溼熱下注則容易資助溼熱。

## 冬季頻尿食療方

中醫認為多尿常與腎虛陽衰有關，治療方法應以補腎固陽為主。現介紹幾種食療簡方。

1. 肉蝦米湯：羊肉 150 克、蝦米 30 克、大蒜 40 克。將羊肉洗淨切成薄片備用。先用適量水煮蝦米，加大蒜、蔥及適量細鹽，待蝦米熟後放入羊肉片，羊肉熟後，即可喝湯食肉和蝦米。

2. 棗薑湯：紅棗 30 個，洗淨；乾薑 3 片，加適量水放入鍋內，用文火把紅棗煮爛，加入紅糖 15 克一次服完，連服 10 次（每日或隔日服 1 次）。

3. 肉魚鰾湯：龜肉 150 克、魚鰾 30 克，加適量水，龜肉切片與魚鰾共煮，少加鹽以調味，然後喝湯食肉，食魚鰾。

## 細節提示

### 頻尿禁忌食品

1. 忌食發物：發物有使炎症發熱病情加重的作用，並使頻尿加重，故不宜食之，如雞肉、羊肉、蛋、鯽魚、海鰻、韭菜、南瓜、香菜等。

2. 忌助長溼熱之品：本病為溼熱太盛之病，凡助長溼熱之晶都能使病情加劇，如酒類（包括白酒、黃酒、葡萄酒、酒釀等）、糖類（水果糖、奶糖、霜淇淋、果汁等）和含大量脂肪的食品如肥肉、炸豬排、炸牛排及各種油炸食物，都能助長溼熱而阻滯氣化，導致諸症發展，而使頻尿加重。

3. 忌辛辣刺激之物：泌尿系感染對辛辣刺激之品的反應是尿路刺激症狀加重，排尿困難，有的甚至引起尿道口紅腫，這與辛辣之品性熱屬陽有關，辛辣之品進入人體後會使炎症部位充血腫痛，使臨床症狀加重。此外，海鰻、海魚等各種無鱗魚也屬腥發之物，可使炎症加劇，故也必須禁食。

4. 粟米：腎陽虛小便頻數者不宜食用。本品寒涼傷陽，《本草綱目》說：「滲利小便。可使陽虛加甚，小便頻數更為增加。」

5. 忌脹氣之物：泌尿系感染常出現少腹脹痛之感，而腹部脹滿往往又加重這個症狀，使排尿更加困難，故脹氣之物不可多食，如牛奶、馬鈴薯、黃豆及豆製品、地瓜、蠶豆、五香豆等。

# 食療口腔潰瘍

口腔潰瘍尤其是阿弗它潰瘍的發生與身體的免疫功能、內分泌失調或某些微量元素、維生素代謝失常有關。下面為大家介紹幾種食物療方。

1. 椹山藥綠豆粥

   組成：桑椹 20 克，山藥 50 克，綠豆 30 克，沙參 15 克，粳米 50 克，白糖適量。
   製法：將沙參用紗布包好，與山藥、桑椹、綠豆、粳米共置鍋內，加水煮粥，熟後撿出沙參藥袋，調入白糖即成。
   功效：養陰潤燥，清熱除煩，適用於口腔潰瘍及口腔炎。

2. 子蘿蔔湯

組成：蓮子 30 克，白蘿蔔 250 克，白糖適量。

製法：蓮子去核洗淨，白蘿蔔洗淨切片。先將蓮子大火燒沸，改用文火煮 10 分鐘，再加入蘿蔔片，文火煮沸 3 ～ 5 分鐘，調入白糖即成。適食 5 ～ 7 天。

功效：蓮子補脾止瀉，養心安神，益腎固精。蘿蔔寬中下氣，化痰止渴，利尿，潤肺等功效，合用適於上焦火所致的口腔潰瘍。

3. 瓜豆腐枇杷葉湯

組成：冬瓜、豆腐各 100 克，枇杷葉用紗布包好，共置鍋內，加水煮沸 5 ～ 7 分鐘，撿出枇杷葉袋，調入鹽、味精即可。

功效：清熱解毒，潤燥消腫，適用於虛火型口腔潰瘍。

## 細節提示

### 口腔潰瘍的飲食禁忌

　　口腔潰瘍是口腔黏膜疾病中常見的潰瘍性損害，好發於唇、頰、舌緣等部位，有週期復發的特點。本病可見於任何年齡，以女性為多，一年四季均能發生。潰瘍有自限性，一般 7 ～ 10 日可自行痊癒。患者應在飲食方面注意以下幾點：

1. 多食含鋅食物，以促進傷口癒合，比如牡蠣、動物肝臟、瘦肉、蛋類、花生、核桃等。

2. 多吃富含維生素 B1、維生素 B5、維生素 C 的食物，有利於潰瘍癒合。故應多吃新鮮蔬菜和水果，如番茄、茄子、胡蘿蔔、白蘿蔔、白菜、菠菜等。

3. 忌食辛辣、香燥、溫熱、上火食物，如蔥、薑、韭、蒜、辣椒、胡椒、牛羊。

4. 忌用菸、酒、咖啡及刺激性飲料。

5. 飲食要稀軟、易消化，重者可給予半流質飲食。

6. 避免過多食用酸、鹹、辣或烤炸的食物。

7. 多吃新鮮清淡菜餚，忌食膏粱厚味之物。

# 耳鳴中醫食療方

耳鳴，不獨為耳病所有，更多見於全身性疾病，如高血壓、高血脂、高血液濃稠度，也可見於低血壓、貧血、椎動脈缺血、神經衰弱、心臟疾患等。所以，首先要確定病因，在定位的基礎上再分型治療。

中醫將內傷性耳鳴（非外感所致）分為肝陽上亢、脾虛溼盛、氣血雙虧、腎虛等類型。除用相應中西藥物外，堅持食療也是簡便有效的方法。

1.  虛溼盛型：表現為頭暈耳鳴、心悸失眠、便排出不暢、口渴不欲飲等，用「香菇木耳淡菜湯」。將香菇 15 克，淡菜 30 克（貽貝）放入鍋內，加清水適量，武火煮沸後，文火煮半小時，再放入木耳 10 克煮沸 10 分鐘，加調味品後使用有健脾利溼、消脂降壓的作用。

2.  陽上亢型：表現為頭暈頭脹、易怒急躁、失眠心煩、口苦咽乾、便秘，用「芹菜紅棗湯」。芹菜 200 ～ 400 克，紅棗 50 ～ 100 克。將芹菜洗淨、切碎，和紅棗放入砂鍋內，加水四碗，煮至兩碗，分 3 次飲，連服 5 ～ 7 日。有清火熄風的功效。

3.  腎虛型：表現為腎虛精少、腰痠腿軟、陽痿遺精、眩暈耳鳴、小便頻數等，用「木耳湯」。水發白木耳 30 克放砂鍋內加水適量，待木耳熟透後，加入鹿角膠 7.5 克、冰糖 15 克，使之熔化、和勻，熬透即成。分次或一次服用均可，每日一料。有補腎填精的功效。

4.  氣血雙虧型：表現為年老體弱或中年氣血虧損，見頭暈、乏力、手腳冷、多夢、耳鳴者，用「糯米酒煮雞湯」。將薑 30 克剁碎，雞肉 600 克，少許油，爆透雞及薑，下糯米酒（250 毫升）約 3 分鐘，加入片糖一湯匙及水約 500 毫升，煮至雞熟，再煮片刻即成。有益氣養血補脾胃的作用。

除上述四型外，再介紹一種既治耳鳴又治療高血壓見頭暈、煩躁者的食療方——「天麻葡萄冰糖粥」。天麻 5 克，洗淨放入鍋內，加水 1,000 毫升，用武火煮沸 20 分鐘後，將葡萄 60 克、粳米 100 克分別洗淨放入鍋內，煮沸 10 分鐘，後改用文火煨至粥成，加冰糖 10 克調勻即成。早晚各吃 1 小碗，最後吃天麻。

## 細節提示

### 耳鳴患者飲食禁忌

1. 戒菸：菸中有害物質可損傷循環系統，加重耳內神經、血管缺氧、加劇耳鳴。

2. 禁食辛辣、香燥之物：避免耗散精血，損傷肝腎；有避免助熱化火，加劇陽亢之耳鳴，如：韭菜、蔥、蒜、花椒、咖哩等；

3. 禁食鹹寒、甜膩之物：避免釀溼化痰，上擾清竅，加重耳鳴，如：海鮮、肥肉、甜點等。

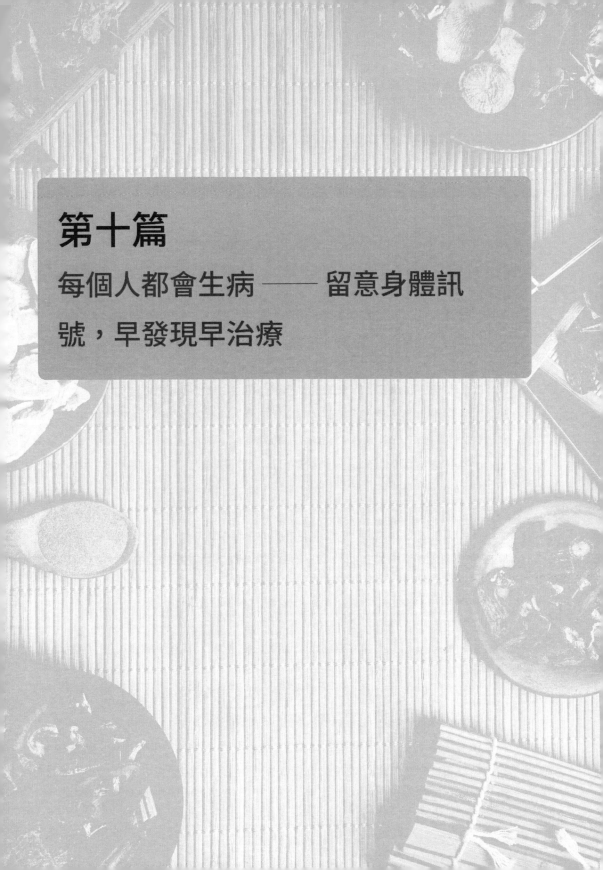

# 第十篇

每個人都會生病 —— 留意身體訊號，早發現早治療

# 有下列症狀應做體檢

老年人凡是出現以下徵象時，不能掉以輕心，應立即去醫院進行檢查：

1. 氣急，不能平臥，咳喘，嘴唇、手指、足趾末端發紫，有可能是急性心力衰竭或自發性氣胸。

2. 雙下肢浮腫，伴有活動後呼吸、脈搏增快，上腹飽脹等症狀時，可能是慢性心力衰竭。

3. 呼吸、咳嗽、大聲說話時胸痛，有時伴有發燒，可能是早期的急性胸膜炎。

4. 咳喘，有時伴有發燒，可能是呼吸道感染所致，容易威脅到心臟。

5. 咳嗽，咳血，可能是由於患支氣管炎，劇咳引起氣管黏膜的小血管破裂，也可能是由於肺結核或支氣管擴張症所引起的。主要是警惕肺部腫瘤。

6. 脈搏間歇，心悸，脈搏在 100 次 / 分以上或 50 次 / 分以下，可能是心律不整。

7. 身體的任何部位持續或反覆疼痛，不宜輕易用藥，要查明原因。

8. 突然發燒，主要反映體內有急性感染疾病；長期低燒則可能有慢性感染灶，應找到病源所在。

9. 疲勞。在一段時間內有持續的無明顯原因的疲勞，常常是因為體內一些消耗性疾病所致。

10. 體重突然明顯增加時應考慮是否有全身或局部水腫。體重明顯下降時，則應注意是否患有消耗性疾病，如甲狀腺功能亢進、結核等。

11. 皮下常常出血或片狀瘀斑，鼻子或牙齦容易出血，皮膚破損時血流不易止住，應考慮是否有血液方面的疾病。

12. 嘔血與黑糞，是上消化道出血症狀。如果出血量大，在胃內滯留的時間短，嘔出的是鮮血，反之嘔吐物呈咖啡色或黑色。

13. 眼皮浮腫，可能是心力衰竭、腎炎、肝硬化的症狀，也可能是過敏或眼疾。

14. 血尿。出現無痛性血尿時，有患泌尿系統腫瘤的可能。腎結核也可引起血尿，有的伴有腰背部疼痛，有的則無疼痛。急性膀胱炎或前列腺病變也會引起血尿。

15. 頻尿、尿急、尿痛，可能是膀胱炎或尿道炎的症狀。男性排尿不暢及夜尿增多常是前列腺肥大所致。

16. 頭暈，走路不穩，可能是內耳病變。

17. 視力障礙，除了青光眼外，還可能是白內障、視網膜病變、動脈硬化引起的視神經缺血性病變等。

18. 眼珠發黃，可能是黃疸的表現，患有肝炎、膽石症時都可能發生。

## 細節提示

### 體檢需要注意什麼

　　體檢過程中，為了保證體檢順利進行，還要求被檢查者積極配合醫務工作者的工作，必要時還要做一些知識和心理上的準備，並注意一些特殊的要求，具體說來主要有：

1. 精神放鬆，保持平常、平和的心態，勿過於緊張，才能使檢查結果客觀、真實。

2. 如實反映病情或病史，不要隱瞞。要相信醫生，積極主動的為醫生提供真實的病歷，講述自己真實的身體狀況和感覺，這樣醫生才能做出正確的診斷，不致發生誤診或漏診，才能最大限度的幫助病人。

3. 靜脈抽血要放鬆，以免發生暈血或造成抽血困難。抽完後要按壓三到五分鐘，以便止血。

4. 採取尿液樣本時最好是在膀胱內留存 4 個小時以上的尿液，留尿前不要大量喝水，以免稀釋尿液。糞便標本應在 30 分鐘內送檢，不可混入尿液，標本盒應清潔乾燥。如大便有黏液或血液，要選取黏液及血液部分，以便提供準確、完整的資訊給醫生。

5. 測量血壓時先休息片刻，使身體安靜下來。情緒緊張和激動之後、劇烈運動後、勞動後不要馬上測血壓。測量時肌肉放鬆，手臂平放，手心向上，上臂和心臟在同一水平位置上。不要緊張，不要屏住呼吸。另外，寒冷環境血壓會升高，溫熱環境血壓會偏低。

6. 糖尿病人在體檢時最好有人陪伴，並盡量保持安靜、減少活動，盡早抽取血液樣本，進行空腹檢查時應攜帶易消化食品如巧克力、牛奶、餅乾等，一旦出現心悸、氣短、出冷汗等症狀，要立即進食所攜帶食品，以保證安全。進食後，在抽取樣本時要向抽血員說明情況，做好標記，以利於正確分析結果。

7. 超音波檢查時，對於易受消化道氣體干擾的深部器官的探測，需要空腹檢查或做更嚴格的腸道準備。如腹腔的肝、膽、胰的探測前 3 天最好禁食牛奶、豆製品、糖類等易發酵產氣的食物，檢查前 1 天晚吃清淡飲食，檢查前 8 小時內需空腹禁食、禁水。如同時做胃腸、膽道照 X 光時，超音波檢查應在照 X 光前進行。

8. 在體檢過程中要防止發生意外，如感到不適或疼痛，要及時向操作人員講明，以免發生事故。如果有暈血病史，要告知抽血人員，盡量採用臥位抽血，以免發生頭暈。

# 男性更年期如何自測

男性進入中年後，隨著睪丸功能的逐漸減退，會出現內分泌功能紊亂，出現類似婦女「更年期症候群」的一系列表現，稱為男性更年期。

一般來說，男性更年期要比女性更年期晚 3 ～ 5 年。

下面 12 個問題可以用來作為自我測定：

1. 使用原來近視眼鏡無法閱讀書報，摘下眼鏡放近看反而清楚，說明已有「老化」。

2. 眼睛容易疲勞，看書久後感到頭痛、頭昏。

3. 睡眠比以前減少，早睡早醒。

4. 飲酒者酒量大不如前。

5. 聽力明顯減弱。

6. 牙齒鬆動，咬不動較硬的食品。有假牙者要經常換假牙。

7. 對食物口味改變，愛吃甜、酸、辣、鹹等重口味飲食，說明味覺有減退。

8. 嗜吃零食，特別是蜜餞類，這與口味減退有關。

9. 性慾減退。

10. 記憶力減退。

11. 開始懷念童年往事。

12. 學習與工作精力不如以前，甚至有力不從心的感覺。

如果以上 12 點中有 4 點以上為肯定的話，那表明自己可能已進入了更年期。

## 細節提示

### 男性更年期症候群的調護

男性更年期症候群是指男子在一定年齡內，驟然發生的各種反常心理狀態，並由此產生的各種各樣、輕重不同的臨床表現。本病多發於 50 ～ 60 歲的男性，程度的輕重也很不相同，輕者可沒有感覺，重者反應較明顯。

本病主要以功能衰退為特徵，一般來說，病人症狀雖很明顯，但臨床體檢及輔助檢查均無異常表現，因此，家庭調護時，醫師提出了以下幾點建議：

1.  正視疾病，要有信心：男性更年期症候群是男性生命過程中正常的生理反應，有一定的必然性和階段性，其反應程度因人而異，只要重視疾病，積極治療，建立良好的心態，是完全可以安全度過更年期的。

2.  適當調護，十分重要：本病光靠藥療難以取得持久療效，因此，應適當調節生活習慣，加強身體鍛練，參加體能活動，提高身體素養，調理飲食，戒除菸酒，遵守作息時間，節制房事，保持心情愉快，避免勞累，減少煩惱。也可透過寄情山水等，修身養性，愉悅身心。

3.  藥物治療，必不可少：本病以功能衰退為主要表現，因此，適當的藥物治療是必不可少的。

4.  中藥治療，療效獨到：中醫認為，本病多為腎陰陽失調，臟腑功能紊亂所致，當以平補陰陽，調理臟腑為主。一些補腎的中藥及藥膳食療方如枸杞、肉蓯蓉、何首烏、淫羊藿、冬蟲草、靈芝、山藥、核桃、何首烏、小米、豬腎粥，蟲草燉雞，鹿茸蟲土雞，鎖陽子雞，燉雞，龍蝦子雞，烏雞等，也可根據病情常用。

# 如何自我診斷食物過敏

自閉症、退化性關節炎、紅斑性狼瘡、中耳炎、腸胃炎、氣喘等慢性病都可能是食物過敏所引起，究竟該如何判斷自己身體的症狀是否因食物而引起呢？如果你具有下列症狀，就要懷疑是食物過敏惹的禍，最好抽血做食物過敏檢測。

1. 個人史：曾經因為吃某種食物而全身起疹子、發癢、嘔吐、頭痛、氣喘等。

2. 家族史：家族中有人是過敏體質者，如過敏性鼻炎、類風溼性關節炎等，你必然是食物過敏的高危險險群。

3. 皮膚經常莫名起疹子：應該是食物過敏反應，最好抽血檢驗。

4. 經常性的眼睛浮腫：有人常誤以為是睡前喝太多水所致，但也可能是因為食物過敏所造成的反應。

5. 眼睛癢、流眼淚：經常被誤以為是眼睛感染。

6. 鼻塞：有些鼻塞是因吸入環境中的過敏原所致，許多耳鼻喉科醫師通常會給予抗組織胺（Antihistamine）或類固醇（steroid）做抑制性的治療，這些藥物反而造成腸道黏膜的破壞，事實上，有些鼻子的過敏是食物引起，因此，長期鼻塞應釐清真正的過敏原為何，才能對症下藥。

7. 咳嗽：俗話說：「醫師怕治咳嗽。」經常性的咳嗽可能是食物過敏引發氣喘。

8. 頭痛：許多時候頭疼欲裂，但是，照了腦波或核磁共振（MRI）卻無器質性的問題，這時可做食物過敏檢測，或許正是口腹之欲所致。

9. 症狀反覆發生不易治癒：當身體病痛反覆出現卻找不到原因時，不妨朝食物過敏方向來做檢查。

## 細節提示

### 食物過敏者，會吃才安全

在日常生活中，患有過敏性皮膚的人有的對食物過敏，那麼怎麼吃，就成了一個很大的問題？

1. 主食可選擇大麥、小麥、燕麥、蕎麥、粟米、薏仁等食物，此類食物能健脾胃、清熱、除溼和提高身體免疫力，促進溼過敏的康復。

2. 葷菜類如瘦肉、鵪鶉、龜肉等食物含有大量的優質蛋白質以及鐵、銅、鈣等元素，既能補充營養，又能改善狀況。

3. 蔬菜類可選食冬瓜、小黃瓜、白菜、油菜、番茄、茄子、絲瓜、香菇、金針菜、薺菜、藕、蘆筍、紫菜、海帶等含維生素 C 豐富、可改善微循環、調節皮膚功能且有清熱利溼解毒功能的食物。

4. 水果類如西瓜、荸薺、柿子、櫻桃、葡萄、羅漢果等含維生素 B1、維生素 B2、維生素 C、菸鹼酸及胡蘿蔔素較豐富，有清熱除溼、解毒之功。

5. 忌食下列食物：

   A. 易致敏加重溼疹的食物，例如魚、蝦、蟹、牛肉、羊肉、雞肉、花粉等：

   B. 能引起搔癢或耗陰助陽的食物，如濃茶、咖啡、菸、蔥、蒜、生薑、花椒等；

   C. 可致動血、動氣、發溼的食物，例如芋頭、牛肉、蔥、韭菜、慈姑、胡椒、羊肉、芡實、竹筍等。

6. 由於過敏反覆發作，經年不癒，常給患者帶來很大的痛苦；而且，精神緊張、過敏、失眠、情緒緊張等均可誘發溼疹或使原來的溼疹加重，因此，應避免精神緊張和過度勞累，適當參加一些體育運動，保持樂觀情緒。

7. 注意避免各種誘發過敏的因素，例如花粉、油漆、染料、汽油、塑膠、洗潔精、鹼粉等。內衣宜採用棉製品，不穿尼龍化學纖維的內衣褲。搔癢時，不要採用暴力搔抓、熱水燙洗等不良行為。

# 如何預防中暑

中暑是夏令季節常見內科急病。尤以年老體弱及多病老人更易發生。

中暑按病情輕重可分為先兆中暑、輕症中暑與重症中暑三種情況。先兆中暑一般表現為：疲乏、頭昏、眼花、耳鳴、口渴、噁心、注意力不集中、動作不協調等症狀。此時如能讓病人立即離開悶熱環境，到陰涼通風處，並鬆開衣服，讓其喝點含鹽飲料或冷開水，一般即可很快復原，如果病人不便轉動，應立即打開窗戶通風，或用電扇吹風，並給予清涼飲料或綠油精等解暑藥物，也可終止中暑的發展。

輕症中暑除有上述表現外，還可出現以下症狀：臉色潮紅、皮膚灼熱、心悸胸悶、體溫升高（37.5°C 以上）、大量出汗、脈搏加快等。此外，除需將病人立即搬離悶熱環境外，還要脫去衣服，讓其平臥，用冷水毛巾溼敷頭部或包裹四肢和軀幹，一邊用電扇吹風，讓病人體溫盡快下降。對臉色蒼白、伴有嘔吐和大量出汗者，應及時餵以含鹽飲料（鹽汽水或鹽冷開水均可）。重症中暑除有上述現象外，

還伴有昏迷、抽筋、高燒、休克等症狀。這時就需要緊急搶救了。

為預防老人中暑，應注意下列幾點：

1. 盛夏炎熱季節，家中老人最好有人陪伴，事先做好各項防暑降溫工作。家中要備足清涼飲料。

2. 注意膳食調理。夏季老人飲食應盡量清淡一些，多吃些番茄、青菜、萵苣等富含維生素的蔬菜，以及富含優質蛋白質的瘦肉、魚類、豆製品等。

3. 保證充分的休息和睡眠。每天中午最好有 1 ～ 2 小時的午睡，家人要為老年人創造一個安靜良好的休息和睡眠環境。

4. 盛夏前應請醫生檢查一次身體，及時治療原發性和併發性疾症。平時要注意加強運動鍛鍊，增強體質，以減少中暑的可能性。

## 細節提示

### 體弱者要少出門

老年人體質脆弱，體內各系統的效用起源闌珊，是中暑的高發族群。因此老年人應減少室外運動步履，更要防止永遠在高溫環境或太陽下運動步履和行走；感覺到熱時必定要借助天然風和地上灑水或電扇、空調來降溫；以平淡質軟、易於消化的飲食為主，多吃蔬果；晝寢期間不宜過長。

盛夏時節孕產婦應盡量減少出門運動步履，閒步或上街購物時要避開高溫時段，不克不及乘坐擁擠的公共汽車；短期間的出門也必定要戴上帽子和太雨傘；臨睡前淋浴一次，或用溫水擦身；室內環境乾燥時，該在家裡放一盆清水增加溼度。

小孩和嬰幼兒發育中，體溫調理和散熱還沒那麼好，醫師提醒家長要減少孩子的戶外運動步履以防日晒；要給孩子適當補充水分；冷飲不要常吃，否則會導致腸胃及支氣管疾病；食用一些平淡的食品，常吃蔬果。

## 如何預防感冒

預防感冒一定要做好以下六點：

1. 平時注意多鍛鍊，增強自身抵抗力。老幼體弱者、大量吸菸者、糖尿病人或有

慢性胸部疾病的人要在冬春注意預防。容易罹患流行性感冒併發症的人，每年最好注射流行性感冒的疫苗。

2. 飲食應清淡。胃口差的可以少食多餐，忌食生冷、寒涼性食品。多吃清淡富含維生素的食物，並經常用溫鹽水漱口。多飲熱開水、熱薑糖水或熱橘汁。

3. 患感冒的人應盡可能留在家中，與外界隔離。這樣才有機會休息、康復。在流感流行時，少出入公共場合。

4. 及時制止病情發展。如果有咳濃痰、喉嚨痛、扁桃腺化膿腫大或劇烈咳嗽症狀，應用抗生素防止感冒發展成支氣管炎、肺炎和扁桃腺炎等。如感冒超過 10 天還沒有好或症狀嚴重，應該去看醫生。

5. 注意室內衛生，注意通風。流感流行期間，用文火慢熬食醋，熏蒸 2 小時，隔日一次，進行空氣消毒。避免出現驟冷驟熱的變化。

6. 感冒期間要常換牙刷以免反覆傳染。

## 細節提示

### 感冒期間的五大飲食禁忌

感冒是一種常見疾病，特別在這樣的季節，當你感冒時，你就須要警惕你的飲食，這樣才能助較舒適的度過感冒期間。

1. 飲食太油膩：飲食宜清淡少油膩，既滿足營養的需要，又能增進食慾。可供給白米粥、小米粥、小豆粥、配合甜醬菜、大頭菜、榨菜或豆腐乳等小菜，以清淡、爽口為宜。

2. 飲食量大：飲食宜少量多餐。如退燒食慾較好後，可改為半流質飲食，如麵片湯、清雞湯龍鬚麵、小餛飩、菜泥粥、肉鬆粥、肝泥粥、蛋花粥。

3. 飲食難消化：選擇容易消化的流質飲食如菜湯、稀粥、蛋湯、蛋羹、牛奶等。

4. 維生素缺失：多食含維生素 C、E 及紅色的食物，如番茄、蘋果、葡萄、棗、草莓、甜菜、橘子、西瓜及牛奶、雞蛋等。預防感冒的發生。

5. 水分供給不足：保證水分的供給，可多喝酸性果汁如山楂汁、奇異果汁、紅棗汁、柳橙汁、西瓜汁等以促進胃酸分泌，增進食慾。

# 如何預防高血壓

在心腦血管方面的疾病中，由高血壓引發併發症的比例非常高。在國外，高血壓被稱為「No.1 Killer」，即「第一殺手」，每年投入大量的人力物力進行研究，又有大量的新理論、新藥物問世，取得了許多卓越的進步。但遺憾的是，每年又有大量的健康人加入高血壓的隊伍。

因此，高血壓更要預防。建立一種適合自己身體的生活制度。預防高血壓要注意以下幾點：

1. 徹底戒掉抽菸的習慣。因為抽菸會產生高血壓的併發症。

2. 肥胖的人應實施有效減肥。

3. 減少食鹽的攝取量，不要吃蒜味臘腸及醃漬等含鹽量高的食物，也不要吃加鹽製作的洋芋片及乾果等食物。市面上出售的加工食品及蒸餾食品應避免食用。

4. 飲酒要限量。喝少量酒有助於降低血壓是毫無根據的。相反，如果長期大量飲酒，會引起動脈硬化和加重高血壓。

5. 輕度高血壓可用靜坐、瑜伽治療而不用服藥。

6. 使用利尿劑降低血壓，應補充鉀。

7. 患高血壓的人如果是孕婦，應在醫生的指導下進行治療，以免降低供應胎兒營養的胎盤的功能。

8. 假如你家中有人患高血壓或你身體超重或已年過 40 歲，你應該隨時注意自己血壓的變化。正常血壓為 120/80 毫米汞柱，如果你年齡超過 65 歲，血壓讀數為 149/90 毫米汞柱，也算正常。若血壓讀數超過 150/100 毫米汞柱，你血壓可能有問題。

9. 膽固醇含量高的食物應少吃，避免攝取含糖高的食物。

10. 含鉀高的飲食可預防中風。高血壓的特徵是動脈管壁增厚，當供給足量的鉀後，就可降低高血壓病人中風的發生率。食物補鉀主要有瘦肉、魚及其他海鮮；蔬菜有小白菜、油菜、小黃瓜、南瓜、番茄、馬鈴薯、山芋、蔥、蒜等；水果類主要有橘子、香蕉、葡萄乾等。多食瘦肉和魚等高蛋白食品對高血壓病人不會有害，高血壓病人也應保證適量蛋白質的供應。

## 細節提示

### 高血壓患者的用藥

　　患有下述疾病的高血壓老人，不宜服以下抗高血壓藥：胃、十二指腸潰瘍，不可選用利血平（Reserpine）和降壓靈（Verticil），因其能促進胃酸分泌，使潰瘍病加重。

　　精神憂鬱病者，不宜選用利血平、降壓靈和甲基多巴（Methyldopa）。這些藥有抑制中樞神經，加重憂鬱症的作用，合用時尤為嚴重，故禁用。

　　慢性腹瀉者，不可用利血平、降壓靈及胍乙啶（Guanethidine），這些藥促進胃腸蠕動，消化道腺體分泌增多，使腹瀉加重。

　　有糖尿病者，不可選用雙氫克尿塞（hydrochlorothiazide）、二氮嗪（Diazoxide），這些藥會使血糖升高。

　　有心力衰竭或支氣管氣喘者，不宜選用心得安，此藥有抑制心肌，收縮支氣管的作用，可使心衰及氣喘加重。尤其值得注意的是，因心衰而應用洋地黃類藥物時，如同時應用利血平，可引起心跳突然停止或心律失常。

　　伴有嚴重動脈硬化及心、腎、腦循環障礙者，不可應用胍乙啶，否則可引起血壓突降，心、腎、腦缺血，造成嚴重後果。

# 高脂血症的防治

　　由於血液必須與蛋白質結合成為水溶性複合物才能在全身運轉，因此高脂血症表現為高脂蛋白血症。具體來說，高脂血症就是指血液脂質中的三酸甘油酯（Triglycerides）、磷脂（phospholipid）、游離脂肪酸（free fatty acid）、膽固醇等成分的含量高於正常高限。老年人常因患有高脂血症而引發冠心病、腦中風、糖尿病、肥胖等。此病可導致動脈硬化，是心腦血管等許多嚴重疾病的誘因之一。因此，預防和治療高脂血症是老年人保持身體健康的關鍵之一。

1. 致病原因

　　A. 遺傳因素。高脂血症屬家族病之一。許多患病者都遺傳自父母。

　　B. 生理因素。高膽固醇、肝硬化、糖尿病、腎病等疾病可導致高脂血症的產生發展。

255

C. 先天因素。先天性血液脂質匱乏和脂蛋白代謝缺陷可引發原發性高脂血症。

D. 其他因素。營養不均衡，大量攝取脂肪和熱量，酗酒，被藥物中的雄激素刺激，都有可能導致患有高脂血症。

2. 症狀表現

A. 黃瘤生成。患者臉部、關節、髖部、臀部等部位會出現黃色或橘黃色的扁平狀瘤。這種黃色瘤或略凸於皮膚或呈大小不一的圓形結節。會對皮膚造成損害，是一種脂質沉積性病症。

B. 視力模糊，眼底出血。大粒脂質物質沉積在眼底小動脈上，就容易出現兩眼乾澀、視力下降、眼底充血等現象。

C. 動脈粥狀硬化。當脂質物質過多沉積在動脈內膜上時就會引發動脈粥狀硬化。阻礙血液正常流通，從而引發冠心病、腦栓塞、心肌梗塞等周圍血管性疾病。

D. 身體表現異常。患者的身體會出現多種不適感，主要表現為頭暈、耳鳴、健忘、失眠、體重增加等。

3. 治療方法

A. 對症治療。除了治療高脂血症，還要積極治療其他有關疾病，如甲狀腺功能低下、糖尿病等。

B. 合理膳食。補充維生素 E，保證營養均衡，注重多種食物搭配。多吃纖維含量豐富的蔬菜和有降壓作用的豆製品。盡量避免攝取過多熱量、脂肪和糖分。另外要注意含果糖多的水果也不宜多吃。

C. 對症下藥。在醫生的指導下可使用具有降脂作用的藥物，服藥時要注意避免出現副作用。

D. 其他療法。可抽出適量的患者血液，輸入等量的血液以降低血液黏度。此為血液稀釋療法。同時患者要多進行健身鍛鍊，透過運動增強心肺功能，並配合少進食使體重下降，使血液黏度降低。

## 細節提示

### 腦血栓，犯一次重一次

　　腦血栓病人貴在堅持治療，尤其病人出院後，更應積極防治，以防復發。醫師提出從以下幾方面著手預防。

1.  飲食治療：腦血栓病人多數血脂較高，血液過於黏稠，從而引起血液淤滯。藥物降脂容易出現「反跳現象」（註解：意思是突然停藥或減量過快時，原病復發或惡化。），所以主張飲食降脂。患者平時飲食應清淡，多吃新鮮蔬菜和水果，可吃魚和瘦肉。同時應注意補充水分，尤其堅持晨起補水，對防止血液淤滯尤為重要。

2.  運動治療：腦血栓病人堅持適度的體能鍛鍊，不但可降低血脂、減肥，加速血液循環，防止血液淤滯，而且對於恢復肢體功能尤為重要，特別是肢體活動不靈者，應在家人陪伴下經常參加戶外鍛鍊。

3.  心理治療：腦血栓病人往往由於腦供血不足，腦功能失調而好發脾氣，為此，應自我調節心理平衡，穩定情緒，做到心胸豁達，精神舒暢。

4.  藥物治療：藥物治療包括以下幾個方面：軟化血管藥物，如蘆丁（Rutin）、維生素 E、菸鹼酸片；降脂藥，如安妥明（atromide）、菸鹼酸肌醇酯片、降脂沖劑和降脂中藥等；活血化淤藥物，如複方丹參片、脈絡寧、維腦路通、潘生丁（Dipyridamole）、阿司匹林等。但須在醫生的指導下服用。

## 怎樣預防中老年猝死

　　猝死是臨床上最為緊急的狀態。由於發病急驟，往往出人意料，如得不到有效的處理，必然會導致死亡。表現為突然發生呼吸、心跳停止，意識喪失，處於瀕死狀態，並常於 1 小時內死亡。老年猝死屢見不鮮，根據調查資料表明，老年猝死在族群中的發生率為每 10 萬人中 29.5 人。所以，老年人應高度重視及預防猝死的易患因素，預防猝死的發生。

## 老年猝死可以預防

- · 最重要的是學習相關醫學知識，有冠心病者要嚴加防範。
- · 避免過度勞累、激動、暴飲暴食、過度受寒等猝死誘發因素。
- · 注意消除恐懼心理，嚴重的精神恐懼可成為猝死的重要原因。

　　對於易猝死的高危險病人，如曾有原發室顫而當時不伴有心梗者；有陣發性室性心動過速心絞痛時發或頻發，使病人喪失勞動能力者；急性心肌梗塞後 6 個月內發生 Lown IV 級以上者或不穩定性心絞痛者，均應進行適當的藥物預防。藥物宜選用副作用小的血小板拮抗劑，一般服心得安 30mg/ 天～ 60mg/ 天，阿司匹林 40mg/ 天～ 80mg/ 天。另外，也可適當選用抗心律失常藥。

# 細節提示

## 猝死的種類

1. 心臟性猝死：這種猝死主要與嚴重心律失常有關。其中冠心病最為多見，是最常見的一種類型，多發生於起病後一小時以內，有的甚至僅數分鐘。不少所謂「健康者」猝死，但事前無心絞痛及其他心臟症狀，冠心病隱匿存在，即是這種情況。另外高血壓累及心臟，易引起左心室肥厚者，也易發生猝死。

2. 中風性猝死：多見於出血量多、出血速度快、累及重要生命中樞部位的出血性中風。也可見於範圍大、累及重要部位的缺血性中風。另外，有冠心病心房顫動，伴有左心房血栓形成者，如果血栓脫落進人腦循環，會造成多發性腦梗塞，易發生猝死。原有中風病史、腦軟化者，再度中風也易發生猝死。一般情況下，中風引起的猝死從發病到死亡時間可達數小時至一天。

3. 肺源性猝死：慢性支氣管炎、肺氣腫、支氣管氣喘病人，因為夜間嚴重低氧血症、呼吸性酸中毒而猝死。常發生於病情相對穩定時，特別是長期使用激素者，突然停用激素時更易發生猝死。慢性支氣管炎、肺氣腫患者，如過量使用止喘氣霧劑，可出現窒息缺氧，導致猝死。長期臥床不起的老人，因體弱無法用力咳嗽排痰，可致痰阻塞氣道，在繼發肺部感染時更為加重，從而導致肺源性猝死。

4. 噎食性猝死：老年人咀嚼功能差，吞嚥反射不敏感，在進食時常會發生「噎食」。大塊食物團塊可阻塞大氣管，引起窒息死亡。

# 排便帶血可能得了痔瘡

痔瘡這個題目並不令人愉快，但是，它卻透過商業廣告，頻繁出現在夜間新聞節目上。

痔瘡在 40 歲及以上族群中是一種相當常見的疾病。如果你患有痔瘡，你一定會注意到大便本身是成形良好的，而血往往附於便中。

痔瘡是出現在直腸邊緣的曲張的靜脈。如果它們暴露於肛門之外，則是外痔；如果它們仍留於直腸內，則是內痔，很多患痔瘡的人是具二者的混合型。在青年女性，痔瘡最常由妊娠和生產而引起，而在任一年齡層，痔瘡由於食入低纖維食譜或解硬大便引起。很多人由於長時間坐在馬桶上閱讀也會患痔瘡。缺乏鍛鍊，可以降低排便頻率並使大便結燥乾硬，長時間坐著，使直腸靜脈受壓增加，都可以增加患痔瘡的風險。

你應當開始鍛鍊，不要坐超過一個小時，吃含有可消化纖維高的食物如穀類和麩，少吃含難以消化的纖維的食物，如堅果和爆米花。你還可使用一種大便軟化劑如 Colace，一天 2 ～ 3 次，尤其當大便乾硬時，便後使用預先溼潤的折疊好的墊子以幫助局部鎮痛，H 製劑的膏劑或栓劑的 Anusol 也有助於收縮痔。醫生也可能給你含可體松（cortisol）的栓劑，它可幫助消腫。

如果你的痔有復發趨勢，醫生可能會用雷射切除或綁紮。綁紮是將一根橡皮筋套紮於痔之上，切斷其血液供應使其壞死脫落。

## 細節提示

### 預防痔發生的食療方

合理飲食可使人體強健，益壽延年；飲食不當則可導致疾病和早衰，也是引起痔瘡的重要原因之一。臨床上發現大便乾結或便秘者容易誘發痔瘡。飲食恰當，可保持大便通暢，能預防痔瘡的發生，也可減輕痔瘡的症狀。所以，肛腸病患者飲食調理有積極意義。一般說食物主要分為動物和植物兩大類，還有少量礦物質。動物類食物含蛋白質多，植物類食物，尤其是莖葉含纖維量多，對人體健康來說，為保證各種營養素的攝取，飲食應多樣化，切忌單一偏食。動植物類食品的比例一般以 1：1 為適宜。因此，飲食應葷素搭配，為防止大便乾燥和便秘而引起痔。

以下是幾種預防痔發生的食療方：

1.　蜂蜜 65 克，香油 35 克用沸水沖調服用；

2.　香蕉 1 根去皮加冰糖適量，隔水蒸，連吃數日；

3.　新鮮菠菜 100 克、粳米 100 克，先將菠菜在開水中燙半熟，切碎，拌入粳米粥中，拌勻煮沸後吃，每日 2 次；

4.　新鮮番薯 500 克，削皮切開加水煮熟爛，再加少量白糖，臨睡前服。

患痔病人，在飲食上不宜吃辛辣食物，盡量少吃刺激性飲食，如白酒、黃酒、辣椒、胡椒、生薑、大茴香、蒜、蔥等，因辛辣食物對直腸黏膜有直接刺激作用，使之充血明顯，排便時肛門灼痛，雖說吃辛辣食物不一定是引起痔的主要原因，但過量食用，會引起直腸血管、神經功能紊亂，血液循環障礙，易於成痔或使痔症狀加重。另外飲食不宜過多、過飽，以免大便乾燥、排便困難而加重痔瘡的發作。

# 假牙不適及時處理

隨著年齡的增長，老年人口腔的結構和下頜骨發生了變化，如你配戴了部分或全口假牙，你應預先改變假牙。實際上，因為失牙，支撐牙齒的下頜骨會比有牙齒存在時更快的萎縮。

如果你配戴了全口或部分下方假牙，你的下頜骨特別危險，因為假牙放置的假牙床對正常的牙齦及其下面的骨骼造成異常的壓力。這可能引起下頜骨更快退化。當骨骼改變時，你可能發現你不得不換一副更合適的假牙，所幸的是新技術使製造更好的適應壓力改變的假牙成為可能。它們也更好的吸收了咀嚼和咬頜牙齦的壓力。

如果你戴假牙的話，防止你牙齦損害和保留牙齒的最重要的事，是定期進行牙齒檢查使牙醫能發現假牙適合度上最小的變化並做出相應調整。一旦發現你假牙適合度上的任何變化，重要的是立即看牙醫。當年復一年你的骨結構改變後，牙醫將偶爾需要為你做一副新的假牙。

假牙對你牙床的摩擦及刺激偶爾可能造成牙齦軟組織發炎。如發生了這種情況，牙醫會開一種抗黴菌的口腔製劑用於逐漸緩解口腔病況。

## 細節提示

### 保持假牙衛生

有些人戴著假牙睡覺，但這會加重和加速牙齦和骨組織的退化性病變。你的牙齦需要一定時間解脫放置其上的假牙壓力。這就是為什麼每天晚上徹底清洗假牙並放進一個裝有水的玻璃杯中存放以防止變形的重要性。

# 慢性支氣管炎的病症

慢性支氣管炎是氣管、支氣管黏膜及其周圍組織的慢性非特異性炎症，老年人發病較多，故有「老慢氣」之稱。多在冬季發作，春暖後緩解，晚期炎症加重，長年發作，不分季節，並可合併肺氣腫、肺源性心臟病等嚴重併發症。慢性支氣管炎多由急性支氣管炎、流感或肺炎等急性呼吸道感染轉變而來。另外，慢性支氣管炎與大氣汙染、抽菸、感染及過敏有關。

慢性支氣管炎的主要症狀是長期咳嗽、咳痰、氣喘。咳嗽呈長期、反覆發作，並逐漸加重。輕的僅輕微咳嗽，有少量黏痰，多在秋冬氣候驟變或急性上呼吸道感染時發作。反覆感染則咳嗽越來越重，痰液增多。咳痰以早晨和夜間最重，咳痰是主要症狀之一，痰量多少不一，一般為白色泡沫狀或黏液痰，伴有急性感染時變成膿性痰，痰量也增多。咳嗽劇烈時可痰中帶血絲。氣喘也是慢性支氣管炎病人經常出現的症狀，特別是伴有支氣管狹窄和支氣管痙攣時更易出現，常伴有哮鳴。

## 細節提示

### 慢性支氣管炎的食療

慢性支氣管炎為常見多發病，臨床以咳嗽、咳痰或伴有喘息，及反覆發作的慢性過程為特徵，病情進展可併發阻塞性肺氣腫及慢性肺原性心臟病，慢性肺原性心臟病大約有 90%繼發於慢性支氣管炎。隨著年齡的增長，慢性支氣管炎的患病率遞增，50 歲以上的族群中，患病率高達 15%。在急性發作期，其治療以抗感染、去痰鎮咳、解痙平喘等為主，在緩解期，根據具體情況，可以採用食療的方法。有醫生為大家推介了幾種食療：

1. 痰溼蘊肺：病人表現為咳嗽，咳聲混濁，咳痰量多，痰或稀或黏，色白或灰色，尤以臨睡或清晨起床時為甚，胸悶肋脹，胃納不振，神疲乏力，大便時溏。

   A. 白果石葦湯：白果 10 粒（去殼、衣，搗碎），石葦 30 克。兩藥同放入砂鍋中，加水兩碗，煮至一碗，去藥渣，加入白糖適量，待溶化後飲用。

   B. 薏仁茯苓蘇子粥：薏仁 60 克，茯苓 30 克，蘇子 10 克，大米 100 克。先將米淘淨，與薏仁、茯苓、蘇子一起放入鍋中，煮至粥成，隨時服用。具有健脾滲溼、化痰和中的功用，適用於脾虛、痰溼內蘊，痰多質稀，易於咳出，肢體困重者。

2. 痰熱鬱肺：病人表現為咳嗽氣促，吐痰黏稠或稠黃，或有腥臭味，或吐血痰，胸脅脹痛，咳時隱痛，或面赤，或身熱，口乾欲飲等症狀，可採用以下方法。

   A. 枇杷葉粥：枇杷葉 30 克，粳米 100 克。將枇杷葉去毛，切細，加水 500 毫升，煎煮，去渣，取汁 250 毫升。將米淘淨，入汁煮粥，煮至粥熟，加冰糖少許。分兩次溫服。具有清熱化痰、止咳降逆的作用。

   B. 海蜇蘆根湯：海蜇（或海蜇皮）30 克，荸薺 60 克，蘆根 100 克。加水適量一起煮，數沸之後即成，食荸薺飲湯。

   C. 魚腥草豬肺湯：魚腥草 60 克，豬肺約 250 克，食鹽少許。將豬肺切塊，用水擠洗，去泡沫，洗淨後，與魚腥草同放鍋內，加清水適量煲湯，湯成，加入食鹽適量調味。飲湯吃豬肺。

3. 肺陰虧虛：病人表現為久咳，乾咳少痰，或痰中帶血絲，聲音逐漸嘶啞，口乾舌燥、五心煩熱，或有低熱、盜汗等症狀。治療時，也可採以下食療方法。

   A. 太子參天冬瘦肉湯：瘦肉 250 克，太子參 30 克，北沙參 30 克，天冬 15 克。將太子參、北沙參、天冬洗淨，豬瘦肉洗淨、切片。把全部用料一起放入砂鍋中，加清水適量，武火煮沸後，文火熬一段時間，加入鹽、味精等調味即可，隨量飲湯吃肉。

   B. 西洋參百合粥：西洋參 5 克，百合 15 克，大米 100 克，冰糖適量。先煎西洋參、百合，去渣取汁，入大米煮熟後，加冰糖。分兩次服完，3～5 日為一個療程。

C. 阿膠北杏燉雪梨：西洋參 5 克，北杏 10 克，雪梨一個，冰糖 30 克，阿膠 10 克。將前四味放入燉盅內，加水半碗，隔水燉一個小時，後加入阿膠烊化，吃梨喝湯。

4. 腎虛不足：病人表現為咳嗽反覆發作，遷延難癒，痰多色白清稀，腰膝酸軟，夜尿多，畏寒肢冷等症，甚至有遺精、性功能減退、陽痿等。

A. 二仙羊肉湯：仙茅 15 克，淫羊藿 15 克，覆盆子 10 克，金櫻子 15 克，羊肉 250 克。取羊肉洗淨，切丁，將仙茅、淫羊藿、覆盆子、金櫻子用紗布包紮與羊肉入鍋，加水適量，煎煮至羊肉熟爛，撈出藥包，放入食鹽、味精等調味料，出鍋冷卻，吃肉喝湯。

B. 胡桃仁蟲草枸杞子燉肉：胡桃仁 20 克，冬蟲夏草 10 克，枸杞子 30 克，瘦肉 150 克。將瘦肉切塊，開水氽燙一下，放入鍋內，加蟲草、枸杞子、胡桃仁及各種調味料，急火煮沸，慢火燉煮，至肉爛湯濃為止，肉、藥、湯俱服。具有補腎益肺、止咳平喘的作用。對肺腎虛引起的虛喘有一定的作用。

對於咳嗽氣短、痰清稀薄、臉色發白、動則汗出，容易感冒的肺氣虛弱的患者，可以用黃芪 30 克，白朮 15 克，防風 10 克，煎水當茶喝，長久飲用，有一定的效果。

在飲食方面，慢性支氣管炎患者應以清淡為主，每天的食物中，新鮮蔬菜應占 1/3 ～ 1/2 左右，特別是含維生素豐富的番茄，具有化痰止咳的蘿蔔等，更應多吃。此外，患者還應適量補充蛋白質，肉類和魚類可以提供豐富的優質蛋白，適合病人進補需要，但不可過多。患者滋補以平補為宜，要注意多種食物搭配的平衡膳食。

# 腦血栓有哪些症兆

腦血栓是老年人的一種常見疾病。它的發生不僅同高血壓、動脈硬化的進展有關，也與老年人的血液濃稠度增高密切相關。事實上，老年人的血液濃稠度越高，越容易發生腦血栓。

腦血栓是腦動脈自身病變使管腔狹窄、閉塞或在狹窄基礎上形成的血栓引起的局部腦組織急性缺血性壞死，與腦栓塞、腦分水嶺梗塞及腦腔隙性梗塞等合稱為腦

梗塞。臨床上表現為偏癱、失語等局灶性神經功能的缺乏。動脈粥狀硬化是腦血栓形成的最常見病因，並常伴隨著高血壓。腦血栓好發於大腦中動脈、頸內動脈起始部及虹吸部等部位。本病屬中醫「中風」、「偏枯」等病證。

　　腦血栓大都在病人安靜的時候形成，故多發生在睡眠中，甚至短暫的午睡後也可以發病。病人往往是一覺醒來發現一側肢體不能動彈，1～3日後病情達到高峰。開始時僅有手臂力弱，以後逐漸加重，2～3日後手臂完全不能動，意識常是清楚的，由於血栓的部位不同，故症狀也不一樣。有的病人出現「三偏」症狀，即半側身體偏癱及偏身感覺障礙和偏盲；有的病人上下肢無力，甚至完全癱瘓；有的病人出現不同程度的語言障礙，如講不出話或聽不懂別人說的話；有的病人眩暈、噁心、嘔吐；有的病人出現複視，走路不穩，東倒西歪。多次腦血栓形成可使智力明顯減退，不能辨別方向，簡單的加減法也不會計算。

## 細節提示

### 睡前喝杯水，預防腦血栓

　　血液在人體血管內流動，就像是河水，流速越快，沉澱越少；反之，流速越慢，沉澱越多。血液濃稠度增高勢必導致血液流速減慢，血液中的血小板、膽固醇、纖維蛋白等物質便在血管壁上沉澱下來，久而久之，沉澱物越積越多，若再合併有高血壓、動脈硬化等疾病，會導致腦血栓形成。

　　研究證實，人的血液濃稠度在一天之中不停的變化著，並有自己一定的規律：在早晨4點至8點血液濃稠度最高，以後逐漸降低，至凌晨達至最低點，以後再逐漸回升，至早晨光再次達到峰值。這種規律性的波動在老年人表現得更為突出。此外，腦血栓的發病時間多在早晨至上午期間，說明血液濃稠度增高和腦血栓的發生必然有一定關係。

　　另在研究證實，在深夜讓老年人喝200毫升市售礦泉水，則早晨血液濃稠度不僅不上升，反而有所下降。因此醫學界普遍認出，晚上喝水的確可以降低血液濃稠度，維持血流通暢，防止血栓形成。當然，腦血栓發生的原因是多方面的，血液濃稠度增高只是眾多因素之一，但至少可以肯定，養成睡前喝水的習慣對預防腦血栓的發生會達到一定的作用。

　　老年朋友，在目前治療腦血栓尚無特效藥的情況下，為了您的健康，睡前喝一杯水，何樂而不為呢？

# 從舌苔看身體健康狀況

在舌頭的表面經常黏上汙穢的苔（舌苔），就被認為胃有毛病，其實這是錯誤的見解。因為，健康的人也會有張嘴而眠的壞習慣，這也會生舌苔的。

舌頭由於有唾液的淨化作用和嘴巴活動，而保持清潔、紅潤的顏色。如睡覺時張著嘴巴，則無法發揮這種作用，會使口中乾燥而生舌苔。

舌頭的顏色，如抽香菸過多會變褐色。服用內服的抗生物質也會變為黑色。所以舌頭的顏色，非僅限於健康狀態不良的情況而已。

但是，患重病時，舌頭會呈現種種的狀態，其顏色當然也會隨之而變，甚至會發生龜裂和細微的疙瘩症。而且，即使並非重病，由舌頭的顏色也可知悉其日常的健康狀態。

呈現桃色而細嫩溼潤的舌頭，其健康狀態良好。舌頭的表面乾燥，是身體水分缺乏的表現。故因水分不足而發生高熱和嚴重的下痢、嘔吐時，即可發現舌頭乾燥。

舌頭呈現粗糙不滑潤時，是維生素 B 缺乏而造成的營養不良，和鐵分不足而引起的貧血。口中的黏膜雖變為青白，但只有舌頭呈現鮮紅的顏色，且舌尖特別腫脹而疼痛的，也有惡性貧血的可能。

舌頭的表面有龜裂和深溝，這雖也有天生的，但這大都是因疼痛而引起舌炎所致。由舌頭的顏色，可知悉其疾病和健康狀態。但明顯的舌頭狀態的變化，在平時是很難發現的。

## 細節提示

### 常咬舌頭可能已患腦梗塞

腔隙性腦梗塞（iacunar infarction）是一種發生率高又比較特殊的腦梗塞，多發生在患有高血壓、高血脂、糖尿病的老年人身上，其患者數量要占到全部腦梗塞患者總數的近 70％。由於症狀有時十分隱蔽，所以很容易被人們忽視。在臨床方面發現，約有 75％的患者僅有輕微的注意力不集中、頭痛、頭暈、記憶力下降或反應遲鈍、視物不清的症狀，有的老人則有局部麻木等症狀。總體歸納起來，腔隙性腦梗塞造成的異常表現主要有：頭暈、頭痛、記憶力進行性下降、做事丟三落四、失眠、情緒起伏不定、智力減退、手腳麻木、頸項僵硬、短暫意識喪失等等。

265

專家介紹，有些腔隙性腦梗塞患者發病之初，只是出現一側口角流涎、咬舌頭、精細動作差等一些不易被人察覺的輕微症狀。這些異常表現常常因為病人和家屬的重視不足，使病人失去最佳治療時機，導致病情加重，進而出現一側肢體活動不利、語言不暢、口眼歪斜等典型症狀，而此時治療起來就比較棘手，大多會留下後遺症。

專家提醒老年朋友們，要用「超敏感」的態度對待自己的身體，一旦某些部位出現「反常」，千萬別大意，一定要盡早找醫生檢查，早診斷、早治療

# 腰背疼痛警惕內臟

腰背痛在日常生活中相當常見，因而，常不被人所重視。殊不知，因內臟疾患引起腰痛而到醫院骨科就診的並不少見。

1. 腎臟疾病：許多腎臟疾病都可引起腰痛，常見的有腎盂腎炎、腎結石、腎臟結核、腎下垂和腎盂積水等。腎和輸尿管疾病引起的疼痛，可由肋脊角擴展到下背部及大腿根部的內側面。腎周圍膿腫可引起腰肌痙攣和局部壓痛。腎臟腫瘤引起腰背痛，可能與腎囊的膨脹或脊神經受壓有關，故疼痛部位常於右肋脊角。輸尿管結石可引起下腰部疼痛、膀胱疼痛，膀胱和前列腺病變則引起骶尾部疼痛。

2. 胰臟疾病：胰臟疾病引起的腰背痛可由上腹部放射而來。此外，胰臟包膜薄而不完善，一旦發生病變，特別是胰臟的炎症或腫瘤易波及附近的組織和器官。胰臟癌患者，特別是胰臟體或胰尾腫瘤，常有頑固難忍的腰背痛，病人常徹夜不能入眠，往往於脊椎屈曲時減輕，在坐著時感到舒適。同時伴有食慾減退或體重逐漸減輕等現象，晚期可出現黃疸、消瘦和衰竭。

3. 盆腔疾病：女性的盆腔炎可引起腰背痛，多有下腹部重墜感與壓痛，男性前列腺疾病如前列腺肥大或前列腺腫瘤等，疼痛部位主要表現在腰骶部。

4. 其他：肺及胸膜、消化道、肝膽疾病等也可引起腰背痛，由於這些疾病本身都具有各自的特有症狀，因此診斷多無困難。

因此，如果老年人患有腰背疼痛的毛病，千萬不可掉以輕心，最好還是去醫院進行檢查，及早發現問題，及早治療。

## 細節提示

### 腰腿痛治療方

　　要治療腰腿痛，首先必須了解自己的脊椎是處於退變期的哪一個階段。最好的辦法是去醫院做一次比較詳細的檢查，包括 X 光片、CT 或核磁共振檢查，然後針對自己的病症治療。

　　治療方法大致有三種方法：

1. 保守治療：推拿、按摩、針灸、拔罐、牽引、藥物熏蒸、敷貼、鎮痛等。

2. 手術治療：椎板減壓、神經根管減壓以及椎體融合等。

3. 介入放射學治療：這是一種微創技術，是在放射科 X 光透視下將變性的髓核摘除，以達到治療的目的。

　　如果方法選擇得當，大部分病人都能改善症狀，有些病人甚至能治癒腰腿痛。

# 下肢寒冷查原因

　　許多老人一到冬天，雙下肢便感到寒冷，這種情況一般是可以理解的。由於雙下肢受重力的影響，距離心臟又最遠，局部血流相對緩慢，加上老人的禦寒能力較差，一旦活動減少，到了天氣寒冷的日子，往往感到下肢特別是腳趾的寒冷，這是正常的生理現象。只要局部保暖，加強活動，寒冷便會消除。但是，一些下肢寒冷。即使採取保暖措施也很難消除，這就應該警惕，因為這很可能是某種疾病的「訊號」。這時一般應考慮以下一些疾病：

1. 血栓閉塞性脈管炎：發病初期，大多表現為受寒後感覺足部發冷、麻木、疼痛：走路時小腿酸脹、乏力。若病情逐漸加重，可表現為間歇性跛行、患肢發涼、怕冷、麻木、疼痛（尤以夜間為甚）加劇。

2. 閉塞性動脈硬化：早期症狀為患肢發冷、麻木感以及間歇性跛行。隨後可見患肢皮膚蒼白、觸覺減退、溫度降低、肌肉萎縮、趾甲增厚及變形等。因本病是全身動脈粥狀硬化疾患之一，老年人中，高血壓、高血脂或糖尿病等患者，如出現上述症狀，應警惕此病的發生。

3. 肢端動脈痙攣症：又稱雷諾氏病，是血管神經功能紊亂引起的肢體末端小動脈痙攣性疾病。表現為手指等四肢肢端陣發性發白、紫紺、潮紅和疼痛，通常是因寒冷刺激或情緒激動所致。

4. 多發性大動脈炎：據報導，患者中有近 20% 的人是由於動脈炎波及供應下肢血液循環的大動脈，導致下肢缺血缺氧，表現為下肢寒冷感，並伴有下肢疲軟、麻木、疼痛，同時有間歇性跛行。

5. 自律神經功能紊亂：自律神經功能紊亂也可致持續性下肢寒冷感。常伴有心悸、氣短、多汗、腹脹、頭痛、易疲勞、失眠、軀體不適感等，而體格檢查又無異常。

6. 歇斯底里症候群：有些癔病患者可由語言暗示引起雙下肢寒冷感。暗示療法能獲得立竿見影的效果，因此不難鑒別。

　　由此可見，老人們出現下肢寒冷，不可掉以輕心，應及時上醫院進行檢查，以免貽誤病情。

## 細節提示

### 當歸蒸鯉魚防下肢冰冷

　　當歸蒸鯉魚補氣利水、補血養陰、健脾養顏，可促進下肢血液循環。天氣寒冷時食用對腿腳冰冷、腫脹有很好的功效，同時還可改善腿部皮膚皸裂，減輕靜脈曲張。

- 材料：準備新鮮鯉魚 1 條，當歸 10 克，枸杞子 15 克，黃芪 15 克，川芎 10 克，白酒、薑絲、蔥絲、鹽各少許。
- 做法：將當歸、川芎、黃芪和枸杞子用兩碗水和酒煎湯，煎至剩八分量備用；鯉魚收拾乾淨後，與煎好的藥膳湯一同放入碗中，上屜蒸至魚熟；出鍋後，加少許鹽，撒上薑絲和蔥絲，再將藥膳湯趁熱淋上幾次即可食用。

# 冠心病的身體症兆

冠心病是中老年人的常見病和多發病，處於這個年齡階段的人，在日常生活中，經常會出現一些狀況。可是，發生這些狀況時，老人往往以為堅持一下就好，事實上，那是身體提示出來的一些訊號，也許在發生那些小狀況的時候，老人已經患上冠心病了。

1. 勞累和精神緊張的時候，胸骨後或心前區悶痛，或緊縮樣疼痛，並向左肩、左上臂擴散疼痛，持續 3～5 分鐘。稍微休息後，疼痛自行緩解。

2. 做體力工作的時候出現胸悶、心悸、氣短。稍微休息，狀況自行緩解。

3. 進行健身運動就出現頭痛、牙痛、腿痛等。

4. 飽餐、寒冷或看驚險影片時出現胸痛、心悸。

5. 晚上睡覺枕頭低了，感到胸悶憋氣，需要墊高枕頭才覺得舒適；熟睡或白天平躺著，突然胸痛、心悸、呼吸困難，需馬上坐起來或站起來才能緩解。

6. 房事或用力排便時出現心慌、胸悶、氣急或胸痛不適。

7. 聽到周圍的鑼鼓聲或其他噪聲便引起心慌、胸悶。

8. 反覆出現脈搏不齊，不明原因心跳過速或過緩。

如出現上述狀況，建議去醫院做些檢查，以便盡早發現冠心病，實際上越早發現冠心病或其危險因素，越是節省開支。至少誰也不想每天都與藥丸和隨時可能發生的「心臟危機」打交道吧？建議 40 歲以上的人應定期做以下檢查：

1. 若屬冠心病的高危險族群，就要請醫生查看是否需要接受心電圖檢查。若需要進一步的檢查，醫生會安排做一項運動試驗，比如測出在踩固定腳踏車或踩運動平板機時的心電圖。

2. 至少每年做一次血壓檢查。

3. 至少每年做一次血糖檢查。

4. 冠狀動脈造影是檢查冠心病最準確的方法，但價格較高。

5. 如果在你發現危險訊號而及時檢查後，檢驗結果不正常或有其他易患冠心病的危險因素，建議你每年做一次或多次膽固醇化驗。

## 細節提示

### 冠心病藥膳四方

1. 柿葉山楂茶

   【原料】花生全草（乾品）30 ～ 45 克。

   【做法】將花生全草洗淨切段，水煎當茶飲。

   【功效】鎮靜降壓。適宜於高血壓患者飲用。

2. 玉竹豬心

   【原料】玉竹 50 克，豬心 500 克，生薑、蔥、花椒、食鹽、白糖、味精、香油適量。

   【功效】安神寧心，養陰生津。適宜於冠心病、心律不整以及熱病傷陰的乾咳煩渴。

   薤白粥

   【原料】薤白 50 克，粳米 160 克。

   【做法】薤白清洗乾淨，切成碎米粒狀。粳米淘洗乾淨，放入鍋內、加薤白、清水，上火燒開，換小火慢慢熬煮成粥。

   【功效】理氣寬胸，通陽散結，止痛。適宜於冠心病胸悶不舒或心絞痛。

3. 玉竹豬心

   【做法】將玉竹洗淨切成段，用水煎熬 2 次，收取藥液 1,000 克。將豬心剖開，洗淨血水，與藥液、生薑、蔥、花椒同置鍋內，在火上煮至豬心六分熟時，將它撈出晾涼。將豬心放在滷汁鍋內，用文火煮熟撈起，揩淨浮沫。在鍋內加滷汁適量，放入食鹽、白糖、味精和香油，加熱成濃汁，將其均勻的塗在豬心裡外即成。

4. 丹參酒

   【原料】上等丹參 30 克，白酒 500 克。

   【做法】將丹參洗淨，泡入白酒中，約 7 天後即可服用。每次 10 克左右，飯前服。

   【功效】補氣活血。適宜於冠心病患者經常飲用。

# 鼻出血需防高血壓

　　鼻出血在臨床上比較常見，秋季由於空氣乾燥，早晚溫差大，是鼻出血的高發季節。鼻出血可由單純的鼻腔疾病引起，也可由全身疾病如高血壓、急性發熱性傳染病、血液病等引起。值得注意的是，鼻腔腫瘤在初期鼻出血量不多甚至只是涕中帶血，往往不能引起人們重視，到中晚期時腫瘤侵犯大血管往往會引起致命的大出血，所以應早就醫、早診斷和早治療。

　　高血壓引起的鼻出血，約占鼻出血病人的 40％。高血壓、動脈硬化患者鼻腔血管脆性增加，尤其是鼻腔後部血管彎曲度較大，經常接受血液衝擊，在血壓波動時，鼻腔血管就易發生破裂出血。此外，長期高血壓也使鼻腔靜脈系統處於淤血及擴張狀態，一旦血壓波動則易使鼻腔靜脈破裂。

　　高血壓病人鼻出血預示血壓不穩定，要引起高度警惕，因為這往往是中風的一種徵兆。

　　據臨床觀察，中老年高血壓患者，在鼻出血後 1 個～ 6 個月內，約有 50％可能發生中風，所以高血壓病人對鼻出血要十分重視。

## 細節提示

### 高血壓患者的自我保健

　　為防止中風發生，高血壓伴鼻出血的中老年人應加強自我保健，做到以下幾點：

1. 按醫囑服藥，將血壓控制在正常範圍內，且保持長期血壓穩定。

2. 要保持心情開朗，情緒安定，正確對待日常生活中的各種刺激和突發事件，不生氣、少激動。

3. 要注意規律性生活，保證充足的睡眠與休息。

4. 持之以恆的進行適當的肢體活動，但運動量不宜太大。

5. 飲食要平衡，除米麵、豆類外，要多吃新鮮蔬菜和富含維生素 C、鉀、鎂的水果，如香蕉、蘋果、柑橘等，常吃些香菇、木耳、黑芝麻、魚蝦、牛奶、大蒜等，雞蛋每天一個，少食動物油、糖類，少吃動物內臟及肥肉。

6. 每天食鹽量（包括醬油）要減至五克左右。

7. 早起飲涼開水500毫升，一日三餐多飲些水，有助於血液稀釋，避免血栓形成。

8. 要根據氣候變化增減衣服，避免感冒。

# 眼瞼下垂莫大意

眼瞼下垂是許多疾病的早期症狀，對能引起眼瞼下垂的幾種常見病要有所認識。

1. 糖尿病：老年人突然一側眼瞼下垂，發病前常感患側眶上區疼痛，有的看東西重影，瞳孔大多正常。注射新斯的明也無改善，而血糖增高，這就是糖尿病引起的動眼神經麻痺的表現。確診後及時給予降血糖、營養神經藥物和中藥的活血藥物治療，大多可在一個月左右治癒。

2. 重症肌無力：這種眼瞼下垂是緩慢發生的，先一眼，後另一眼，早晨輕，晚上重，一天之內有明顯的波動性，注射新斯的明半小時後明顯好轉，則可確診。治療應積極採用免疫抑制療法。

3. 腦幹病變：一側眼瞼下垂，瞳孔散大，另一側上下肢麻木、無力，這很可能是腦幹病變。兒童常見於腦幹腫瘤，老人則多為腦幹血管病，CT或磁共振可確診。

4. 顱內動脈瘤：動脈瘤引起的瞼下垂是一側性、突然的，其瞳孔常散大，若再伴有劇烈頭痛、嘔吐、抽搐、昏迷等，很可能是動脈瘤破裂引起了蜘蛛網膜下腔出血，應立即到神經科搶救。

5. 先天性眼瞼下垂：這是一種在出生時即可發現的瞼下垂，多為單側，也可為雙側。家長常發現患兒出生後三四天仍遲遲不睜眼，後來儘管睜開了，也比正常小得多。這種瞼下垂只能手術矯正。

眼瞼下垂萬萬不可掉以輕心，應到神經科查清病因，對因治療。不管什麼原因引起，早治大多可治好，特別像重症肌無力所引起的效果更好。

## 細節提示

### 消除眼瞼下垂的妙方

人上了年齡，下眼瞼則會下垂，不論怎樣著意化妝，都沒有辦法掩飾。一些患

有神經衰弱等病患的年輕女孩，個別時候也會有下眼瞼因輕微浮腫而下垂的現象。以下介紹一個消除眼瞼下垂的妙方：

第一把嘴張開，口呈英文字母「O」型，口型越圓越好，此後，將兩眼迅速眯起，猶如在黑暗裡忽然碰到一股強光時眼睛所做出的反應那樣，保持二～四秒鐘，隨後睜開，重複多次。每回所做的眯眼運動應當有眼瞼肌肉收縮和放鬆的感覺，這說明動作正確，起初每日鍛鍊約十回，之後每日的運動次數漸漸增加，最好每日達到一百回。如眯眼運動後感到眼瞼肌肉痠痛得厲害，則休息一日，再繼續鍛鍊。通常經過一～二禮拜的眯眼運動鍛鍊，下眼瞼肌肉就可以恢復正常。但是還須要隔日鍛鍊五十回，以防下眼瞼再次下垂。

眯眼運動是當代一種較好的美容運動，它不但能令眼睛附近的肌肉得到鍛鍊，加快血液循環，加強眼瞼肌肉的彈性，並且也能夠使眼角的魚尾紋減少。

# 口腔異味要警惕

口味異常是指患者自覺口中的味覺異常，這往往是臟腑功能失調的外在表現。現代醫學認為，口腔出現異常，常常是消化系統的功能紊亂、消化腺分泌過多或過少引起的，病變器官常涉及胃、腸、胰臟、肝、膽等內臟。因此患者口味異常變化常作為中醫診治疾病的辨證依據之一。

口腔異味的常見種類主要有以下幾種：

1.  口苦：口苦多由於情志鬱結或五志過極化火，肝膽鬱火內蘊，疏泄失職，膽氣上溢所致，表現為口苦心煩、口乾欲飲，太息易怒、頭暈頭痛、目赤止眩、兩腹脹痛、小便黃、大便偏乾、舌邊尖紅、苔薄或黃膩、脈弦數。宜清熱利溼。

2.  口酸：多為脾虛肝乘所致，表現為口中覺酸，或吐酸嘔苦，或噯氣太息，納穀不香，食後腹脘痞脹，倦怠乏力，大便溏薄，舌苔白，脈細弦或弦緩。宜健脾和胃，兼以平肝。口酸還常見於宿食停滯，納呆惡食，脘腹脹滿，便下不爽，舌苔厚膩，脈滑有力，當消食導滯。

3.  口臭：口臭是指自覺或為他人所聞口中出氣臭穢。中醫認為，引起口臭的病因有三：一是胃熱上蒸口臭，伴見口渴飲冷，口舌生瘡糜爛，或牙齦赤爛腫痛，大便乾結，小便短黃，舌紅苔黃，脈洪數等，宜清胃瀉熱。二是痰熱壅肺口氣

腥臭，伴胸痛胸悶，咳嗽痰黃黏稠，或咳吐膿血，咽乾口燥，舌苔黃膩，脈象滑數等，宜清肺化痰。三是腸胃食積口中酸臭，伴脘腹脹滿，噯氣吞酸，不思飲食，苔厚膩，脈滑等，宜消食和胃。

如果出現口味異常就必須警惕了，因為口味異常會給你帶來各種不便，如果嚴重的話建議進行藥物治療。

## 細節提示

### 治療口臭要根據病因選擇不同方法

1. 要做好個人口腔衛生，每天早晚刷牙，盡量清除牙菌斑。配合使用牙籤、牙線徹底清潔口腔。安裝假牙者注意餐後徹底清洗假牙。

2. 刷牙時可以考慮刷刷舌頭，去除厚重的舌苔，既能清新口氣，又能幫助我們保持敏銳的味覺。不過，刷舌頭不能用普通的牙刷，因為牙刷毛偏硬偏粗，容易傷害舌頭，最好用專門的舌刷。

3. 一些傳統的口腔保健品也可以用來清新口氣，像漱口水、牙膠、噴霧劑，都可以抑制口腔中厭氧菌的生存。

4. 治療消化系統疾病，科學用藥，戒除不良生活習慣。

5. 飲食宜清淡，要有規律，品種要多樣化。

　　下列食物可減輕口腔異味：蘿蔔、芹菜、茴香、地瓜、山藥、蓮子、橘子等。
　　是藥三分毒：藥能治病也能害人

# 濫用藥物不可取

有些人可能同時患有多種疾病，為了盡早治癒，他們往往服用多種藥物。這種做法是一種錯誤的行為，我們在進行藥物治療時，一定要按照醫生的建議，選用適當的藥物，不要「病急亂投醫」，自作主張，濫用藥物，以免發生不良反應。

1. 濫用安眠藥的危害：長期服用安眠藥，會使患者出現萎靡不振、四肢乏力、嗜睡等不良反應。另外，長時間服用此類藥物還會出現藥物依賴性和成癮性。

2.  濫用止痛藥的危害：許多患者只要出現輕微的疼痛，不辨明病因就濫用止痛藥，這樣就會將病情掩蓋，耽誤了治病的最佳時期。此外，許多止痛藥對胃黏膜屏障都有破壞作用，如阿司匹林、止痛藥等。長期服用會引起上消化道出血，甚至胃穿孔。

3.  濫用抗生素的危害：濫用抗生素的現象普遍存在於每個家庭中，許多人服用抗生素的原因多是感冒。可是輕易服用抗生素的做法是非常錯誤的，因為它會導致菌群產生抗藥性，或導致菌群失調，引起雙重感染，嚴重時還會加重病情，威脅到生命安全。

4.  濫用中藥的危害：許多人總是誤認為，中藥是純天然、沒有任何副作用的藥物，尤其是有些老年人，對中藥的依賴簡直到了痴迷的地步，有病時服用中藥治療；沒病時用中藥滋補身體。其實，他們對中藥的這種認識是錯誤的，俗話說：是藥三分毒。中藥也不例外。尤其是一些補益性的滋補中藥，服用過多會引起血壓升高、牙齦出血、胸悶腹脹等不良反應。所以中藥也不宜隨便服用。

5.  濫用滋補藥的危害：人們越來越重視養生之道，許多人錯誤的認為，多服用滋補藥物，就能延年益壽、長命百歲。其實不然，像靈芝、蜂王漿這類性平的補藥，長期超量服用，會使人出現失眠多夢、食慾不振等症狀。國外曾經對神經衰弱和消化道水腫的患者做過一項調查，結果表明，引起這些疾病的原因就是濫用人參。由此可見，不僅治療類藥物不可濫用，滋補類藥物亦不能濫用。

## 細節提示

### 幾種不能同時用的藥

在生活中經常見到有的病人在服藥時通常一吃一大把，其實服藥並是一個簡單的事情，有的藥物是不能同時服用的，下面就是一些常見的不能同時服用的藥物：

四環黴素（Tetracycline）類藥：包括四環素、土黴素、強力黴素、金黴素等，不能與氧化鋁、各種鈣片、硫酸亞鐵同服、不能與苯妥英鈉同服，不能與青黴素同服。

氨基糖貳類抗生素（Aminoglycosides）：包括鏈黴素、卡那黴素，新黴素等，不能與速尿、利尿酸鈉同服。

磺胺類藥：不能與烏洛托品同服，也不能與酵母片、普魯卡因同服。

作用與消化系統的藥物：胃舒平與酵母片不能同服。乳酶生與抗生素不能同服；與活性炭、次碳酸鉍等腸道吸咐劑不能同服；與胃舒平、氫氧化鋁、小蘇打等不能同服。

維生素類藥：維生素 B2 與四環素類藥、林可黴素。制黴菌素不宜同服；維生素 C 不宜與紅黴素合用；維生素 E 不宜與阿斯匹林等水楊酸（Salicylic acid）類解熱止痛藥同服。如必須同服，應間隔 2 小時分別服用。維生素類對青黴素。卡那黴素、慶大黴素等抗生素有一定影響，也不宜同服。

# 對症下藥當心五大盲點

能的一種反應，如果不分析病因及檢查，就盲目的「對症下藥」，常會掩蓋了疾病的實質，造成誤診、誤治。

1. 腹痛用止痛藥：腹痛是腹部疾患的主要症狀。但要根據疼痛的部位、性質、時間，有無反跳痛放射痛，有無板狀腹，腹痛與體位的關係等診斷。如闌尾炎、膽囊炎、胰臟炎、潰瘍痛等都各有其疼痛特點。切不可一有腹痛就用止痛劑，掩蓋了病情，引起合併症。

2. 腹瀉用止瀉藥：腹瀉是身體自衛的一種保護性反應，如發生食物中毒、急性腸炎、痢疾等，身體為了自衛會將毒素、汙染廢物排出體外。如果一拉肚就止瀉，等於關門留寇，反而對身體不利。

3. 發熱用退熱藥：發熱是人體對致病因數的一種全身反應，引起發燒的疾病很多，大部分有其特殊的熱型（體溫曲線）。如馳張熱常見於結核病，雙相熱常見於登革熱、麻疹等。因此如遇發熱就用退熱藥，就易打亂熱型，影響了診斷根據。

4. 咳嗽立即止咳：咳嗽可將氣管內的痰及異物排出體外，是一種保護性反射，對炎症分泌物及異物排出有積極作用，如果一發生咳嗽就服用止咳藥物，特別是使用中樞性止咳藥，則不利於炎症的消除。

5. 失眠長期用安眠藥：失眠大多數由於心理、習慣因素造成。所以不要養成依靠服安眠藥來治失眠的習慣。因常用的安定、利眠寧、眠爾通、速可眠、安樂神等等都具有致癮作用。對失眠應注意心理調節，少服安眠藥，可多用中藥、針灸、物理治療等方法。

## 細節提示

### 閱讀藥物說明書的注意事項

　　藥品說明書是藥物最權威的資訊來源，透過說明書我們可以了解到該藥的名字、藥物許可證、藥品的有效期限、性狀以及用法用量等詳細的資訊。尤其對於常服用非處方藥的老年人來說，讀懂說明書是至關重要的。那麼應怎樣閱讀藥物使用說明書呢？需要注意以下幾個方面：

1. 藥品名稱：藥品的名稱通常分為通用名和商品名兩種。通用名顧名思義就是在全世界範圍內通用的，從任何一本教科書、醫藥書中看到的都是同一個名稱。商品名則是製藥廠自己取的，以便患者與其他藥廠生產的同一種藥物進行分辨。例如：「芬必得」是一種解熱鎮痛藥的商品名，它的通用名為「布洛芬（Ibuprofen）」。

2. 主要成分：此項中標注了藥物的組成，如感冒清熱沖劑的主要成分為：薄荷、防風、紫蘇葉、葛根、白芷、苦杏仁、地丁、蘆根等。

3. 適應症：它是根據藥品的藥理作用及臨床應用情況，將使用本品確有療效的疾病列入適應症的範圍。一些藥品說明書中，可能會將適應症改為「功能與用途」。

4. 用法與用量：說明書中標注的用法用量通常指的是成人服用該藥的劑量。這些數據是根據無數動物實驗與臨床試用而得出來的，患者在用藥時，一定要按照說明書中的規定服用，擅自增加或減少藥量的方法都是非常危險的。

5. 不良反應：所有藥物在使用過程中都會出現不同程度的不良反應，這除了與藥物本身的特性有關外，與患者自己的身體素養、健康狀況也有著一定的關聯。如有的藥物在服用後，會引起肝、腎功能損壞，有的藥品對肝臟有毒性等。這些情況在說明書的不良反應中都會有簡要說明。

6. 注意事項：藥品說明書的這一項內容中，往往會有「慎用」、「禁用」、「不宜服用」等提示性說明，這是為了防止人們在服藥過程中出現不良反應。所以老人在用藥前，一定要仔細閱讀此項。

## 10 類藥物的最佳服用時間

1. 宜飯前服用的藥

   A. 健胃滋補藥：苦味藥如龍膽、大黃等製劑，可促進胃酸分泌，增加食慾。

   B. 抗酸藥：碳酸氫鈉、胃舒平、次碳（硝）酸鉍等，可中和胃酸，在胃中形成保護膜以避免刺激，利於潰瘍面的癒合。

   C. 止瀉、驅蟲藥：活性炭、驅蛔靈等，有利於藥物迅速入腸，保持較高濃度。

2. 宜飯後服用的藥

   A. 刺激性藥物：阿司匹林、消炎痛、硫酸亞鐵、金屬鹵化物等，被食物稀釋後可緩和其對胃黏膜的刺激。

   B. 助消化藥：稀鹽酸、胃蛋白酶、澱粉酶等，因可與食物拌和，發揮最大療效。

3. 其他藥物的最佳服用時間

   A. 抗組織胺藥：實驗證明，服用同劑量，若早上 7 點服用，療效可持續 15 ～ 17 小時，若晚上 7 點服用，只能持續 6 ～ 8 小時。因此，患皮膚病需要服用撲爾敏、苯海拉明等抗組織胺藥者，早上服藥效果最佳。

   B. 激素類藥：患有慢性腎炎或類風溼病，需長期服用激素，清晨一次服藥比「一日三次」分用的副作用要小得多，因為早上 6 點～ 8 點是腎上腺分泌激素的高峰期，而晚上 10 點則處於低潮。

   C. 止痛藥：上午 9 點，人的痛覺最不敏感，而中午 11 點～ 12 點痛覺最敏感，這與腦組織中腦啡肽物質的濃度有關。若患某種疾病需間斷服用止痛藥時，中午服用最佳。

   D. 降血壓藥：早晨是一天內血壓的低值時間，服降壓藥劑量宜小，以免發生直立性低血壓。晚餐後大約 7 點鐘左右，由於激素分泌的變化，血壓處在一日之中最高峰，因此高血壓患者應盡量使自己的情緒穩定，避免血壓驟升而發生腦血管意外。以傍晚 7 點服降血壓藥療效最佳。

E. 止喘藥：夜裡 12 點到凌晨 2 點，是氣喘病人對引起支氣管痙攣的乙醯膽鹼及組織胺反應最敏感的時間，大多數病人也往往在凌晨時容易發病。

為預防和減輕氣喘病的發作，臨睡前服稍大劑量的止喘藥效果最佳。

# 細節提示

## 十類藥物可損害肺功能

提起藥物的副作用，人們常想到是藥物對肝臟和腎臟的損害，實際上，肺臟也是藥物損害的器官之一，下面介紹一些常見會引起肺部病變的藥物。

1. 胺碘達隆（乙胺碘呋酮、胺碘酮）

   本品常用於心絞痛及心律失常的治療。它引起肺部病變的早期症狀為：勞力性呼吸困難、乾咳、胸膜疼痛、低熱、疲勞、體重下降等全身症狀。它還可致肺部損傷，其臨床表現為間質性或肺泡纖維性肺炎、肺泡間隔增厚等，胸部照 X 光可以顯示雙側間質改變或片狀浸潤。

2. 心得安（普萘洛爾（Propranolol））

   本品為 $\beta$- 腎上腺素能受體阻滯劑，臨床常用於治療心絞痛、心動過速、心律失常等病症。該藥最常見的副作用是肺水腫。用藥過程中，一旦出現應及時停藥。

3. 冠心平（安妥明）

   本品為降血脂藥，臨床有致肺栓塞以及肺部腫瘤的報導。所以，使用本品要提高警覺，不能久服。

4. 苯妥英鈉（Phenytoinum Natricum）

   本品治癲癇也治心律失常，有一藥多用的功能。據資料表明，服用本品87%的患者肺紋理增強、肺門和縱隔淋巴結腫大，一般服藥後 5 天～ 15 天出現。一旦出現肺部病變用類固醇治療，其症狀旋即好轉和消失。

5. 博萊黴素（爭光黴素）、氨甲喋呤、甲基苄肼

   均為抗腫瘤藥。這些藥能致彌漫性間質性肺炎和末梢血嗜酸細胞增多的急性肺損害，其臨床症狀為呼吸困難、乾咳、發熱（但也有不發熱者），肺底可聞撚

發音，胸部 X 光片可見肺浸潤陰影。一旦發生肺部病變立即停藥，並給予皮質類固醇治療，越後一般良好。

6. 美沙酮（Methadone）、吩坦尼（Fentanyl）（鎮痛麻醉藥）

二者都能引起肺部病變。美沙酮可致肺換氣不足和肺水腫，吩坦尼可致肺炎、肺性高血壓及肺栓塞形成。

7. 青黴素（抗菌藥）

本品可引發過敏性肺炎和急性肺水腫，也可致一過性嗜酸細胞性肺浸潤。

8. 磺胺類藥（合成抗菌藥）

本品可引起肺嗜酸細胞增多症，其臨床症狀表現為發熱、咳嗽、氣短、呼吸困難，肺部可聞撚發音，胸部 X 光片可見一處或多處肺浸潤陰影。

9. 呋喃坦啶（Furantoin）

為治療泌尿系感染的藥物。本品引起的肺部病變常在服藥後兩小時至 10 日內出現，臨床表現為急性發熱、惡寒、咳嗽、呼吸困難等，胸部 X 光顯示彌漫性肺泡或肺泡呈間質性浸潤。若出現肺部病症立即停藥，1 天～ 3 天可逐漸好轉和康復。

10. 雙氯克尿塞（利尿藥）

該藥致肺部病變雖不多見，但也有發生。

臨床曾報導四例急性過敏性非心臟性肺水腫。其中三例為女性，一例為男性，僅單用本品 15 分鐘～ 45 分鐘出現呼吸困難、乾咳、胸部疼痛等症，兩肺皆有撚發音，X 光顯示肺浸潤。

# 膠囊劑不可剝開服

膠囊劑是人們熟悉的一種藥物劑型。空的膠囊是圓筒狀，主要由以骨骼為原料的骨明膠或由豬皮為原料的豬皮明膠製成。

膠囊除用來包裹藥物外，還有以下幾點作用：

1. 膠囊劑可以掩蓋藥物的苦味及臭味，消除病人服用時不愉快的體驗。例如絕大部分抗生素都是苦味，其中氯黴素的苦味可謂家喻戶曉，若以此粉末口服則多數病人難以承受。

2. 某些藥物在胃中易被破壞或對胃有較強刺激性，常製成腸溶膠囊，以確保膠囊到達鹼性的十二指腸內才溶解。如果把膠囊剝開吞服，會降低甚至失去藥效，並增加對胃的刺激性，甚至引起胃出血。

3. 膠囊內的藥物有規定的劑量，剝開後容易撒失藥粉，導致服用劑量不準確，不利於治療。

4. 有些膠囊是緩釋膠囊，必須完整吞服，才能使藥物以均衡的劑量釋放，發揮最佳藥效。如果剝去膠囊，把藥物倒出來服，將破壞膠囊的緩釋特性，達不到緩釋的目的。

因此，膠囊劑最好別剝開服用。

## 細節提示

### 如何判斷膠囊劑的品質

膠囊劑是將藥物裝入空囊中製成的製劑。它可分為硬膠囊、軟膠囊兩類。硬膠囊是用明膠或其他適宜的藥用材料製成的，具有一定硬度的兩節圓筒，互相緊密相套而成。軟膠囊是指密封的球形或橢圓形的軟質、具有彈性的囊材。

兩種膠囊的品質檢查既有共同點又有不同點。共同點：在外觀上應整潔、大小相等。

觀其形，查看有無因包裝不嚴或儲存不當，或因吸潮，受熱而發生黏軟變形，甚至發霉變質的現象。觀其色，帶色膠囊是否有因受潮或受熱後出現變色、褪色、顏色不勻及變軟、膨脹、變形、發霉的現象。

不同點：硬膠囊會因乾燥而出現斷裂漏粉現象。軟膠囊將其放於一白紙上，觀察有無漏液現象，有漏粉、漏液者則不可服用。

# 高脂血症慎用維生素 E

調查顯示，高血脂如今已成為中老年人的常見病，而由此引發的各種心腦血管病，也已成為威脅中老年人生命的主要禍首。

專門研究老年病之醫生發現，老年人血清中之維生素與四種常見之老年病有明

顯之關係。高血壓和冠心病患者血清中維生素 A、維生素 C、維生素 E 之含量基本上是正常之。老年慢性支氣管炎患者血清中維生素 A 之含量是偏低之。癌症患者血清中維生素 A、維生素 C 和維生素 E 之含量呈明顯降低。唯有高脂血症患者血清中之維生素 A、維生素 E 含量呈明顯增高狀態。

人體生理學研究表明，血清中維生素水準過低或過高對人體健康都是有害之。一般認為，體內缺乏維生素並不可怕，只要改善飲食或補充維生素類藥物，即可使體內缺乏維生素之問題得到糾正，而體內維生素含量過高卻是比較難對付之醫療難題。

老年病患者大多服用維生素藥物，許多心血管疾病患者都服用維生素 C 和維生素 E。實際上，多數老年病患者無須補充維生素 E，醫學教育網搜集整理高脂血症患者更不需要補充維生素 E，老年病醫生觀察到，血脂較高之老年人如果額外補充維生素 E，不但沒有任何降血脂作用，還會出現胸悶、憋氣、腹瀉、血栓性靜脈炎、乳腺增生等副作用，老年男性患者每天補充 0.1 克維生素 E，就可能因乳腺增生而呈現乳房女性化。對高脂血症患者來說，還是不補充維生素 E 為好。

## 細節提示

### 高脂血症的飲食選擇

適宜食物：富含優質蛋白、低脂肪、低膽固醇食物，包括燕麥、玉米、蕎麥、大豆、花生、洋蔥、生薑、大蒜、番薯、茄子、胡蘿蔔、芹菜、韭菜、菇類和食用菌、藻類、山楂、茶葉、橄欖油、茶油、無脂奶粉、魚類、豆製品等。

禁用或者少用的食物：各類高能量、高膽固醇和高脂肪的食物，包括肥肉、動物內臟、蛋黃、松花蛋、貝殼類（如蚌、螺螄等）和軟體類（如魷魚、墨魚、魚子等）、濃肉湯、油炸食品、醃製食品、火腿、奶油類食品、人造奶油等。

## 細節提示

### 糖尿病的防治

糖尿病是因胰島素分泌不足或作用缺陷，而引起的內分泌代謝紊亂症候群。糖尿病的表現為：血糖升高、神經和血管系統廣泛受損。經調查研究發現，糖尿病的

患病率與年齡的增長是成正比的，面對這個現象，病人及病人家屬除了要配合醫生治療外，還需在日常生活中掌握正確的防治方法。

1. 飲食防治：合理膳食是老年糖尿病患者日常護理中非常重要的一項工作。首先，飲食要按照醫生的要求嚴格控制，一日三餐要定時定量，切勿暴飲暴食。其次，要知道一些糖尿病患者不宜食用的食物，例如：糖果、飲料、蛋糕、動物油脂、蛋類、魷魚、帶魚及油炸食品。應多食用一些白菜、豆芽、油菜、芹菜等綠色蔬菜。此外，一定不要抽菸、飲酒，這些不良的習慣只會使病情更加嚴重。

2. 運動防治：堅持運動是治療糖尿病的輔助措施，對於能從事運動的老年人，家屬應引導、督促他參與運動，如打太極拳、散步等。每天在飯後進行一小時左右的活動，對老人病情恢復非常有利。

3. 心理防治：老年人一旦被確診為糖尿病，不要焦急、煩躁，應樹立起與病魔長期鬥爭的決心。作為家屬要經常陪伴在老人身邊，陪他聊天、散步，這樣有利於培養患者良好的情緒。

# 減肥藥不可亂吃

減肥的人往往都沒有耐心，總希望用最短的時間，最有效的方法將脂肪趕出體內。其實肥胖絕對不是一朝半日即可形成，就像羅馬不是一天造成；人體體內的肥胖，是不可以用太激烈的方法，否則肥胖沒有減下來，倒是把健康弄壞了。時下許多減肥方法出問題，其實都是要應付人的要求，在短時間看到減重的效果，服用各式各樣的藥品，結果體重在短時間明顯的下降，但也賠上了健康。

每個肥胖者適合使用那一種減肥藥都不一樣，因此不可以隨意將自己使用的減肥藥拿給別人吃，例如：胃口很強、整天都想吃東西的人，就適合使用食慾抑制劑；至於吃得很少卻仍然會胖的人，可能是基礎代謝率太低，就需要使用脂肪燃燒促進劑；而經常外食或常常應酬無法飲食控制者，可能就需要使用油脂類食物吸收抑制劑或澱粉吸收抑制劑等。

每一種藥物都有它的使用適應症、使用禁忌及配方禁忌，很遺憾目前仍然有許多人所服用的減肥藥物，是自己隨意購買的。有的是從網路上購買，有的是從朋友

處購買，其中有些藥物來路不明，有些減肥藥裡面，含有違禁藥物成分，吃了很容易產生副作用、危害健康。

減肥藥最好是醫生開立的處方箋，而每種減肥藥都有它的安全劑量，不可為求速效任意加重劑量，例如：把兩餐份的藥量當一餐吃，或是同時服用兩位不同醫師開出來的減肥處方；至於配方禁忌是指：有些減肥藥不可和氣喘鼻炎藥物並用，另有些減肥藥不可和抗憂鬱劑同時服用。

不要忘了美麗與健康的不二法門，不外良好的飲食習慣及經常性的運動。忽略這兩者，想光憑藥物解決一切，無異是緣木求魚！相反的，一旦養成了良好的飲食及運動習慣，則對大多數人來說，藥物根本是不必要的！

## 細節提示

### 謹慎使用減肥藥

以下幾點應特別關心：

1. 用藥前仔細閱讀說明書，按規定劑量服用並注意說明書中的注意事項、不良反應、禁忌、藥物相互作用等。

2. 兒童、妊娠期及哺乳期婦女不宜使用減肥藥，65 歲以上老年人亦應慎用。

3. 對市售的減肥保健品，應了解其成分並諮詢有關專家。

4. 用藥 12 週檢測評價一次，如果體重減低不足 5%則考慮治療失敗並停藥；如果出現體重反跳或不良反應，也要考慮停用減肥藥。如果減輕體重達 5%以上，可考慮繼續用藥，用藥期間仍應注意監測體重指數及藥物不良反應。

# 中藥湯劑的正確服用十法

1. 飯前服：一般病位在下，應在飯前服，如肝腎虛損或腰以下的疾病。飯前服可使藥效容易下達；治療腸道疾病，也宜在飯前服藥，因空腹服藥後，大部分藥液能直接和消化道黏膜接觸，可以較快的被吸收並發揮療效。

2. 飯後服：病位在上，應在飯後服藥，如治療心肺胸膈、胃脘以上的病位，或對消化道有刺激作用的藥。這樣可使藥性上行，減少對消化道的副作用；毒性較大的藥，也宜在飯後服用，以避免吸收太快而發生中毒。

3. 涼服：一般清涼解毒藥、止嘔吐藥、治療真寒假熱病症宜涼服。

4. 溫服：把煎好的湯藥冷卻到 35°C 左右服，凡藥性平和、補益的藥均宜溫服，使其增強補益功能。

5. 熱服：凡傷風感冒、惡寒無汗，宜大口熱服，以達到發汗散寒的目的，血熱症、血瘀症也是如此。

6. 頓服：用藥性強烈的小劑量湯藥，要一次服完，目的在於使藥物在不傷正氣的情況下，集中藥效，發揮其最大功能，如通便、化淤血等。

7. 頻服：凡咽喉病者、嘔吐病者，宜採用多次頻服，緩緩飲用，使湯藥充分接觸患部，並使嘔吐症緩緩起效，不至於一次飲服太多而吐出。

8. 空腹服：凡滋補性的湯藥，宜早晨空腹服用，以利充分吸收。

9. 睡前服：鎮靜安神的藥，宜睡前服用。此外，有積滯、胸部病者，服藥後宜仰臥；有頭、腦、耳、眼病者，服藥後，宜去枕而臥；有左右兩肋病患者，服藥後要左右側臥。

10. 隔夜服：主要是指驅蟲病，在睡前服一次後，第二天清晨再服用一次，促使腸道寄生蟲更易被麻醉或殺死，以便排出體外。

## 細節提示

### 選對藥引事半功倍

正確的選用藥引送服中成藥，不僅能夠引藥歸經、增強療效之功，而且還兼有調和、保護、制約、矯味之效，從而彌補了中成藥不能隨意加減的不足。同時小米湯送止瀉藥米湯能保護胃氣，減少苦寒藥對胃腸的刺激，常用於送服補氣、健脾、止渴、利尿和滋補性中成藥。如用小米湯送服治痢止瀉的香蓮丸；以大米湯送服八珍丸、十全大補丸等。

淡鹽水送補腎藥因鹹味可以入腎，所以適用鹽水（2%的淡鹽水）送服補腎類中成藥，如六味地黃丸、金鎖固精丸、安腎丸等。

黃酒送活絡丸黃酒性辛溫，有溫通經絡、散風寒的功效。黃酒與寒性藥同服，可緩解其寒性；與熱性藥同服可通經活絡。服用時，一般用黃酒 1,550 毫升，溫服，如用作去寒除溼、通經活絡，也可用黃酒送服通經活絡的活絡丸；用作活血化瘀、

消腫止痛，也可用黃酒送服。

　　紅棗湯送養胃藥紅棗能補脾胃，益氣生精、和藥解毒。脾胃、產後虛弱者均需以此為引，一般用棗 510 枚，水煎取湯送服中成藥。如人參健脾丸、歸脾丸等。

　　生薑送風寒藥生薑有解表止咳、溫中散寒的功效，用於治療風寒感冒、胃寒隱痛、吐瀉腹痛的方藥常以此為引。一般用 35 片生薑煎水取湯，可用於藿香正氣丸、附子理中丸、銀翹丸、銀翹解毒片、通宣理肺丸等。

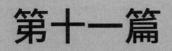

# 第十一篇

## 舉手投足皆養生 —— 做自己的健康專家

# 經絡按摩對人體的作用

經絡，指經脈和絡脈。經脈分布在人體深層，絡脈分布在人體表層。經絡通則人體安康。

1. 疏通經絡

《黃帝內經》裡說：「經絡不通；病生於不仁，治之以按摩。」說明按摩有疏通經絡的作用。如按揉足三里，推脾經可增加消化液的分泌功能等，從現代醫學角度來看，按摩主要是透過刺激末梢神經，促進血液、淋巴循環及組織間的代謝過程，以協調各組織、器官間的功能，使機能的新陳代謝水準有所提高。

2. 調和氣血

明代養生家羅洪在《萬壽仙書》裡說：「按摩法能疏通毛竅，能運旋榮衛。」這裡的運旋榮衛，就是調和氣血之意。因為按摩就是以柔軟、輕和之力，循經絡，按穴位，施術於人體，透過經絡的傳導來調節全身，藉以調和營衛氣血，增強身體健康。現代醫學認為，按摩手法的機械刺激，透過將機械能轉化為熱能的綜合作用，可以提高局部組織的溫度，促使微血管擴張，改善血液和淋巴循環，使血液黏滯性減低，降低周圍血管阻力，減輕心臟負擔，故可防治心血管疾病。

3. 提高身體免疫能力

臨床實驗及其他動物實驗皆證明，經絡按摩具有抗炎、退熱、提高免疫力的作用，可增強人體的抗病能力。

也正是由於按摩能夠疏通經絡，使氣血周流，保持身體的陰陽平衡，所以按摩後可感到肌肉放鬆、關節靈活，使人精神振奮，消除疲勞，對保證身體健康有重要作用。

## 細節提示

### 經絡是中醫學的靈魂所在

常言道「人活一口氣」，氣是人的生命，而經絡則是氣在人體內的運行通道。生命存在，經絡就存在，生命終結，人斷氣了，經絡也就消失了。

經絡是中醫學的靈魂所在，它內連臟腑，外連四肢百骸。有了經絡，人是一個有機整體；沒有經絡，人就是一堆零部件的組合。中醫講究整體觀，從不死死的盯住某個器官不放，它關心的是整個人的生命狀態，重視的是人體內的精、氣、神。中醫之所以能夠做到這一點，就是因為它抓住了經絡這個靈魂。

經絡之間也是相互關聯、互為表裡的。比如肺經與大腸經相表裡，脾經與胃經相表裡，心經與小腸經相表裡，腎經與膀胱經相表裡，肝經與膽經相表裡。如果不了解這些經絡的表裡關係，就不能從整體上掌握人體的生理和病變。

# 經絡不通有哪些原因

如何確認自己身上經絡是否通暢呢？這裡有一非常簡單的方法，即，用手按你身上的肉，包括腿上胃經、膽經、肝經、腎經，上臂的三焦心經、小腸經的部位，只要感覺痛，那麼你肯定是經絡不通了。還有些朋友，後背像一塊板一樣硬，別人稍微按一下，就生痛生痛的，這說明他後背的膀胱經全堵住了，這樣的人，會一天到晚的感覺特累，特疲倦。

為什麼這麼說呢，它有什麼道理嗎？中醫認為，通則不痛，痛則不通。按著肉痛，那就說明經絡不通。

那麼，經絡不通是怎麼造成的？

一般來說，主要有以下三個原因：

一是垃圾食品吃得太多。很多朋友一提垃圾食品，只知道洋速食，其實垃圾食品比較廣泛，世界衛生組織確認十大類食品為垃圾食品，這十大類垃圾食品分別是：

1.  油炸食品：此類食品熱量高，含有較高的油脂和氧化物質，經常進食易導致肥胖；是導致高脂血症和冠心病的最危險食品。在油炸過程中，往往產生大量的致癌物質。已經有研究表明，常吃油炸食物的人，其部分癌症的發生率遠遠高於不吃或極少進食油炸食物的族群。

2.  罐頭類食品：不論是水果類罐頭，還是肉類罐頭，其中的營養素都遭到大量的破壞，特別是各類維生素幾乎被破壞殆盡。另外，罐頭製品中的蛋白質常常出現變性，使其消化吸收率大為降低，營養價值大幅度「縮水」。還有，很多水果類罐頭含有較高的糖分，並以液體為載體被攝取人體，使糖分的吸收率因之

大為增高，可在進食後短時間內導致血糖大幅攀升，胰臟負荷加重。同時，由於能量較高，有導致肥胖之嫌。

3. 醃製食品：在醃製過程中，需要大量放鹽，這會導致此類食物鈉鹽含量超標，造成常常進食醃製食品者腎臟的負擔加重，發生高血壓的風險增高。還有，食品在醃製過程中可產生大量的致癌物質亞硝胺，導致鼻咽癌等惡性腫瘤的發病風險增高。此外，由於高濃度的鹽分可嚴重損害胃腸道黏膜，故常進食醃製食品者，胃腸炎症和潰瘍的發生率較高。

4. 加工的肉類食品（火腿等）：這類食物含有一定的亞硝酸鹽，故可能有導致癌症的潛在風險。此外，由於添加防腐劑、增色劑和保色劑等，造成人體肝臟負擔加重。還有，火腿等製品大多為高鈉食品，大量進食可導致鹽分攝取過高，造成血壓波動及腎功能損害。

5. 肥肉和動物內臟類食物：雖然含有一定量的優質蛋白、維生素和礦物質，但肥肉和動物內臟類食物所含有的大量飽和脂肪和膽固醇，已經被確定為導致心臟病最重要的兩類膳食因素。現已明確，長期大量進食動物內臟類食物可大幅度的增高患心血管疾病和惡性腫瘤（如結腸癌、乳癌）的發生風險。

6. 奶油製品：常吃奶油類製品可導致體重增加，甚至出現血糖和血脂升高。飯前食用奶油蛋糕等，還會降低食慾。高脂肪和高糖成分常常影響胃腸排空，甚至導致胃食道逆流。很多人在空腹進食奶油製品後出現反酸、燒心等症狀。

7. 泡麵：泡麵屬高鹽、高脂、低維生素、低礦物質一類食物。一方面，因鹽分含量高增加了腎負荷，會導致高血壓；另一方面，含有一定的人工脂肪（反式脂肪酸），對心血管有相當大的負面影響。加之它含有許多添加物，可能對肝臟等有潛在的不利影響。

8. 燒烤類食品：此類食品含有強致癌物質三苯四丙吡。

9. 冷凍甜點：此類包括霜淇淋、雪糕等。這類食品有三大問題：因含有較高的奶油，易導致肥胖；因高糖，可降低食慾；還可能因為溫度低而刺激胃腸道。

10. 蜜餞、話梅和蜜餞類食物：此類食品含有亞硝酸鹽，在人體內可結合胺，形成潛在的致癌物質亞硝胺；含有香精等添加物，可能損害肝臟等內臟；含有較高鹽分可能導致血壓升高和腎臟負擔加重。

由於垃圾食品裡含有大量的添加物，這些非大自然的東西，進入人體後，日積

月累，就會形成很多體內垃圾而無法排出體外，這些東西最容易堵塞人體的經絡。

經絡不通的第二個原因是長期處在空調的環境中。天熱了人就要出汗，而出汗本身就是一個排毒的過程，你大量使用空調，不讓身體排毒，久而久之，體內的垃圾本來可以正常的排出的，也被抑制了，這些垃圾就會堵塞人體的經絡。

三是長期以一種姿勢工作。比如長期使用電腦，造成人體內的氣血無法流通，部分肌肉或者組織，長期得不到氣血的滋養，這部分的經絡自然也就不會通暢。

上述三點，基本上是現代社會的生活方式造成的，所以被稱之為現代病。此外，急慢性損傷、扭傷都可以引起經絡不通。

## 細節提示

### 7 種另類的經絡保養法

下面這 7 種方法可能聽起來比較另類，但的確可以有效的疏通經絡，進而達到減肥的目的。

1. 倒走：倒走能使全身的腰脊肌、膝關節周圍的肌肉、韌帶和股四頭肌得到鍛鍊。

2. 捐血：科研人員對荷蘭西部 2,682 男子進行的一項調查研究發現，定期捐血者發生急性心肌梗塞的機率比不捐血者低 86%，研究者說，定期捐血可使體內儲存的鐵處於輕度偏低水準，而少量缺鐵可有效防止心臟病的發生。

3. 嘮叨：大多數人對愛嘮叨的人很不耐煩，其實嘮叨對自身有好處。因為嘮叨可使內心的憂愁苦悶得到發洩，從而使沉重的負擔和精神壓力得到緩衝或消除。

4. 飢餓：歷代醫學家認為「若想壽，腸須清」是很有道理的。腸中食物積滯易生毒，很多疾病甚至癌症均由此引起。一日或兩日不進食，僅喝水充飢的道家「辟穀」之術，其實就是飢餓療法。

5. 赤足：由於人體大部分經絡貫通兩足底，故醫學家認為，赤足走路有健身作用。

6. 狂嘯：披髮狂嘯，也是古人留傳的一種獨特的體內按摩健身法，可調氣、生氣、運氣、養氣，可健五臟，安撫情態。狂嘯在清晨和夜晚為佳，清晨可吐盡五臟濁氣，臨睡前則可喊出丹田的內蘊力。

7. 倒立：倒立向來是僧侶的健身養心之法。倒立時全身血液加快湧入頭部，可使大腦清晰，情趣大異，切忌時間不可過長，尤其是年齡較大的女性。

## 經絡按摩的常用手法

### 女人經絡養生經

按摩手法是指用自己的或他人的手，在自己或他人的體表上，按照各種特定的動作技巧進行操作的方法。其手法的正確與否以及熟練程度如何，直接影響到按摩的效果。古人對按摩有一個基本要求，就是「一旦臨證，機觸於外，巧生於內，手隨心轉，法從手出」。要想做到這樣，就要在按摩手法上好好下功夫。

按摩手法很多，如推、揉、抹、擦、拍、點、啄、叩等等，無法一一例舉。下面介紹 7 種常用的手法。

### 推法

1. 直推法，用拇指或食、中兩指指腹在一定部位上輕快的作直線移動。

2. 旋推法，以拇指指面在穴位上作順時針方向的旋轉推動。

3. 分推法，又稱分法。用兩手拇指指腹由一處向兩邊分開移動，起點多在穴位上。常用於胸腹、前額與腕掌部。

4. 合推法，合推法是與分推法相對而言，又稱合法、和法。動作要求同分推法，只是推動方向相反。適用部位同分推法。在臨床上合推法常與分推法配合使用，一分一合達到相輔相成的作用。

推法在操作時一般要用介質以增加潤滑作用，如水、蔥薑汁、滑石粉等。頻率每分鐘 200 ～ 300 次，用力柔和均勻，始終如一。

5. 揉法：用指端（食、中、拇指均可）或掌根，在選定的穴位上貼住皮膚，帶動皮肉筋脈作旋轉回環活動，稱揉法。治療部位小的用指端揉，大的用掌根揉，也可全掌撫體，但只以魚際部位用力即可。注意操作時壓力輕柔而均勻，手指不要離開接觸的皮膚，要帶動皮下組織，頻率每分鐘 200 ～ 280 次。

6. 按法：以拇指或掌根在一定的部位，或穴位上逐漸向下用力按壓，常配合揉法。

7. 摩法：以手掌面或食、中、無名指指面附著於一定部位或穴位上，以腕關節連同前臂做順時針或逆時針方向環形摩擦，多用於胸腹部。操作時要輕柔，速度均勻協調，壓力大小適當，頻率每分鐘約 120 ～ 160 次。

8. 捏法：用雙手的中指、無名指和小指握成半拳狀，食指半屈，拇指伸直對準食指前半段，然後頂住皮膚，拇、食指前移，提拿皮肉。自尾椎兩旁雙手交替向前，推動至大椎兩旁，算作捏脊一遍。捏法俗稱「翻皮膚」，常用於背脊，又稱「捏脊療法」，可治療多種疾病，又是保健按摩常用手法之一。操作時用力大小適當，不可擰轉；提起皮膚緊鬆多少適當；移動向前須作直線前進。

9. 掐法：用拇指指甲重按穴位，常用於急症。掐法是重刺激手法之一，掐時要逐漸用力，注意不要掐破皮膚，掐後輕揉局部，以緩解不適。

10. 搓法：用雙手掌心相對用力，挾住一定部位，如手掌，然後雙手交替或同時用力快速搓動，並同時作上下往返的移動，稱為搓法。

11. 抹法：用單手或雙手指面緊貼皮膚，作上下或左右往返移動，稱為抹法。

12. 撚法：用拇指、食指面，捏住一定部位，作對稱的用力撚動，稱為撚法。

## 細節提示

### 如何測量穴道的位置

現在很多保健類圖書，對經絡都有所涉及，在教我們如何找穴道時，經常會使用「寸」作為測量單位，這是指我們自己身體的相對比例，每個人都不一樣，測量方式是利用「手指」作為比對工具，就能輕鬆量出穴道的位置了。通常情況下，一指可代表一寸。

　　一寸：大拇指關節的寬度。

　　一寸半：食指、中指合併在一起的指節寬度。

　　二寸：食指、中指、無名指合併在一起的指節寬度。

　　三寸：食指、中指、無名指、小指合併在一起的指節寬度。

# 拍打身體，助你有效疏通經絡

### 女人經絡養生經

　　古代醫學家在實踐中創造總結出了一套拍打健身法，其目的是透過拍打促進血

液循環，通經活絡，以強筋骨，增強局部肌肉營養，使肌肉更發達，增強肌肉的抗病能力，從而達到強身健體的作用。此法動作簡單，既不受場地器材的限制，又隨時隨地都可以做，而且健身效果較好。對於防治亞健康來說是一個不錯的選擇。

1. 拍打頭頸部：站立或坐在椅子上，雙目平視前方，周身鬆弛。然後舉起雙臂，用手掌同時拍打頭頸部，左手拍打左側、右手拍打右側。先從後頸部開始，逐漸向上拍打，一直拍打到前額部，再從前額部向後拍打，直到後頸部。如此反覆 5 ～ 6 次。由於拍打可促進頭頸部血液循環，故此種鍛鍊可防治頭部疾病，如頭痛、頭暈、頭部不適時，拍打後立即會感到輕鬆，症狀可以減輕乃至消除。此外，拍打頭頸部還有健腦和增強記憶力的作用。

2. 拍打胸背部：取站立姿勢，全身自然放鬆，然後雙手半握拳，先用左手拍打右胸，再用右手拍打左胸，先由上至下，再由下而上。左右胸各拍打 200 次。拍打完胸部再拍打背部，手仍半握拳，左手拍打右背部，右手拍打左背部，每側各 80 ～ 100 次。

3. 拍打肩部：正坐於椅上或站立，用左手去拍打右肩，用右手去拍打左肩，每側拍打 80 ～ 100 次。可防治肩痛、肩酸、肩周炎等。

4. 拍打腰腹部：站立，全身放鬆，雙手半握拳或手指平伸，然後腰部自然的左右轉動，隨著轉腰動作，兩上肢也跟著甩動。當腰向右轉動時，帶動左上肢的手掌向右腰部拍打。同時右上肢及手背向左後腰部拍打，如此反覆轉動，手掌或拳有意識的拍打腰部、腹部，每側拍打 80 ～ 100 次。

5. 拍打肢體：用左手拍打右上肢，再用右手拍打左上肢。拍打時要周到，上肢的四周都要拍打到。每側拍打 100 次。此種拍打可以防止肢體麻木，促進肌肉發育，解除上肢的痠痛。拍打下肢時宜採取坐位，坐在椅子上，先拍打左腿，左腳放在小矮凳上，使整個左腿放鬆，用雙手從上到下，從裡向外，再從下到上，從外向裡，由大腿到小腿進行拍打。然後再換拍右腿。一般各拍打 100 ～ 200 次。可以防治下肢麻木、腿腳不靈、腿軟無力，對於偏癱的肢體也有一定的治療作用。

## 細節提示

### 拍打健身的注意事項

拍打健身應注意以下幾點：

1. 拍打時全身要自然放鬆，呼吸平穩，排除雜念。

2. 拍打時用力要均勻，可逐漸加強拍打的力量，開始時不要用力過猛，以感到舒適為宜。

3. 拍打的部位要按順序，不能東一下子、西一下子的拍打。

4. 要堅持，持之以恆，才能顯示出成效。三天打魚，兩天晒網，難以奏效。

5. 拍打時可靈活掌握，或坐或站，或走動等都可以，可隨時隨地的進行。每天早起後完成一次全套動作大約需 10 分鐘，拍打次數在 2,000 次左右。以拍打後有全身舒適感為宜。此法比較適合於中老年及體弱的女性鍛鍊，當然對周身有疼痛，四肢麻木或血液循環差的女性更為適合。

### 女性失眠的自我按摩療法

女人經絡養生經

生活中，有些女性失眠者習慣於借助安眠藥來入睡，這不僅容易產生抗藥性和「成癮」，而且可能損害肝、腎功能，使胃腸功能紊亂。所以最好採用非藥物療法。女性朋友可針對自身失眠的不同情況，採用以下自療方法：

1. 由慢性病引起的失眠，如心臟病、神經衰弱、神經官能症、年老體弱等，可採用方法有：側臥，深呼吸數十次，全身放鬆，呼吸要深長，少時即可入睡。仰臥，兩手握空拳，放在心窩下及胃上部 3 ～ 4 分鐘。搯左右神門穴數十次。

2. 由胃腸系統功能失調、消化不良引起的失眠，要從調整胃腸神經功能入手。因為「胃不和則睡不安」。

3. 由神經受到刺激而引起的失眠，要採取轉移大腦皮質興奮點的方法。睡前先輕撫全身，全身放鬆，然後點按上脘、解溪、足三里、身柱、本神、關衝、大橫、神道各穴。除上述方法外，還可仰臥，點揉上、中、下脘和幽門、天樞、公孫、足三里等穴。

4. 由於工作緊張或思考問題太多而致失眠，可採用呼吸法入睡。方法是身體直立，兩手上舉，充分吸氣，身體前傾成俯立，深呼氣。雙手抓握兩踝，保持此姿勢，進行 4 次腹式呼吸，然後恢復站立姿勢。事實證明，將上述動作重複 6 次，可很快入睡，且睡得很香。但重複次數要適量，否則會產生相反的效果。

## 細節提示

### 失眠的飲食療法

　　失眠，多由心情鬱怒，精神緊張或病後臟腑功能失調所致。臨床表現為入睡困難、夜間多醒、凌晨早醒、夜寐多夢，並因此引起頭暈、乏力、健忘、煩躁易怒等症狀，臨床可分為心火上炎、心脾兩虛、心腎不交等證型。

　　臨床上對失眠治療方法很多，有心理調節、環境調節、內服藥物、針灸、刮痧拔罐、按摩等，這裡向大家介紹一下失眠的飲食療法：

　　蓮心茶：適用於心火上炎，煩躁不眠。

　　蓮心 2 克，生甘草 3 克。開水沖泡，如茶飲。每日飲數次。

　　百合粥：適用於心陰不足之虛煩不眠（口乾、乾咳）。

　　生百合 100 克，粳米 100 克，洗淨，加水 1,000 毫升，煮至米爛，日服兩次。

　　酸棗仁粥：適用於心脾兩虛，驚悸健忘，失眠多夢。

　　酸棗仁 50 克，搗碎，濃煎取汁。用粳米 100 克，加水煮粥，煮至半熟時，加入酸棗仁汁一起煮，至粥成，趁熱服食，可根據個人口味加糖。

　　五味子膏：適用於各種類型的神經衰弱失眠（轉胺酶（aminotransferase，transaminase）高者效果更佳）。

　　五味子 250 克，洗淨，加水浸泡半日，煮爛去渣，加蜂蜜收膏。每服 20 毫升，日服兩次。

　　磁石腎粥：適用於腎陰虛弱、肝陽上亢之失眠、心悸不安、頭暈耳鳴、高血壓（老年人）。

　　磁石 60 克，打碎，煎煮 1 小時後，去渣；豬腎 1 枚，去筋膜，洗淨切片；用粳米 100 克，洗淨，加磁石水，煮至半熟時加入豬腎片，再煮至米爛肉熟，日服 1～2 次。

　　黃連阿膠雞子黃湯：適用於陰虛火旺、虛煩失眠，或熱病、失血後陰虛陽亢失眠。

黃連 5 克，生白芍 10 克，煎水 100 毫升，去渣，對入烊化的阿膠汁 30 毫升，候溫，取新鮮雞蛋兩枚，去蛋清，將蛋黃入藥汁攪拌，於每晚臨睡前頓服。

經常失眠的人。平時飲食應以清淡滋補為主，如百合、蓮子、山藥，可常配以粳米、糯米、薏仁煮粥等。此外應忌飲濃茶、咖啡等興奮中樞神經的飲料。

失眠者的精神調養也是十分重要的，平日應注意保持心胸豁達，避免煩惱、焦慮；還要注意有勞有逸，避免伏案工作，使用電腦工作時間太久，可在工作一兩小時左右，站起來活動活動。在生活上應節制性慾，保養心腎，臨睡前最好不要進食，有人有臨睡前喝牛奶的習慣，可安排在臨睡前 1 小時飲用，食後稍事休息，排除雜念，保持在精神平靜安適的狀態下入睡。

# 緩解神經衰弱的自我按摩法

## 女人經絡養生經

現代女性患有神經衰弱的並不少，這是影響她們生活的最大煩惱之一。而採用自我按摩療法可以緩解症狀。此外，有效的自我按摩還能舒筋活血、通利關節、減輕肢體疼痛。

- 按頭：每晚臨睡前半小時先搓熱雙掌，然後將雙手掌貼於臉頰，兩手中指起於迎香穴，向上推至髮際，經睛明、攢竹等穴，然後兩手分開向兩側至額角而下，食指經耳門穴返回起點，如此反覆按摩 30 ～ 40 次。
- 搓胸：取盤膝坐位，用右手平貼右肋部，向左上方搓至左肩部，共 30 次；然後左手平貼，自左肋部搓至右肩部，共 30 次。
- 揉腹：取盤膝坐位，用一手掌疊於另一手掌上，按於腹部，以臍為中心，先順時針方向揉腹 30 次，再逆時針方向揉腹 30 次。
- 抹腰：取盤膝坐位，兩手插腰（四指向後）沿脊椎旁自上而下抹至臀部，共 30 次，如發現有壓痛點，可用手指按壓 20 ～ 30 秒鐘。
- 揉膝：取坐位，用兩手按於兩膝臏骨上，由外向內揉動 30 次，然後再由內向外揉動 30 次。
- 搓腳掌：取坐位，用左手握左踝關節，右手來回搓左腳掌（足底前半部）30 次，然後右手握右踝關節，左手搓右腳掌 30 次。

## 細節提示

### 按摩的注意事項

　　無論是治病還是自我保健，按摩經絡時都應保證安全可靠，所以應在手法、力度、器械、身體病變部位和體質、年齡等方面引起注意。

1. 按摩室內要保持清靜、整潔、避風、避強光，避免噪音刺激，保持空氣新鮮。

2. 按摩前要用溫水洗腳，全身放鬆，情緒穩定，仰臥床上休息片刻，為他人按摩時取坐勢，準備條毛巾，並將注意事項告訴被按摩者，以便雙方配合良好。

3. 按摩者的手、指甲要保持清潔。有皮膚病者不能從事按摩，以防傳染和危害自身。

4. 按摩者在按摩每個穴位和病理反射區前，都應測定一下反射痛點，以便有的放矢，在此著力按摩，取得良好的治療效果。

5. 按摩力度要按照不同體質、不同病症以及穴位適宜的手法要求，變化運用。

6. 進行按摩時最好每日有固定的時間，每次按摩 20 ～ 30 分鐘，每日 1 ～ 2 次。每次按摩的效果以感到口渴為宜。

7. 按摩過程中，如有不良反應，應隨時提出，保證治療的安全可靠。如出現發熱、發冷、疲倦等全身不適症狀，屬正常現象，應堅持治療。

## 偏頭痛的自我按摩

### 女人經絡養生經

　　醫學研究發現，女性患偏頭疼的人數遠遠超過男性，似乎偏頭疼成了女性的「私房病」。偏頭痛的發病機制比較複雜，目前，西醫還沒有明確的結論，中醫則認為「不通則痛」是其發病機制，所謂不通則痛，就是說經絡不通而引發的身體疼痛。據此，就可以透過經絡按摩來緩解和防治偏頭痛。

　　準備姿勢：平躺。

1. 分推印堂穴。並從印堂穴推至太陽穴，按揉太陽穴。

2. 多指揉兩顳（ㄋㄧㄝˋ）部（頭部兩側耳朵上方），並按壓頭部正中。

3. 多指拿揉頭部兩側。

4. 用掌根揉、擠壓前額至顳部。

5. 用雙食指按壓眼部周圍。

6. 掌心相對，揉搓至發熱，然後敷在眼睛上（眼睛閉上），然後輕緩揉動眼部。

7. 兩手相對，用掌側扣擊頭部，指端抓打頭部。

8. 多指緩揉、點按風池穴。

9. 雙拇指揉壓肩部。

10. 用雙手掌、指端用力頂托頸部。

以上步驟可重複進行，次數可依個人舒服度或增或減。

## 細節提示

### 怎麼樣找對穴道

在大多數人看來，經絡穴位本身就是很玄妙的東西，找穴道似乎更是難上加難，其實只要能靜下心，根據穴道所在位置按下去，如果產生以下兩種感覺，這就表示你找到穴道了。

1. 痠麻感：當我們按壓穴道時，會出現輕微酸麻的感覺，還有酸脹感。

2. 凹洞感：按壓穴道所在的位置，可以感覺到有個小小的凹洞。

## 防治糖尿病的按摩方法

### 女人經絡養生經

1. 按摩魚際穴：魚際穴位於手掌大拇指根部，肌肉隆起的邊沿。按摩時，左手手掌朝上伸手，右手食指托住魚際穴背面，大拇指曲垂直按在魚際穴上，指甲保持垂直於魚際穴，以拇指端有節奏的一緊一鬆平穩用力按壓，最好配合按摩動作，使魚際穴周圍有酸脹感，乃至分別放射至小手指指端與手腕處，這種傳導性的酸脹感持續不斷，方能顯效。

每天早晚各按摩 1 次，每次約 3 ～ 5 分鐘。

2. 按摩足三里穴：足三里穴位於外膝眼下四橫指、脛骨邊緣。找穴時左腿用右手、右腿用左手以食指第二關節沿脛骨上移，至有突出的斜面骨頭阻擋為止，指尖處即為此穴。按摩兩側足三里穴可以同時進行，取坐姿，雙膝稍微曲屈，左右手拇指分別放在各自一側足三里穴上，其餘四指各自握住一側的脛骨，然後拇指稍微曲屈，垂直按在穴位上，一按一鬆，頻率約 2 秒鐘 1 次，按壓力度要適當加大，按揉結合。按摩時不僅要出現酸脹感，而且要有向上下放射之感。每日早晚各按摩 1 次，每次約 4～6 分鐘。

3. 按摩左側肋部：在左肋骨和上腹部用右手手掌輕輕平行按摩；或用右手的食指和中指輕輕叩擊左肋骨和上腹部，以使腹內的胰臟隨之微微振動，以增強胰臟功能。

   每日按摩、叩擊多次，每次 1～3 分鐘。

4. 按摩腹部：先將雙手的食指、中指和無名指蜷起並抱成球形，兩小指朝下，兩拇指朝上，兩掌根部朝內，並將兩掌根部放在大橫穴上（大橫穴在肚臍兩側乳頭直下處），小指放在關元穴（腹正中臍下三寸處）上；大拇指放在中腕穴（肚臍上四寸處）上。接著雙手輕輕往下一壓，隨之上下快速的顫動，每分鐘要超過 150 次。一般要求在飯後半小時或睡前半小時進行按摩，每次按摩 3～5 分鐘。其原理是，透過振腹按摩可以理氣活血，升清降濁。堅持經常按摩腹部，不但可以有效的降血糖，還能降血壓，治療便秘。

5. 按摩三陰交穴：三陰交穴位於內踝上三寸（四橫指）。按摩時一隻手的四根手指握住外踝，大拇指曲屈垂直按在三陰交穴上，以拇指端有節奏的一緊一鬆用力按壓，適當配合按揉動作，使之有陣陣酸脹麻感，而且分別放射至膝蓋和足跟部位。做完左側三陰交按摩，接著再做右側。每日早晚各按摩 1 次，每次約 3 分鐘。

6. 乾毛巾按摩後背：按摩時取一條潔淨的乾毛巾，左右手分別捏緊毛巾兩頭，左手在上時，按摩左側後背；右手在上時，按摩右側後背，直至按摩到後背有陣陣發熱之感為止。

   每天早晚各按摩 1 次，每次每側按摩 2～3 分鐘。

   以上這幾種穴位按摩，看似簡單，但如能持之以恆，對糖尿病的預防和治療均能達到有效作用，關鍵是力量要到位、取穴位要準、按摩的時間要足夠。

## 細節提示

### 低膳食 4 準則

1. 每天三餐均衡，控制總能量 —— 至少食用三餐，不能過量，如果餓了，可以吃些零食，如堅果、帶酸味水果。

2. 食物多樣 —— 各種蔬菜、豆腐、粗製主食、瘦肉、魚或海鮮、水果。

3. 注意烹飪方法 —— 整粒（玉米、黃豆、綠豆、紅豆等）或粗製作的糧穀類（麥片、燕麥等），蔬菜生食，涼拌等形式，都可以增加腸胃蠕動，降低或延緩血糖生成。注意油鹽用量，分別控制在 25 克／天和 6 克／天以內。

4. 每天要保證適量身體活動，包括非計畫的活動和有計畫的鍛鍊，達到快步走 6,000 步的活動量。

# 胸痛、胸悶的經絡療法

## 女人經絡養生經

胸疼、胸悶是女性常見疾病，發病原因有外傷、炎症、機械性壓迫、組織缺血缺氧及神經性刺激等。它不僅見於呼吸系統疾病，亦可發生於心血管系統、消化系統、神經系統疾病以及胸壁組織疾病。

不同器官和不同疾病引起的胸痛、胸悶，在部位、性質和發生時間上也不盡相同。如胸壁軟組織損傷及炎症，有局限性疼痛和壓痛；胸膜炎患者多為刺痛，隨呼吸和咳嗽而加劇；冠心病的心絞痛多位於心前區或胸骨後，常因體力活動過強、飽食或情緒波動而誘發。故要針對不同病情，採取相對的防治措施。

1. 心絞痛：心絞痛是冠狀動脈供血不足，心肌急劇的、暫時缺血與缺氧所引起的臨床症候群。其特點為陣發性的前胸壓榨性疼痛感覺，可伴有胸悶等其他症狀，疼痛主要位於胸骨後部，可放射至心前區與左上肢，常發生於勞動強度較大或情緒激動時。

可按摩刺激手掌中間的心包區、胃腸區，手背的胸腹區，小手指的腎穴和中指的心穴；腳背行間、內庭、陷谷三穴位，即胃、心臟、腎臟反射區。

2. 冠心病：冠狀動脈是供應心臟的血管，容易發生動脈粥狀硬化。在發生硬化的過程中，動脈的管壁逐漸增厚變硬，管腔越來越小，有的分支可閉塞，導致心肌血液供應的減少，因而引起心臟病，稱為冠狀動脈硬化性心臟病，簡稱冠心病。當冠狀動脈較大的分支完全或幾乎完全堵塞時，相對的心肌得不到血液的供應而壞死，就會發生心肌梗塞。心肌梗塞時有胸痛，性質與心絞痛相似，但更加劇烈。冠心病病狀表現為胸悶、心律失常、心電圖異常。

除按摩刺激心絞痛所示穴位外，另加按摩食指第一、二指關節橫紋中間的小腸、大腸反射區；腳部的公孫穴、然谷穴。

3. 一般性胸悶、胸疼：如果不是上面兩種與心臟相關的病理性胸悶、胸疼，可採取較為簡單的按摩方法：用手掌順著前胸肋骨方向，從裡向外，兩手交替進行按摩。同時應配合呼吸動作，用鼻緩緩深吸氣，用嘴徐徐吐氣。

## 細節提示

女性感到胸疼、胸悶時，除了以上的經絡療法，還要在飲食上多加護養。下面介紹幾種食療方案作為參考：

1. 陳皮 20 克、蔥頭 30 克、生薑 3 片，水煎服，每日 2～3 次。
2. 花生殼 30 克、大茴香 3 克、白胡椒 3 粒，水煎服，每日 1～2 次。
3. 豬脊骨 100 克、綠豆芽 30 克、黃柏 10 克。水煎服，每日 2 次。

# 口臭的經絡療法

## 女人經絡養生經

每一個愛美的女人都希望在和別人交談時保持口氣清新甚至吐氣如蘭，以給對方留下一個好的影響。可現實生活中，偏偏就有許多女性為口臭所困擾，這令他們的社交生活常陷入尷尬之中。

口臭又稱為口氣，是指口腔內散發出一種難聞的氣味。中醫認為口臭是「胃熱傷津，腸間燥結」造成的。

口臭在醫學臨床上一般可分為生理性和病理性兩個大類。病理性口臭，一般包

括器質性病變型和功能性病變型。

口臭首先是由於口腔疾病引起的，如牙齦炎、牙周病、牙齦出血、牙槽溢膿、大量結石或積垢汙物，或有食物嵌塞，殘留食物經細菌分解發酵後產生的硫化氫和甲硫醇，使 PH 值達到 7.2，產生吲哚和氨類，因而產生難聞的臭味。

別小看口臭這小小的毛病，它會使女人（尤其是年輕女性）不敢與人近距離交往，從而產生自卑心理，影響正常的人際、情感交流，令人十分苦惱。

有些人，口臭較重，自己就可以聞到自己的口氣臭穢；而有些人，透過他人的反應，才知道自己口臭。自測口氣的方法：將左右兩手掌合攏並收成封閉的碗狀，包住嘴部及鼻頭處，然後向聚攏的雙掌中呼一口氣後緊接著用鼻吸氣，就可聞到自己口中的氣味如何了。

下面來介紹一些可以治療口臭的經絡療法：

1. 按壓曲池穴：曲池穴在屈肘，肘橫紋外端凹陷中。以拇指強力按壓，有降解胃熱的作用，可有效緩解口臭。

2. 按壓上巨虛穴：上巨虛穴在足三里穴下 3 寸，筋骨之間凹陷中。用拇指以強力按壓，有促進消化功能的作用。

3. 按壓內庭穴：內庭穴在足背，第二、三趾間的縫紋端。內庭穴與曲池穴一樣，用拇指以強力按壓，也有降解胃熱的作用。

## 細節提示

### 食物療法

有一些簡便的方法，可以為口臭患者解除煩惱。科學發現，常食海帶有消除口臭的作用，咀嚼茶葉或者用茶水漱口可以消除口臭。

甘草和香菜是治療口臭常用之品。取甘草 30 片，蘋果 1 個切成塊，香菜 20 棵，一起下鍋（砂鍋），放兩碗半水煎成一碗左右，棄渣取其汁，稍涼後加入適量蜂蜜即可飲用。1 天 1 次，連服 5 天。

牙齦或口腔其他部位有炎症時，可以喝薄荷粥消除口臭。將鮮薄荷葉 30 克（乾品 15 克）洗淨，入鍋內加適量水熬，棄渣取汁待用；粳米 50 克淘淨，加適量水煮至米熟；再加入薄荷葉汁，煮沸即可食用。

# 女性便秘的經絡療法

## 女人經絡養生經

便秘的經歷相信很多人都有過，便秘看似一個小毛病，但卻會給生活帶來很大的煩惱。導致便秘的原因很多，最主要的原因有以下幾點：

1. 飲食結構不合理，偏愛吃蛋白含量高和辛辣的食物。高蛋白食物在腸道中運行速度是最慢的，並且能產生很多有害氣體，例如：富含高蛋白的牛肉就是大腸癌的重要誘發食物。

2. 年老體衰。中老年女性身體機能低下，胃腸運動能力同樣降低，加上肛周肌肉力量下降，因此很多中老年女性都有便秘。

3. 過度消瘦的女性。很多女孩子為了苗條，對「油脂」退避三舍，殊不知適量的脂肪攝取對人體是非常有必要的，如果脂肪攝取過少就會造成大便艱澀難下。

得了便秘又應該透過怎樣的經絡療法去治療呢？

　A. 抹任脈：從膻中穴到中極穴
　　位置：雙乳頭之間中點到臍下一掌寬小腹的中點連線。
　　膻中穴位於胸部，前正中線上，平第 4 肋間，兩乳頭連線的中點。
　　中極穴位於下腹部，前正中線上，臍中下 4 寸。
　　按摩方法：仰臥或正坐，用左手或右手的拇指，從膻中穴沿著任脈（腹部正中）抹到中極穴，方向始終由上向下，操作 20 次，力量不宜過大，但是要緊貼皮膚。

　B. 掌揉天樞穴和大橫穴
　　位置：天樞穴位於腹中部，平臍中，距臍中 2 寸。
　　大橫穴位於腹中部，距臍中 4 寸。
　　按摩方法：將自己兩掌平放於中腹，兩中指正對於臍中，稍加用力後順時針方向揉動，令腹內有熱感為佳。

　C. 點揉腹結穴和氣海穴
　　位置：腹結穴位於下腹部，大橫穴下 1.3 寸，距前正中線 4 寸。
　　氣海穴位於在下腹部，前正中線上，臍中下 1.5 寸。
　　按摩方法：將雙手拇指指腹按壓住同側腹結穴後稍加壓力，感到

酸脹為佳，然後順時針方向點揉 1 分鐘；再用一手拇指點揉氣海穴，力度同腹結穴，同樣操作 1 分鐘。

D. 順時針摩揉全腹

按摩方法：將兩掌重疊，扣於臍上，稍加用力，沿順時針方向摩揉全腹，注意力度要滲透進腹腔，令腸道能跟隨手掌在腹腔中震動。這樣才能促進腸道蠕動，注意摩揉方向，如果操作方向相反，就會適得其反。

E. 點揉尺澤穴和曲池穴

位置：尺澤穴位於肘橫紋中，肱二頭肌腱橈側凹陷處。

曲池穴位於肘橫紋外側端，屈肘、尺澤穴與肱骨外上髁連線中點。

按摩方法：以一側拇指指腹按住尺澤穴，輕輕揉動，以酸脹感為宜，每側 1 分鐘，共 2 分鐘。曲池穴操作同尺澤穴。此二穴為上肢治便秘要穴，尺澤穴為肺經穴位，曲池穴為大腸經穴位，二者相配能有效促進大便排出，效果顯著。

F. 點揉合谷穴

位置：位於大拇指和食指的虎口間，拇指食指像兩座山，虎口似一山谷，合谷穴在其中故此得名。定位合谷穴的方法是：一手的拇指第一個關節橫紋正對另一手的虎口邊，拇指屈曲按下，指尖所指處就是合谷穴。

按摩方法：以一側拇指指腹按住合谷穴，輕輕揉動，以酸脹感為宜，每側 1 分鐘，共 2 分鐘。合谷穴是全身四大保健穴之一，也是清熱止痛的良穴，可以有效緩解因便秘造成的頭暈、飲食不振、情緒煩躁、黃褐斑、痤瘡和腹痛等症。

G. 按揉支溝穴

位置：支溝穴位於前臂背側，陽池穴與肘尖的連線上，腕背橫紋上 3 寸，尺骨與橈骨之間。

按摩方法：以一側拇指指腹按住支溝穴，輕輕揉動，以酸脹感為宜，每側 1 分鐘，共 2 分鐘。支溝穴是治療便秘的特效穴，各型便秘均可使用。

H. 按揉內庭穴

位置：內庭穴位於足背，第 2、3 蹠骨結合部前方凹陷處。

按摩方法：以一側拇指指腹按住內庭穴，輕輕揉動，以酸脹感為宜，每側 1 分鐘，共 2 分鐘。內庭穴是瀉胃火的特效穴，此穴對青年女性飲食不當所致的便秘效果最為明顯。

I. 按揉三陰交穴

位置：三陰交穴位於小腿內側，足內踝尖上 3 寸，脛骨內側緣後方。

按摩方法：以一側拇指指腹按住三陰交穴，輕輕揉動，以酸脹感為宜，每側 1 分鐘，共 2 分鐘。三陰交穴是滋陰潤燥的要穴，故此法特別適用於患有便秘的中老年女性。

## 細節提示

### 按穴道的禁忌

如果處在以下這些情況時，最好避免按摩穴道，以免造成不良影響。

· 孕婦：一不小心可能會影響媽媽和胎兒的健康。
· 生理期：部分穴位會影響經血的流動。
· 空腹、剛吃飽、精神狀況不佳：最好趁精神飽滿，飯後一小時之後再按摩。
· 身體有外傷：不當按壓可能會造成出血。
· 嚴重心臟病、肺部疾病、糖尿病、皮膚病患者：為了避免影響身體功能，也最好別任意按壓穴道。

# 小腿抽筋的自我按摩

### 女人經絡養生經

有不少朋友，常常在夜間睡眠時突然發生小腿抽筋、疼痛。「小腿抽筋」在醫學上稱之為腓腸肌痙攣，常指腳心和腿肚抽筋。腓腸肌痙攣是痛性痙攣中最常見的一種，其特點是腓腸肌突然發作的強直性痛性痙攣，牽掣、痛如扭轉，持續數十秒

至數分鐘或更久，其痛楚難以名狀。

小腿抽筋時，透過自我按摩可以達到溫經通絡、宣通氣血、解痙止痛等作用。自我按摩對於緩解腓腸肌痙攣所致小腿肌肉僵硬、劇痛等症狀效果頗佳，有時甚至可以手到病除。

如果是在睡覺中突然出現腓腸肌痙攣，首先可以背屈患腳，給腓腸肌以被動牽拉的力，解除腓腸肌的痙攣，然後再進行腓腸肌的自我按摩。如果您經常出現腓腸肌痙攣，此套手法還可以達到預防作用。

自我按摩的方法有以下幾種：

1. 按揉小腿肌肉：取坐位，一手或雙手用按法或揉法自膕窩至跟腱，用力按揉數分鐘，至小腿肌肉放鬆為止。

2. 揉膕窩（膕窩為膝後區的菱形凹陷）：取坐位，用雙手食指和中指點揉膕窩，約 2 分鐘。

3. 點承山（承山穴是小腿伸直時肌肉出現人字形凹陷處）：取坐位，用拇指點揉承山穴，以有酸脹感為宜，約 2 分鐘。

4. 彈撥跟腱：取坐位，用拇指用力彈撥跟腱數 10 次。

5. 揉搓小腿：取坐位，用雙手相對用力揉搓小腿肌肉，約 2 分鐘。

6. 拍打小腿：取坐位，雙手五指自然併攏，掌指關節微屈，虛掌平穩而有節奏的平拍小腿，約 2 分鐘。

除了病發時的自我按摩，女性朋友還要重視平時的自我調養，這是避免小腿抽筋的最好方式：

A. 運動前要做充分準備活動，天氣熱，運動量又大時，應在運動前或運動中及時補充含鹽類的飲料。

B. 要注意保暖，不讓局部受寒。在游泳時如果水溫過低，應做好熱身活動。游泳時一旦在水中發生小腿肌肉痙攣，應立即改成仰式，並迅速游回岸邊，暫時停止游泳。

C. 身體過度疲勞者，應適當休息，減少運動量。

D. 為預防小腿抽筋，在膳食方面要多吃些含鈣量高、含胺基酸的營養食品，如蝦皮、牛奶、豆製品、瘦肉等。

## 細節提示

### 按摩時的禁忌

各種骨關節結核、骨髓炎、骨腫瘤、骨折患者嚴禁按摩；足部穴位及反射區有嚴重的皮膚潰爛、出血、傳染性皮膚病對應先行治療，嚴禁發作時按摩；嚴重心臟病、高血壓、精神病及腦、肺、肝、腎等病患者一般禁忌手足部的穴位刺激；婦女妊娠期、月經期，禁忌按摩，以免引起流產或出血過多，特別是與婦科相關的穴區，嚴禁暴力按壓刺激；各種急慢性傳染病、胃十二指腸潰瘍或穿孔者應嚴禁按摩；有血液病或有出血傾向的患者，嚴禁按摩，以免導致局部組織出血；空腹時禁忌足部穴位及反射區的按摩，一般，飯後 1 ～ 2 小時再開始按摩。此外，如果手法不熟練，忌用外力大力刺激穴位，以免造成對身體的傷害。

對於日常保健按摩，用力不可過大，也不可在一處穴位長時間停滯用力，應該在全身按摩的基礎上進行重點反射區按摩。

# 養生從腳底按摩開始

足療，是一種非藥物療法，透過對足部反射區的刺激，調整人體生理機能，提高免疫系統功能，達到防病、治病、保健、強身的目的。養生從足底開始是一種自我保健的意識和最常見的方法，可以說睡眠是養生的根本，食補是養生的枝幹。平時的日常生活起居問題，是養生的細節。情緒問題是決定養生的效果的葉子。

所以養生更應該注重環節中的細節，才能夠保證養生的品質。養生從足底開始也是保證養生的品質。「最早發現有關腳底按摩的文字記載，是在古埃及的蘆薈上的文字記載，4600 年前在金字塔中有一幅奴隸為巴路王按腳的壁畫，巴路王問：「為什麼這麼痛？」奴隸答：「疼痛之後你就知道有什麼效果了。」

記載按摩最多最全面的是《黃帝內經》，裡面詳細介紹了全身的經絡和腧穴，其中有許多是足部的穴位，還詳細介紹了經絡、穴位與五臟六腑的關係，指出，臟腑有病可以透過經絡反映到體表穴位，根據不同穴位的症狀可以推斷相關的臟腑功能出現了問題。如湧泉穴的記載，它是與人體保健密切相關的重要穴位。後來東漢華佗的《五禽戲》中也很重視足部導引術，並在《華佗祕笈》中稱此法為專門研究腳部按摩的學問「足心道」。腳底按摩

　　足療是否能治病，醫療專家和足療業界人士看法不一。有專家說，足療既有保健按摩功能，同時又有醫療功能。他說，事實證明足療能治療三類病：糖尿病、冠心病等慢性疾病；失眠、頭痛；陽痿、早洩等性功能疾病。同時，足療的保健功能很明顯，沒有按摩足部時，足部血液流速為 12 毫米／秒。但當全面按摩足部後，足部的溫度會升高，血流速度加快，可達到 24 ～ 25 毫米／秒，可以改善血液循環，減輕心臟負擔，使新陳代謝功能提高。

　　但也有專家認為，足療是一種保健按摩，而不屬醫療範疇，不能治病。但透過足療可以達到緩解疲勞，放鬆神經，促進全身血液循環。做足療後，為什麼有些病見好呢？這並不奇怪，因為足部穴位多，並有脾、肝、腎、胃、膽、膀胱等六條經絡，只要經常做，手法正確，對身體肯定有好處。

　　所以無論治療還是保健都是在養生的範疇。除了人為的足底保健之外，熱敷和冷敷同樣能夠達到舒筋活血的目的。「飯後百步走，活到九十九」，足部是人體的「第二心臟」，是人體的晴雨表，能夠很準確的反映人體的健康狀況。按摩前先蒸洗腳或洗泡腳 20 分鐘左右，讓足部毛孔張開，用熱毛巾將足部擦淨、包裹，先按左腳，順序是足底、足內側、足外側、足背，按摩的時間一般在 30 至 45 分鐘。不適合時間過長，時間過長容易破壞人體表皮的膳食纖維結構，造成細胞壁的破裂和過度擠壓造成的深度疼痛。

　　養生從足底開始，保證腳的寬鬆和舒適，也是養生重要的部分。

## 細節提示

### 腳底按摩的十大重要功能

　　腳底按摩療法具有治病防病的神奇功效。用中醫理論來總結，腳底按摩具有補、瀉、清、消、散、和、斂、緩、鎮等十大主要功能。

1. 補：腳底按摩能改善血液循環、促進新陳代謝，無病者得以健身長壽，有病者得以去病養身，補「根氣」，理「精氣」，益「宗氣」功效卓著。這是因為腳底按摩具有非常明顯的「抗衰老」作用。

　　A. 補腦提神。補腦提神是腳底按摩最顯著的功效之一。睏倦之際，按摩足部，立奏精充神敏之效。常按摩大腦、額竇、腦幹、垂體等反射區，對腦力勞動者解除疲勞功效顯著。

B. 補心調律。按摩足部能促進血液循環，增加血含氧量，促進代謝，調節心律。常按摩心、腎上腺、胃、橫膈膜等反射區，對年老體弱者和心臟病患者有補心調律之功效。

C. 補脾助運。不思飲食之時，按摩足部片刻，頓覺飯甜菜香，胃口大開。常按摩胃、腸、膽、胰、甲狀腺、腹腔神經叢等反射區可健脾助運，增加食慾。

D. 補腎壯陽。腰痠腿軟、夜頻尿多、陽痿早瀉者常按摩腎上腺、腎、生殖腺、前列腺等反射區，可益腎壯陽，重振雄風。

2. 瀉：腳底按摩對體弱多病者有「補不足」的作用，對體壯證實者，卻有「瀉有餘」的功效，因為腳底按摩能調節肝臟功能，加速人體抗病排毒的能力，這在醫學上稱為「雙向調節」作用。

A. 暢腑通便。腑實內熱、腸道麻痺或習慣性便秘患者，經按摩小腸、升結腸、橫結腸、降結腸、乙狀結腸和直腸等反射區後，可見腸蠕動明顯加強，從而有腑暢便通之效。

B. 瀉毒利尿。腳底按摩可使人體內有毒物質和代謝產物從小便排出。常按摩腎、輸尿管、膀胱、淋巴結等反射區，可增強人體排毒能力，淨化人體內環境，減少疾病的發生。

3. 溫：腳底按摩能疏通經絡、激發經氣，改善身體微血管的血液循環。因此，即使是寒冷天氣，按摩足底 5 分鐘後，足底也會升溫，全身烘暖，陽氣洋溢。

A. 溫經通脈。經常按摩肩關節、胸椎、腰椎、膝關節等足部反射區對因寒溼引起的關節炎、椎柱炎、肩周炎、凍瘡等患者有治療效果。

B. 溫理止通。經常按摩胃、腹腔神經叢、生殖腺等反射區，對陰盛寒凝引起的胃痛、婦女經痛患者有良效。

4. 清：「補正去邪」是腳底按摩功效之一。因為它不僅可以「溫陽」，同時又可以「清火」。臨床驗證，腳底按摩對消炎去火功效頗佳。透過對患者做血、尿、糞等檢驗發現，按摩後，炎症指標明顯下降。

A. 清熱去火。腳底按摩對急性炎症如肺炎、淋巴管炎等，有迅速退熱消炎之效，對內火引發的齒痛、目赤、口瘡也有清解良效。

  B. 清溼化炎。對溼熱引起的肝、膽、胰、胃、腎等炎症，按摩相關反
   射區及上半身和下半身淋巴系統反射區，清溼化炎功效顯著。

  C. 清火解毒。對溼熱引起的紅腫、潰瘍等炎症，按摩上半身和下半身
   淋巴系統及相關反射區後，能迅速清火解毒、消腫止痛。

5. 消：腳底按摩可疏經活絡、理氣暢腑，可對人體的四肢百骸和五臟六腑，達到
  通達正氣、消除病邪的功效。

  A. 消食導滯。按摩胃、十二指腸、小腸、大腸、腹腔神經等反射區，
   對脘滿腹脹、積滯便秘患者達到消食導滯的作用。

  B. 消腫散結。對乳腺小葉增生、乳腺炎及頸部淋巴炎等患者按摩頸
   部、腦垂體、乳房（胸）、生殖腺（卵巢）、上半身和下半身淋巴
   系統等反射區，可逐漸消除腫塊、去邪散結。

  C. 消瘀化積。肝硬化、脾腫大以及各種腫瘤是瘀聚毒積所致，按摩上
   半身和下半身淋巴系統及肝、脾等相關反射區可收消瘀化積之效果。

6. 散：腳底按摩能促進新陳代謝、調節肝腑功能、激發經絡之氣，不僅對人體外
  風、寒、暑、溼、燥、火的「六淫」之邪有宣解之效。

  A. 去邪解表。風寒暑溼之邪入侵引起寒熱的黃者，經按摩大腦、鼻、
   扁桃腺、上半身和下半身淋巴系統反射區，可退熱解表。

  B. 舒肝解鬱。喜怒無常、情態失度、心情憂鬱而產生的肋間神經痛、
   癮症、神經官能症等病症，按摩大腦、小腦和腦幹、甲狀旁腺、失
   眠點等反射區療效較好。

  C. 舒神利竅。鼻、眼、耳等官竅功能障礙透過按摩相應反射區及甲狀
   腺、甲狀旁腺、腎上腺等反射區，有顯效。

7. 和：中醫學認為，人體健康貴在陰陽氣血平和、臟腑功能協調，人體一旦受到
  致病因素的干擾，便會生理失去平衡，疾病隨之產生。腳底按摩運用中醫陰陽
  平衡學說的原理，透過刺激足部反射區，能使失調之內臟功能恢復平衡。

  A. 調和陰陽。更年期症候群、內分泌失調及一些老年性疾患，透過按
   摩腦垂體、大腦、甲狀腺、甲狀旁腺、生殖腺等反射區，可恢復陰
   陽平衡。

  B. 調節升降。人體陰陽逆亂引起的失眠、暈厥、內臟下垂等病症，按摩甲狀腺、甲狀旁腺、內耳迷路、腦垂體、腎上腺等反射區可糾偏調正，恢復健康。

  C. 調理臟腑。人體臟腑功能失常，會引起痛瀉、嘔逆、咳血等疾病，按摩腎、腦垂體、甲狀旁腺等相關反射區可使臟腑功能恢復正常。

8.　斂：根據生物全息學說原理，人體所有組織器官足部都有其相對應的反射區，足部蘊藏著人體的「根氣」所以腳底按摩可加強「根氣」的固養作用，提高人體內臟的生理功能，凡氣、血、精、液等耗散滑脫之證，透過腳底按摩，可獲得保真祕元的功效。

  A. 斂汗。按摩腦垂體、甲狀腺、甲狀旁腺、心、腎等反射區盜汗不止有良效。

  B. 止血。按摩腦垂體、甲狀旁腺、腎及有關內臟的反射區對止咳血、吐血、尿血、便血有良效。

  C. 固精。按摩大腦、腦垂體、腎上腺、生殖腺、前列腺等反射區對精、早瀉有良效。

  D. 縮尿。按摩腦垂體、腎上腺、腎、輸尿管、膀胱、前列腺等反射區對頻尿、遺尿有良效。

  E. 澀腸。按摩腎、胃腸道、下半身淋巴系統等反射區對久瀉不癒有良效。

9.　緩：根據中醫經絡學說原理，腳底按摩可疏經通絡，對人體神經的緊張有很好的舒緩作用，按摩後無論是精神緊張，還是肌肉攣急，均可得到放鬆。

  A. 舒緩急迫。有嚴重焦慮、煩躁、經前期緊張，按摩大腦、腦幹、腦垂體、甲狀旁腺、內耳迷路等反射區，可使患者恢復寧靜、身心放鬆。

  B. 舒攣緩痙。按摩小腦和腦幹、甲狀旁腺、橫膈膜、腹腔神經叢及疼痛部位對應的反射區，可舒緩身體緊張、克服身體痙攣。

10. 鎮：中醫有「下病上治、上病下取」的治療方法，因而，按摩足部可使氣、血、痰火等病理因素逆沖而上產生的症狀解除。

A. 安神。按摩腎、大腦、腦幹、肝臟、甲狀旁腺、腹腔神經叢、失眠
　　點反射區可安神靜氣，提高睡眠品質。

B. 平喘。慢性支氣管炎、肺氣腫等引起的虛喘不止，按摩支氣管和肺、
　　心、喉、氣管、甲狀旁腺、腎上腺等反射區能減輕症狀。

C. 降壓。高血壓引起的頭疼、頭脹、頭暈，按摩大腦、額竇、小腦、
　　頸部、腎、輸尿管、膀胱、降壓點等反射區能降壓止痛。

## 如何保持足部經絡的暢通

　　古人有這樣的健康諺語：「竹從葉上枯，人從腳上老，天天千步走，藥鋪不用找。」說明人要想健康長壽，必須勤於動腳、動腿，要經常活動，使足部的經絡暢通。步行的好處下文我們會作詳細的介紹。

### 天天按摩腳 —— 摩熱腳心能健足

　　《八股雜錦歌》講：摩熱腳心能健足。中醫經絡學指出，腳心是腎經湧泉穴的部位，手心是心包經勞宮穴的部位，經常用手掌摩熱擦腳心，有健腎、理氣、益智的功效。

　　按摩方法：晚上，熱水浴腳後，用左手握住左腳趾，用右手心搓左腳心，來回搓 100 次，然後再換右腳搓之。

### 常做下肢操 —— 保持足腿部經絡的暢通

　　下肢操的準備姿勢是：身體直立，兩腳分開比肩稍寬，兩手插腰，兩眼平視正前方。動作是：

1. 旋腳運動：右腳向前抬起，腳尖由裡向外（順時針）旋轉 16 圈，再由外向裡（逆時針）旋轉 16 圈；然後再換腳做同樣動作。

2. 轉膝運動：上體前屈，兩手扶膝，兩膝彎曲，先兩膝同時按順時針方向旋轉 16 次，再按逆時針方向旋轉 16 次；兩膝分別同時由外向裡轉 16 次，再分別由裡向外轉 16 次。

3. 踢蹬運動：兩腳交替向前踢腳各 16 次，踢時腳趾下摳；兩腳交替向前蹬腳各 16 次，蹬時腳跟突出。

4. 踢腿運動：兩腿交替向前高踢腿各 16 次；兩腿後踢，後腳跟踢至臀部，各踢 16 次。

5. 下蹲運動：兩腳跟離地，鬆腰屈膝下蹲，蹲時上下顫動 8 次，慢慢起立，腳跟落地。如此，反覆做 5 次。

6. 壓腿運動：右腿屈膝成騎馬式，手扶同側膝，虎口向下，上身向右前方前俯深屈，臀部向左擺出，眼看左足尖，左手用力按壓左膝 4 次。然後臀部向右擺出，眼看右足尖，右手用力按壓右膝 4 次。左右交替各做 4 次。

7. 跳躍運動：原地上下跳躍，共跳 16 次。跳動時，上肢可隨之上下擺動，上至頭高，下至小腹，手指併攏呈單掌。

## 細節提示

### 搓腳貴在堅持

每天堅持 1 ～ 2 次搓腳心，持之以恆，能達到補腦益腎、益智安神、活血通絡的療效，可以防治健忘、失眠、消化不良、食慾減退、腹脹、便秘和心、肝、脾、膽等內臟病症。按摩手法要正確，否則達不到去病健身的目的。每晚用熱水洗腳後坐在床邊，將腿屈膝抬起，放在另一條腿上，腳心歪向內側，按摩左腳心時用右手，按摩右腳心時用左手，轉圈按摩，直到局部發紅發熱為止。

# 足部治病要穴

## 女人經絡養生經

我們在上文已經說到過，足部的穴位有 66 個之多，這其中除了我們曾多次提到的湧泉穴以外，以下九大穴道也是非常重要的。

1. 申脈穴

取穴方法：取定穴位時，可採用仰臥或正坐的姿勢，申脈穴位於人體的足外側部位，腳外踝中央下端一公分的凹陷處。

主治疾病：頭痛，眩暈，癲狂癇，腰腿痠痛，目赤腫痛，失眠，手腳冰冷（怯寒症）等。此穴位為人體足太陽膀胱經上的重要穴位之一。

2. 大敦穴

取穴方法：取穴時，可採用正坐或仰臥的姿勢，大敦穴位於大拇趾（靠第二趾

一側）甲根邊緣約二毫米處。

主治疾病：目眩、腹痛、肌肋痛、冷感症。除此之外，自古以來，它亦被視為鎮靜及恢復神智的要穴。此穴位為人體足厥陰肝經上的主要穴位之一。

3. 丘墟穴

取穴方法：取穴時，可採用仰臥的姿勢，丘墟穴位於足外踝的前下方，當趾長伸肌腱的外側凹陷處。

主治症狀為：可以使頭腦清晰、能使自己情緒穩定，能承受不幸等心理壓力。此穴為人體足少陽膽經上的主要穴位。

4. 太沖穴

取穴方法：取穴時，可採用正坐或仰臥的姿勢，太沖穴位於足背側，第一、二趾蹠骨連接部之間凹陷處。

主治疾病：肝臟病、牙痛、眼病、消化系統疾病、呼吸系統疾病、生殖系統疾病。此穴位為人體足厥陰肝經上的重要穴位之一。

5. 崑崙穴

取穴方法：崑崙穴位於人體的腳踝外側，在外踝頂點與腳跟相連線的中央點（或足外踝後方，外踝尖與跟腱之間的凹陷處）。

主治疾病：頭痛、腰痛、高血壓、眼疾、手腳冰冷、脹氣上逆、腸結石、下痢等。此穴位為人體足太陽膀胱經上的主要穴位之一。

6. 太白穴

取穴方法：取定穴位時，可採用仰臥或正坐，平放足底的姿勢，太白穴位於足內側緣，當第一蹠骨小頭後下方凹陷處。

主治疾病：胃痛、腹脹、吐瀉、痢疾等。此穴位為人體足太陰脾經上的重要穴位之一。

7. 臨泣穴

取穴方法：取穴時，可採用仰臥的姿勢，臨泣穴位於足背外側，第四趾、小趾蹠骨夾縫中。

主治症狀：頭痛、腰痛、肌肉痙攣、眼疾、膽囊炎、中風、神經官能症等。此穴位為人體足少陽膽經上的主要穴位之一。

8. 行間穴

取穴方法：取穴時，可採用正坐或仰臥的姿勢，行間穴位於人體的足背側，大拇趾、二趾合縫後方赤白肉分界處凹陷中，稍微靠大拇趾邊緣。

主治疾病：宿醉不適、眼部疾病、腿抽筋、夜尿症、肝臟疾病、脹氣上逆、肋間神經痛、月經過多、黏膜炎等。此穴位為人體足厥陰肝經上的主要穴位之一。

9. 太溪穴

取穴方法：取穴時，可採用正坐，平放足底或仰臥的姿勢，太溪穴位於足內側，內踝後方與腳跟骨筋腱之間的凹陷處。

主治疾病：腎臟病、牙痛、喉嚨腫痛、氣喘、支氣管炎、手腳冰涼、女性生理不順、關節炎、精力不濟、手腳無力、風溼痛等。此穴位為人體足少陰腎經上的主要穴道之一。

## 細節提示

### 足穴的定位

為了定準穴位，以提高療效，必須掌握好定位方法。

1. 骨度分寸折量法

　　A. 足跟後緣至中趾根部為 10 寸。

　　B. 足內、外踝高點至足底為足底部骨度分寸折量 3 寸。

　　C. 足掌面第 1 蹠趾關節內側赤白肉際至第 5 蹠趾關節外側赤白肉際為 5 寸，足背部亦相同。

　　D. 足跟部最寬處距離為 3 寸。

2. 自然標誌定位法。該法即是根據人體足部的自然標誌而定取穴位的方法。如趾橫紋、趾尖端、蹠趾關節、蹠骨小頭、趾縫端、內踝高點、外踝高點、舟骨粗隆等。

# 腳底按摩的操作要求有 4 點

1. 確的定位：這是腳底按摩取得滿意療效的首要條件。要求操作者熟練掌握足部各個反射區的位置，以及確定位置的體表標誌和方法。

2. 正確的姿勢：如果是為他人按摩，受術者取坐位或半躺，操作者與受術者相對而坐，把受術者的腳放在身前的小凳上或自己的膝上。操作時還應注意施力手和輔助手的相對姿勢，以方便施力治療。

3. 適當的力度：按摩要有一定的力度。如果力度過小，則達不到治療作用，如果力度過大則會使受術者產生劇烈疼痛，也沒有必要。力度大並不等於療效好，更不等於舒適。

4. 足夠的時間：根據身體體質或者相對的病症，選擇相對的按摩時間，以保證足夠的刺激量。

## 細節提示

### 腳底按摩的注意事項

腳底按摩的注意事項則有以下幾點：

1. 操作時要保持室溫，不可有風直吹足部，按摩結束後注意足部保溫，不要用冷水洗腳。

2. 操作結束半小時內，需飲用溫開水 300 ～ 500 毫升。患有嚴重心腎疾病的病人喝水量要適當減少。

3. 按摩時應避開骨骼突起部位，以免損傷骨膜。老年女性的骨骼變脆、關節僵硬，女孩子皮薄肉嫩，治療時不可用力過大。

4. 淋巴、脊椎和尾骨等反射區，一定要朝心臟方向按摩，以利於推動血液和淋巴循環。

5. 在服藥期間採用腳底按摩療法時，若所服用的是鎮靜劑，一般應停服，其他的藥物應遵循醫囑。

# 腳底按摩的手法

1. 撚法：用拇指和食指的指腹相對捏住一定部位，稍用力作對稱的撚線狀的快速撚搓，稱為撚法，用於足背反射區。

2. 捏法：拇，食二指分別捏壓在兩個對應的穴位和反射區上壓揉，或者拇指在一個反射區和穴位上點壓而食指在另一面起固定作用。

3. 指揉法：用拇指或中指面或食指、中指、無名指面輕按在某一反射區部位作輕柔的小幅度的環旋揉動為指揉法。

4. 指按法：用拇指或食指、中指，環三指指面按壓反射區的一種手法，單手指力不足時，可用另～手拇指重疊按壓。

5. 勒法：用屈曲的食中兩指夾住病人足趾根部迅速滑出；趾端，反覆數次，稱為勒法，本法僅適用於足趾部。

6. 擦法：用單指或手掌大小魚際及掌根部附著於足部，緊貼皮膚進行往復，快速直線運動。

   腕關節應自然伸直，前臂與手近似水平，指擦的指端可微微下按，以肩關節為支點，上臂主動帶動指掌作往返直線移動；亦可視部位不同分別以出現溫熱感為佳，一般常用於開始治療時，或足底操作。

7. 叩法：常用食指叩法和撮指叩法，食指叩法是拇，食兩指指腹相對；中指指腹放在食指指甲上，三指合併捏緊，食指端略突出，用腕力上下動作行點叩法．撮指叩法是手指微屈，五指端捏在一起，形如梅花狀，用腕部彈力上下動作行點叩法。

   應以腕部為支點，用力要均勻．食指叩法適用於足部各個穴位和反射區；撮指叩法適用於足部肌肉少的穴位和反射區，足跟痛用叩法療效較好。

8. 掐法：用手指頂端甲緣重刺激穴位和反射區，一般多用拇指頂端及橈側甲緣施力，也有以拇指與其餘各指頂端甲緣相對夾持穴位和反射區施力的，有時變形為雙手拇指頂端對應夾持穴位和反射區施用。

   掐時要逐漸加力，至引起強反應停止，一般為半分鐘，注意不要掐破皮膚，並且切忌劃動，本法多用於足趾，足趾結合部等狹小部位的穴位和反射區。

9. 搖法：使腳趾及踝關節作被動均勻的環轉運動。動作要和緩，用力穩健，搖動範圍在正常生理活動範圍之內，由小到大，頻率由快而慢，然後再由大至小，頻率則轉快，操作時不僵不滯，靈活圓轉。切忌突然單向加力，以防止損傷關節。為保護關節，需在施術前先行放鬆調節。

10. 踩法：用足踩壓作用於患者的足底部，施術者利用自己的足跟，足底前部蹠趾對患者足底施以規律性壓踩。

    要注意規律性，不可將施術者全身體重一下全部作用於患者，而應該視情況加力，主要用於足底部的廣泛區域，特別是前足底與足趾。

11. 一指禪推法：手握空拳，拇指自然伸直蓋住拳眼（使拇指位於食指第二節處），用大拇指指端羅紋面或偏峰著力於反射區部位，沉肩垂肘，手腕懸屈，運用腕部擺動帶動拇指關節的屈伸活動，使所產生的功力輕重交替，持續不斷的作用於足部反射區部位。

## 腳底按摩的特殊手法

1. 單食指扣拳法 / 食指單勾法：操作者的中指，無名指，小指第 1，2 指關節各屈曲 90 度緊扣掌心；食指第 1，2 指關節屈曲 90 度平行放在其他彎曲的 3 指之上，並使屈曲的食指與第 2 掌指關節保持呈直線狀態，拇指指關節屈曲後放於食指末節指骨的下方。

2. 扣指法：操作者的食指，中指，無名指，小指的第 1 指關節屈曲 45 度左右，拇指指腹與屈曲 4 指相對，虎口略大。

3. 雙指鉗法：操作者的無名指，小指第 1，2 指關節各屈曲 90 度緊扣於掌心，中指微屈後插入到被按摩足趾與另一足趾之間作為襯托，食指第 1 指關節屈曲 90 度，第 2 指關節的尺側面（靠小指側）放在要準備按摩的反射區上，拇指指履緊按在食指第 2 指關節的橈側面上，借拇指指關節的屈伸動作按壓食指第 2 指關節刺激反射區。

4. 單食指鉤掌法：操作者的中指，無名指，小指的第 1，2 指關節屈曲 90 度緊扣於掌心，食指第 1 指關節屈曲 90 度，第 2 指關節屈曲 45 度，食指末節指腹指向掌心，拇指指關節微屈，虎口開大，形成與食指對持的架式，形似一鐮刀狀。

5. 拇指推掌法 / 拇指平推法：操作者的食指，中指，無名指，小指的第 1，2 指關

節微屈，拇指指腹與其他 4 指對掌，虎口開大。

6. 捏指法：操作者的食指，中指，無名指，小指的第 1，2 指關節微屈，拇指指腹與其他 4 指指膛相對，虎口略開。

7. 雙指上推法：操作者雙手的食指，中指，無名指，小指的指關節微屈，拇指指腹朝向前方，虎口略開大。

8. 扣單拇指法/屈指推法：操作者的食指，中指，無名指，小指的第 1 指關節屈 ── 曲 45 度左右，放在按摩足的適宜部位，拇指指關節屈曲 90 度，虎口開大。

9. 拇食指扣拳法：操作者為雙手，其中指，無名指，小指的第 1，2 指關節各屈曲 90 度緊扣於掌心，食指第 1 指關節屈曲 90 度，第 2 指關節屈曲 15 左右，各呈一鐮刀狀，拇指指關節微屈，拇指指腹朝前。

## 細節提示

### 腳底按摩的細節

在足療店一般會使用按摩膏，這主要達到保護皮膚和潤滑、預熱的作用，建議我們在家裡也最好使用按摩膏。

· 按摩的順序：應先從左腳開始，再按腳底、腳內側、腳外側、腳背。在按摩時，關鍵點是要找對敏感點，這樣不需要用多大力量，被按摩處就會感到痠痛感覺，才會有療效。

· 按摩的力度：力度的大小是取得療效的重要因素，力度過小則無效果，反之則無法忍受，所以要適度、均勻。所謂適度，是指以按摩處有痠痛感，即「得氣」為原則。而所謂均勻，是指按摩力量要漸漸滲入，緩緩抬起，並有一定的節奏，不可忽快忽慢，時輕時重。

· 按摩的時間：在進行按摩治療時，要根據患者的病種、病情及其體質，掌握好按摩時間。一般對單一反射區的按摩時間為 3 ～ 5 分鐘，但對腎、輸尿管、膀胱反射區必須按摩到 5 分鐘，以加強泌尿功能，從而把體內的有毒物質排出體外。總體按摩時間應控制在 30 ～ 45 分鐘。

· 按摩的手法：這裡所指的按摩手法主要有點按，如點按腎上腺；刮法，如圓刮腹腔神經叢；搓法，如在按摩前所採取的預熱；推法，如橫推輸卵管等。其中

最重要的是點按，主要是要從淺到深的慢慢點按，切忌不能用大力，在按摩時最好將另一隻腳用毛巾裹好。在專業的足療店，按摩師有時候會採用按摩棒，這因人而異，長時間進行腳底按摩的人，要求的刺激強度很大。

如果我們在家裡，如果是家人之間互相做足療，採取什麼樣的方式主要是根據自己所掌握的熟練程度，最好不要採取按摩棒，以免被按傷。而我們要是自己給自己做，就可以根據我們自己的感覺來做。

# 腳底按摩要因時、因人而異

腳底按摩現在是很多人所認可的養生去病的方式，它也的確能治療很多的疾病，因為腳是人的根，在根上疏理、疏通的效果當然是最好的。不過，這其中的道理並不只是這麼簡單，做一個比方，按摩足部就好比我們在冬天起爐一樣，爐子裡堆了很多的煤塊，塞得太緊了，火就不容易燒得旺、燒得透。可是，只要在爐子底下調整一下，讓其稍有一些空隙、鬆動，整個爐子的火就會一下子燃起來。相反，如果爐子已經燒得很旺了，你還在反覆的捅爐底，那麼，結果只能是大量消耗煤塊，浪費能源，而且時間一長，架得太空了，爐子的火沒了底氣，燃燒的速度就會慢下來，甚至還會有熄滅的危險。

腳底按摩的道理也是如此。很多人在剛開始做的時候，感覺效果非常明顯，就是因為它的確非常有效的疏通了經絡。可如果經常性頻繁做腳底按摩，尤其是去做足療，人反倒容易疲勞和容易生病了，特別是在冬天，「冬天養藏」，是人體儲存能量的季節，這時如果還在做腳底按摩，還在不斷「捅爐底」，大量消耗自身的能源，可想而知，身體必定會越來越虛弱。

不可否認，腳底按摩的確是一個非常好的治病保健的方法，只要我們正確運用，就一定能養生去病，只是，做得太勤、不分季節、不分體質的隨時都在用，效果往往會適得其反。

總的來說，在冬季盡量不做或少做腳底按摩。如果非要做，半個月一次就足夠了。做腳底按摩的同時，補血、補腎的食療必須跟上。身體虛弱的人最好少做，如果要做的話，不要做全足按摩，只要針對身體出現的不適之處，選擇一兩個反射區，對症按摩就可以了，而且按摩的時間不要太長，幾分鐘就行了。

## 細節提示

### 飯前飯後 30 分鐘不能做足浴

足浴在飯前飯後 30 分鐘都不應進行，因為足浴時足部血管擴張，血容量增加，造成胃腸及內臟血液減少，影響胃腸的消化功能。飯前足浴可能抑制胃酸分泌，對消化不利；飯後立即足浴可造成胃腸的血容量減少，影響消化。

中藥足浴也有禁忌，有些族群就不適合做足浴：一是妊娠及月經期中的婦女，因為中藥浴足可能會刺激到婦女的性腺反射區，從而影響婦女及胎兒的健康；二是患有各種嚴重出血病的人，如吐血、便血、腦出血、胃出血等；三是腎衰竭、心力衰竭、心肌梗塞、肝壞死等各種危重病人，由於病情很不穩定，對足部反射區的刺激可能會引起強烈反應，使病情複雜化；四是一些急性的傳染病、急性的中毒、外科急診的患者，如外傷、骨折、燒傷、穿孔、大出血等，因為可能會貽誤治療最佳時機；五是正處於大怒、大悲、大喜之中或精神緊張、身體過度疲勞的人；六是足部有外傷、水皰、疥瘡、發炎、化膿、潰瘍、水腫及較重的靜脈曲張的患者。

# 腳底按摩的適應症

知足常樂

腳底按摩療法對於全身各系統的各種功能性病變的治療效果十分顯著，但既然是一種療法，它都有一定的適用範圍，也都有一定的禁忌。

腳底按摩療法主要適用如下幾方面的病症：

1. 首先要明確疾病的性質，是功能性疾病還是器質性疾病。腳底按摩主要適應功能性疾病的治療。如果是器質性疾病則要用中西醫結合治療，同時用腳底按摩輔助治療為佳。

2. 內科疾病中的消化道功能紊亂，消化性潰瘍，糖尿病，高血壓，失眠症等。

3. 外科疾病中的骨刺，軟組織損傷，前列腺疾患等。

4. 婦科疾病中的月經失調，子宮肌瘤，更年期症候群等。

5. 兒科疾病中的大腦發育遲緩，腦癱，反覆性呼吸道感染，注意力渙散等。

6. 神經官能症和各種神經痛。因足療對中樞神經系統的興奮和抑制有調節作用，

可阻斷痛覺傳入大腦。

7. 各種過敏性疾病，如過敏性氣喘，過敏性皮膚炎，鼻炎等。

8. 各種炎症，如乳腺炎，喘息性支氣管炎，淋巴管炎，上呼吸道感染，脈管炎，皮膚炎等。

9. 對有藥物過敏或者產生抗藥性的患者，不能以內服藥或注射藥物治療的病症。

10. 對需要進行手術治療，但由於某些原因暫時無法手術的患者，可用足療暫時替代和補充。

11. 對某些目前醫學上尚缺乏有效治療方法的病症，可用腳底按摩療法去調整患者的身體功能，增強身體的抗病能力。

# 細節提示

## 腳底按摩的禁忌證

腳底按摩療法優點雖多，但也不能包治百病，對如下病症要禁忌，不可亂用。

1. 各種嚴重出血性疾病。如腦溢血，子宮出血，消化道出血，支氣管擴張出血，內臟出血等。

2. 急性心肌梗塞，嚴重的心、肝、脾、腎功能衰竭。

3. 婦女經期和妊娠期。

4. 一些外科疾病。如急性闌尾炎，腹膜炎，腸穿孔，骨折，脫臼等。

5. 各種傳染性疾病。如肝炎，肺結核，流行性腦膜炎，日本腦炎，傷寒及各種性病等。

6. 各種中毒。如煤氣、藥物、食物中毒，毒蛇、狂犬咬傷等。

7. 各種嚴重精神病患者。

上述病症病情急迫、嚴重，不可貽誤急救時機，必須立即去醫院救治。腳底按摩在此時顯然不宜使用，但可在康復期間輔助治療。

# 常搓腳心，助你防病健身

## 女人經絡養生經

　　搓腳心有益於活血通絡、強體健身。由於腳心穴位病理在人體上反射較多，如左腳掌心穴位病理反應有腹腔神經叢、腎上腺、腎臟、心臟、脾臟、胃、十二指腸等；右腳掌心穴位病理反應有腹腔神經叢、膽囊、腎上腺、腎臟、肝臟、胃等。因此，常搓腳心對於去病健身有較好的保健療效。

　　此外，搓腳心最重要的一點還在於人體最關鍵的穴位之一湧泉穴位於腳心。湧泉穴屬足少陰腎經，位置在蜷足趾時呈凹陷處，常搓湧泉穴可治療頭頂痛、癇病、疝氣、昏厥等症。每天堅持 1 ～ 2 次搓腳心，持之以恆，能達到補腦益腎、益智安神、活血通絡的療效，可以防治健忘、失眠、消化不良、食慾減退、腹脹、便秘和心、肝、脾、膽等內臟病症。

　　搓腳心有以下幾種方法：

1. 乾搓：左手握住左腳背前部，用右手沿腳心上下搓 100 次，達到腳心發熱；再用右手握右腳踝，用左手沿腳心上下搓 100 次，搓的力度大小要以自己舒適為宜。

2. 溼搓：把腳放在溫水盆中，泡到腳發紅，再按第一種辦法搓。

3. 酒搓：倒半兩左右白酒於杯中，按第一種辦法操作，只是搓腳的手要蘸一點白酒，酒搓做了再蘸一下，按第一種辦法兩腳心各搓 100 次。

## 細節提示

### 搓腳心的幾個「不」

1. 飯後一小時內不得按摩，在一部位上連續按摩刺激，一般不超過 5 分鐘。

2. 用手指按摩要注意修剪指甲，用其他工具刺激時，應光滑無刺，避免損傷皮膚，按摩時如出現疼痛、倦耽口乾等感覺（關節炎患者較明顯），均屬正常現象。

3. 3 按摩後 30 分鐘內須飲 50°C 以上的溫開水（腎臟和心臟病患者，飲 150cc 即可）。

4. 心臟並糖尿並腎臟並高血壓及癲癇患者，按摩時間一般不超過 10 分鐘。

5. 按摩後由於微血管處於擴張狀態，體溫稍有升高，嚴禁用冷水洗或用冷毛巾擦按摩部位。

# 從裡到外說健康：

中醫雖好，精髓卻太深奧？靈丹妙藥，想要但得不到？養生從擁有本書開始，其他通通不需要！

編　　著：方儀薇，羅烈文

發 行 人：黃振庭

出 版 者：崧燁文化事業有限公司

發 行 者：崧燁文化事業有限公司

E-mail：sonbookservice@gmail.com

粉 絲 頁：https://www.facebook.com/
　　　　　sonbookss/

網　　址：https://sonbook.net/

地　　址：台北市中正區重慶南路一段六十一號八
　　　　　樓 815 室

Rm. 815, 8F., No.61, Sec. 1, Chongqing S. Rd.,
Zhongzheng Dist., Taipei City 100, Taiwan

電　　話：(02)2370-3310

傳　　真：(02)2388-1990

印　　刷：京峯彩色印刷有限公司（京峰數位）

律師顧問：廣華律師事務所 張珮琦律師

定　　價：420 元

發行日期：2022 年 05 月第一版

◎本書以 POD 印製

**國家圖書館出版品預行編目資料**

從裡到外說健康：中醫雖好，精髓
卻太深奧？靈丹妙藥，想要但得不
到？養生從擁有本書開始，其他通
通不需要！/ 方儀薇，羅烈文編著. --
第一版 . -- 臺北市：崧燁文化事業
有限公司, 2022.05
　面；　公分
POD 版
ISBN 978-626-332-340-7( 平裝 )
1.CST: 健康法 2.CST: 養生
411.1　　111005965

電子書購買

臉書